正常心脏组织学图谱（第3版）

Atlas of Normal Cardiac Histology

郭志坤◎著

河南科学技术出版社
·郑州·

图书在版编目（CIP）数据

正常心脏组织学图谱（第3版）/郭志坤著. —3版. —郑州：河南科学技术出版社，2015.2
ISBN 978-7-5349-7526-4

Ⅰ.①正… Ⅱ.①郭… Ⅲ.①心脏-人体组织学-图谱
Ⅳ.①R329.41-64

中国版本图书馆CIP数据核字（2015）第014654号

出版发行：河南科学技术出版社
地址：郑州市经五路66号　　邮编：450002
电话：（0371）65788613　65788629
网址：www.hnstp.cn
责任编辑：范广红
责任校对：崔春娟
封面设计：张　伟
责任印制：朱　飞
印　　刷：河南省瑞光印务股份有限公司
经　　销：全国新华书店
幅面尺寸：210 mm×285 mm　　印张：12.25　　字数：396千字
版　　次：2015年2月第3版　　2015年2月第1次印刷
定　　价：128.00元

前　言

本书自 1995 年第 1 版面世以来，已出版了 2 版，深得读者厚爱，笔者深感欣慰，由此也看出读者对心血管基础研究成果的渴望。这次再版，在第 2 版的基础上做了较大改动，主要包括：①全书内容分为 20 章，每一章在图片之前均用最简捷的文字，简要介绍了本章涉及的基本知识，使读者更便于阅读理解；②删除了大量的文字描述，突出了图谱的属性；③增加“心壁的构造”“心肌干细胞”和“心肌袖”等章节，保证了知识的系统性和时代性；④增加了我们新近有关心肌细胞体外培养的研究图片，如心肌干细胞、心肌分裂等，使全书更系统、全面；⑤替换了一些原来限于技术所致不太清晰的图片。

本书是笔者近 30 年的工作总结，坚持知识的原创性始终是我们的宗旨，本版除极少数稀少珍贵的图片源自文献和专家提供外，全部图片均由笔者及其团队成员亲自制作。图文并茂是本书风格之一，在每一图片下均做了较为详细和实用的说明。为了尽可能多地增加信息量，在不少页面中编排了集合拼图、一页多图。有些图片利用计算机技术做了加工，因此新版展示的图片更加清晰、美观，既突出了知识性、实用性，也显示了艺术性。到目前为止，本书仍然是国内唯一一本详细展示心脏组织成分和结构的学术专著，是从事心血管基础研究的科技工作者和临床医务人员的重要学术参考书，也是心脏专业研究生的必备工具书。

本书的此次出版得到了河南省科技著作项目的资助，河南科学技术出版社的编辑也为本书的出版倾注了心血。除了在前 2 版提到的学生和老师为本书做出的贡献外，李辞霞、常玉巧两位同学在新版本中提供了大量体外培养的心肌细胞照片，在此向为本书出版做出贡献的所有单位和个人表示衷心感谢！

尽管竭力编撰，但因图片大都源于工作实践，故书中图片仍有诸多不尽如人意之处，敬请专家、同道批评指正。科学在发展，我们的研究仍在拓展和深入，新的研究成果不断涌现，美好的图片将继续增加，因此，为本书继续丰富内容、提升质量展现了无限空间，我们相信不久的将来会有更精美的版本奉献给大家。

郭志坤

2014 年 5 月 4 日于新乡医学院

目　录

第一章　心壁的构造
Chapter 1　Structure of Cardiac Wall

第二章　心肌细胞
Chapter 2　Cardiac Muscle Cell

第三章　心肌细胞的年龄差异
Chapter 3　Age-related Differences of Cardiomyocyte

第四章　心肌细胞分裂和双核心肌细胞
Chapter 4　Division and Dicayon of Cardiomyocyte

第五章　心肌细胞连接

Chapter 5　Junctions of Cardiac Cell

第六章　心的血管

Chapter 6　Vessels of Heart

第七章　心肌间质纤维
Chapter 7　Fibers of Cardiac Interstitium

第八章 心肌间质的细胞
Chapter 8 Cardiac Interstitial Cells

第九章　心的神经
Chapter 9　Cardiac Nerves

第十章　心的淋巴管
Chapter 10　Cardiac Lymphatic Vessels

第十一章　心瓣膜和中心纤维体
Chapter 11　Cardiac Valves and Central Fibrous Body

第十二章　腱索和心室条索

Chapter 12　Tendinous Cords and Ventricular Bands

第十三章　心传导系统

Chapter 13　Conductive System of the Heart

第十四章　心肌袖
Chapter 14　Myocardiac Sleeves

第十五章　心肌桥
Chapter 15　Myocardial Bridge

第十六章　心肌干细胞
Chapter 16　Cardiac Stem Cell

第十七章 心内膜与心外膜
Chapter 17 Endocardium and Epicardium

第十八章 心　包
Chapter 18 Pericardium

第十九章　大血管
Chapter 19　Large Vessels

第二十章　实验病理心肌
Chapter 20　Pathological Myocardium of Experimental Animal

第一章　心壁的构造

Chapter 1　Structure of Cardiac Wall

心壁由心内膜、心肌层和心外膜组成。心内膜衬于心壁内面，与血管内膜相延续。心肌层主要由心肌细胞和心肌细胞间质组成。心肌细胞是构成心肌层的主要成分。心肌间质位于心肌细胞之间，包括胶原纤维、弹性纤维、网状纤维、成纤维细胞、血管、淋巴管、神经纤维等。心外膜下的各类纤维成分通过心肌细胞之间与心内膜下的纤维成分相连，使整个心壁形成复杂的纤维网格。心房肌和心室肌被纤维骨骼分开，使二者互不延续，以保持心房和心室在不同时间收缩。心外膜为浆膜性心包，被覆在心肌层表面。

心房壁和心室壁的肌层存在差异。心房肌分为深、浅两层，浅层沿心房的横径共同包绕左、右心房，有些肌纤维在左、右心房之间深入房间隔形成“∞”字形的纤维襻。深层心房肌分别包绕左、右心房，呈襻状或环状。襻状心肌起始于纤维环，纵绕心房而止于纤维环；环状心肌包绕于静脉口和心耳的周围。

心室壁的肌层分为浅、中、深三层。浅层斜行，在心尖捻转成“心涡”，然后进入深层移行为纵行的深层肌层，形成肉柱和乳头肌。中层呈环行，为各室所固有，左心室环形肌较右心室的发达。

室间隔是分隔左、右心室的肌性壁。室间隔分为膜部和肌部。膜部位于室间隔的上方中部，由两侧的心内膜和之间的结缔组织构成。肌部较厚，两侧为左、右心室的心内膜衬贴，中间主要由心肌细胞和心肌间质构成。

在冠状（额）切面上，可以显示四个心腔。心房壁较心室壁薄，左心室壁较右心室壁厚，但在胎儿和新生儿阶段，左、右心室壁差别不明显（图 1-1，图 1-2）。正常生理情况下，左心室的压力较右心室高，在心室的横切面上，常观察到室间隔凸向右心室腔（图 1-2）。在心房腔的内面，存在许多凸向心房腔内的梳状肌。在心室腔内存在较梳状肌粗大的肉柱凸向心室腔。由于显微镜下视野和切面的限制，常不能全面显示心脏各个部位的结构。

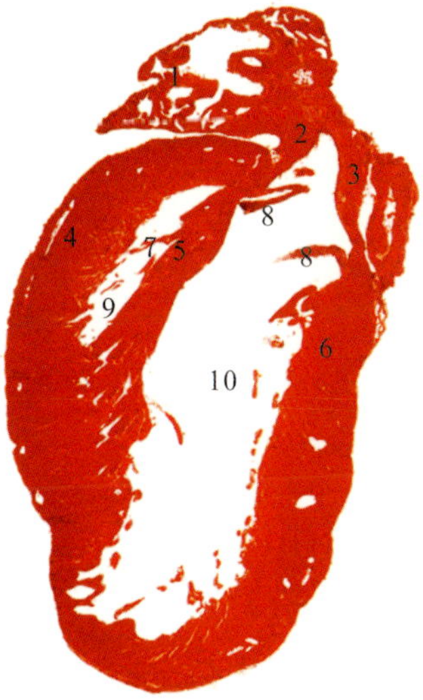

图 1-1　心壁的构造冠（额）状切面　HE 染色，×40

1.右心耳　2.房间隔　3.左心房　4.右心室壁　5.室间隔　6.左心室壁　7.三尖瓣　8.二尖瓣　9.右心室腔　10.左心室腔

此图为新生大鼠的心脏，右心室腔明显小于左心室腔，是由于切面偏向左心室所致。此图是在 40 倍下 9 张图拼合而成，并对一些不完善之处做了修缮

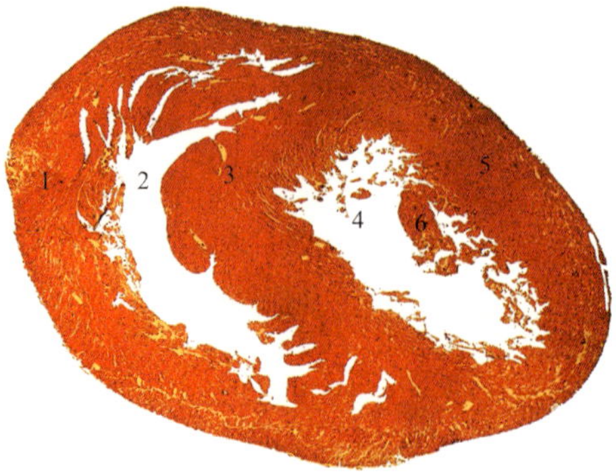

图1-2　左、右心室横切面　　HE染色，×40

1.右心室壁　2.右心室腔　3.室间隔　4.左心室腔　5.左心室壁　6乳头肌

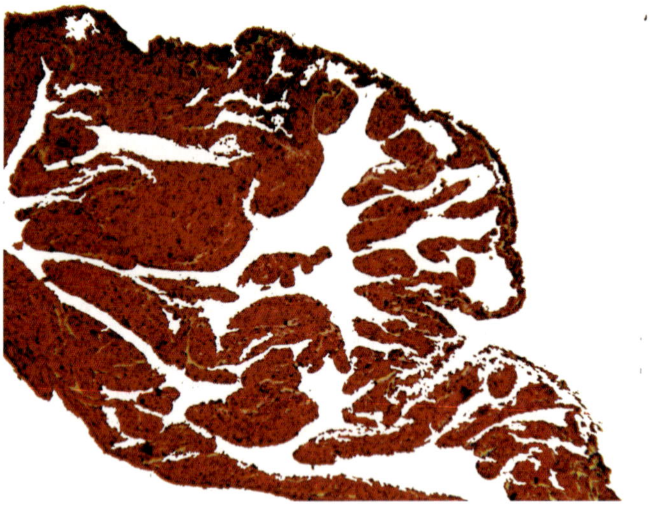

图1-3　左心耳冠状切面　　HE染色，×40

此图为大鼠左心耳,凸入心耳腔内大小不等的心肌组织为梳状肌切面

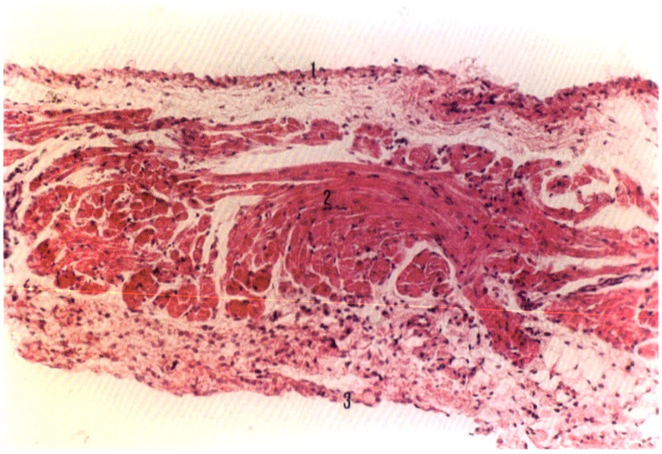

图1-4　兔右心房切面　　HE染色，×33

1.心外膜　2.心房肌,肌纤维纵横交错,排列无序　3.心内膜,心内膜较心外膜厚,与心肌层穿插交错

此图的切面靠近腔静脉窦侧,故内膜侧没有凸凹不平的梳状肌

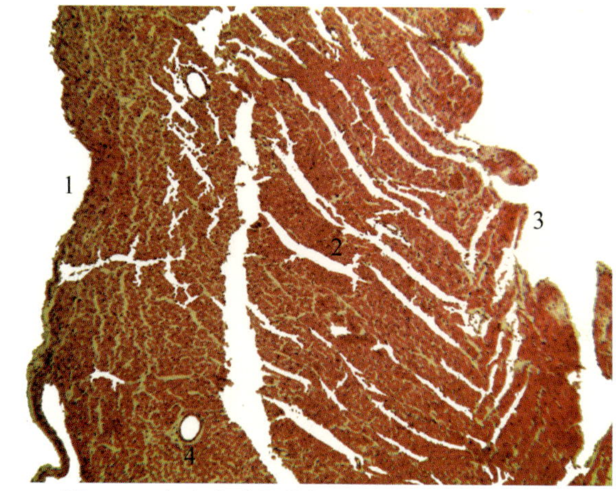

图 1-5　右心室壁冠状切面　　HE 染色，×40

1.心外膜　2.心肌层　3.心内膜，心内膜面凸凹不平，系右心室内的肉柱组织　4.小动脉横断面

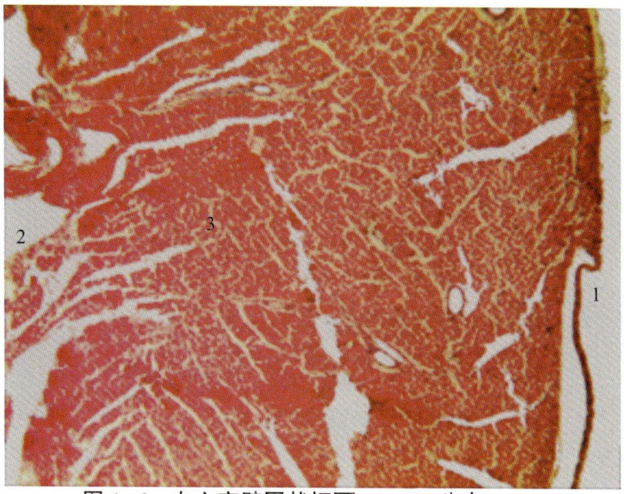

图 1-6　左心室壁冠状切面　　HE 染色，×40

1.心外膜　2.心肌层，肌层内存在一些血管横断面　3.心内膜，心内膜面凸凹不平，系左心室内的肉柱组织

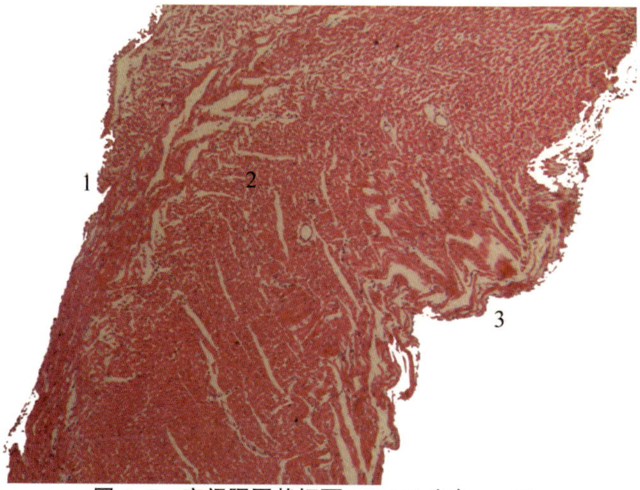

图 1-7　室间隔冠状切面　　HE 染色，×40

1.右心室面的心内膜　2.心肌层　3.左心室面的心内膜

此切面取自室间隔上部，故左、右心室面的肉柱切面不明显

第二章　心肌细胞

Chapter 2　Cardiac Muscle Cell

心肌细胞(cardiac muscle cell),又称心肌纤维(cardiac muscle fibers),是有横纹的短柱状细胞,长20~150 μm,横径6~15 μm。细胞边界清楚,心室肌细胞有分叉,彼此连接成网。高倍镜有横纹(图2-1、图2-3、图2-4)。细胞质内充满嗜酸性的肌丝,肌丝的走向与心肌纤维的长轴一致。每一个心肌细胞一般有一个椭圆形的核,位于细胞的中央,偶尔也出现两个细胞核。胎儿期双核心肌细胞多于成年人。细胞核较大,常可占直径的一半或以上,核仁、核膜均清楚。横切面上细胞核有圆形、椭圆形。核的立体形态为圆柱、椭圆柱。细胞之间的特化连接为闰盘,是细胞端—端或侧—侧连接的重要装置。闰盘在未染色的标本上显得明亮,因此又称辉线。伊红染色标本上淡红色,用铁苏木素染色呈现明显的黑色,单纯苏木素染色呈深蓝色(图5-1)。

电子显微镜下看到心肌细胞膜表面一般光滑,也可呈波浪样起伏,这可能与细胞的收缩状态有关。在扫描电镜下,细胞膜上有小凹和横小管开口。小凹为细胞膜向细胞质内陷入的泡状小袋,直径为60~80 nm,遍布于细胞表面,或单个存在,或聚集成群。在横小管不发达的心房肌细胞,小凹甚为丰富。横小管开口于Z盘平面上,直径为20~250 nm。心肌细胞的细胞器十分丰富,包括肌原纤维、肌质网、线粒体、Golgi器等,其中心肌细胞特征性的结构就是肌原纤维。心房细胞内存在心钠素颗粒。年龄较大的心肌细胞内可见到脂褐素颗粒。

心肌细胞核外包裹有两层平行的核膜,两层膜之间有一狭窄的核周隙。外层膜附着有核糖体,其结构与粗面内质网相似,有时可见到与内质网相连。在核内膜下具有支撑内膜的中间丝核纤层蛋白网。核外膜和核内膜上均存在跨膜的骨架蛋白。核膜上有核孔,内、外核膜在核孔处彼此相连。核孔是细胞核与细胞质之间进行物质交换的通道。细胞核内含有常染色质和异染色质。染色质的化学成分是DNA和蛋白质,二者组成颗粒状的核小体,核小体是染色质的基本结构单位。核仁为一团海绵状结构,其化学成分也是DNA和蛋白质。核仁的功能是加工和部分装配核糖体亚单位。除了染色质和核仁之外,还有一些黏稠性液体,称为核基质。核基质除含有水、无机盐及蛋白质外,还有由膜内面蛋白质组成的核纤层及纤维状酸性非组蛋白构成的核内骨架。核内骨架有保护核形态、固定染色质、为DNA复制提供支架等作用。

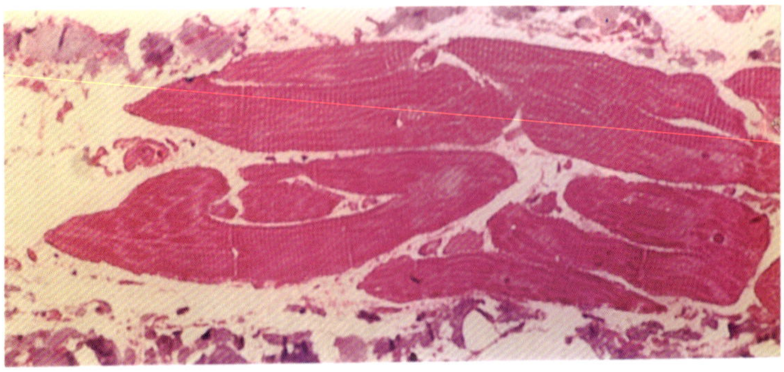

图2-1　犬心房肌细胞纵切面,半薄切片　伊红染色,×200

心房肌细胞呈短柱状,横纹清晰,只有3个细胞切到了细胞核的一部分,故较小。细胞之间的白线为闰盘

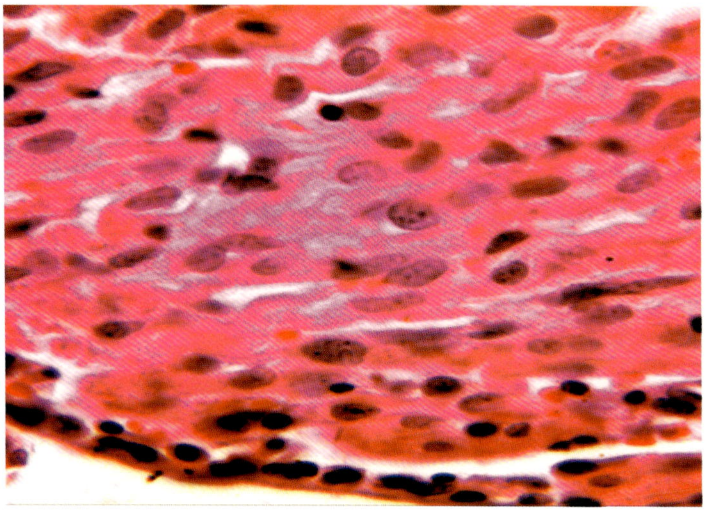

图 2-2　**多核仁的心肌细胞**　　HE 染色，×400

下部边缘为心内膜,内皮细胞排列规则。内皮细胞核呈蓝黑色;心肌细胞边界不清楚,细胞核大小不一,小细胞核染色较深,大细胞核染色较淡,存在多个核仁

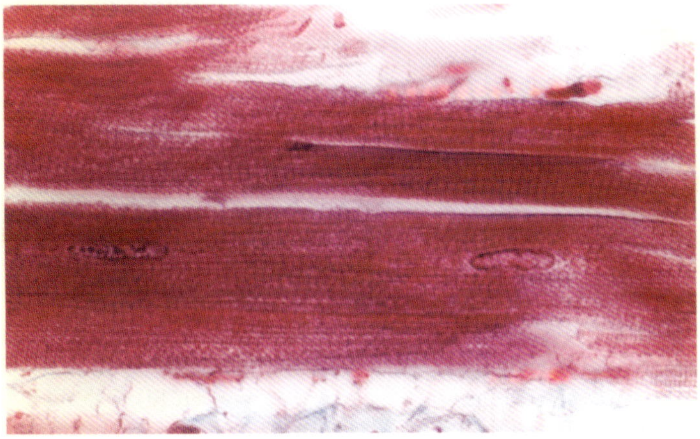

图 2-3　**成年人心肌细胞纵切面**　　Masson 染色,×600

相互平行的几个心肌细胞,呈柱状,横纹清晰,细胞核椭圆形,位于中央,右侧的细胞核有多个核仁。上面两个细胞没有切到细胞核

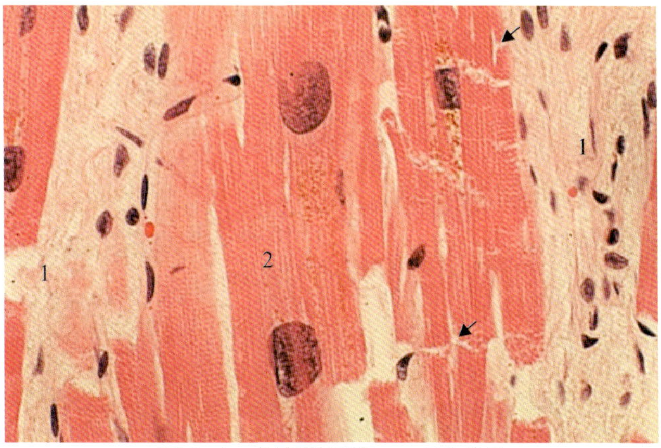

图 2-4　**心室肌细胞**　　HE 染色

1.细胞间质,其中存在较多的纤维细胞和成纤维细胞　2.心肌细胞,横纹明显,有分叉;箭头示闰盘。此图来自百度网,作者、物种和倍数不详

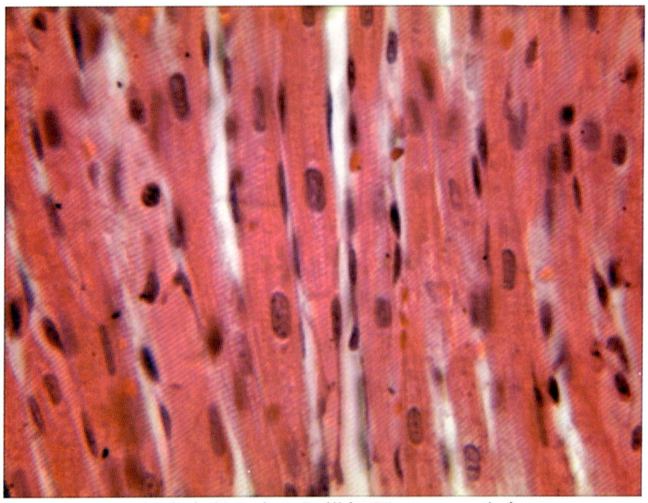

图 2-5　新生大鼠心室心肌纵切面　　HE 染色，×400

心肌细胞呈柱状，很少存在分叉，此乃与成年鼠心肌细胞不同处之一。细胞核呈椭圆形，位于中央。心肌细胞之间有纤维细胞和内皮细胞

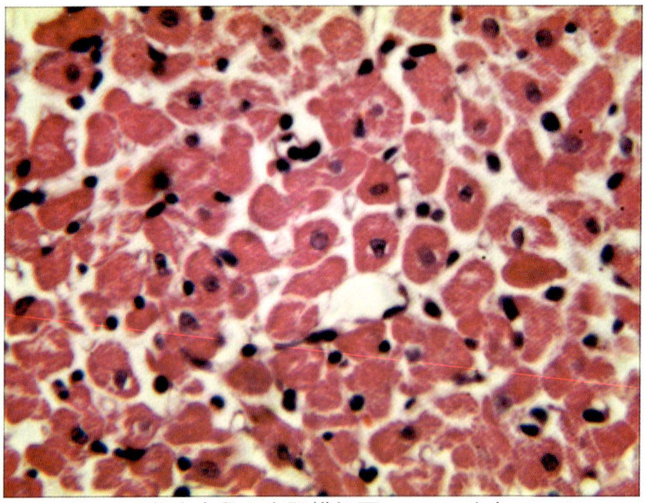

图 2-6　新生大鼠心室肌横切面　　HE 染色，×400

横切面上心肌细胞大多呈椭圆形，细胞核位于细胞的中央，细胞之间存在丰富的毛细血管和成纤维细胞

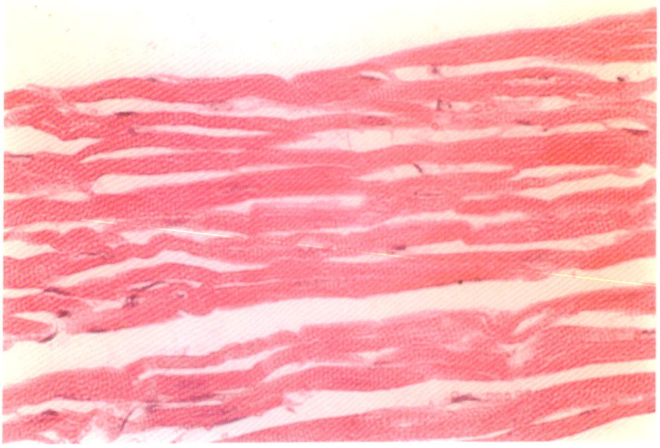

图 2-7　成年山羊心室肌纵切面　　HE 染色，×200

心肌细胞相互平行、有分支，细胞核长形、位于细胞中央。心肌细胞之间有少量的纤维细胞。细胞之间的间隙是制片过程中组织收缩所致

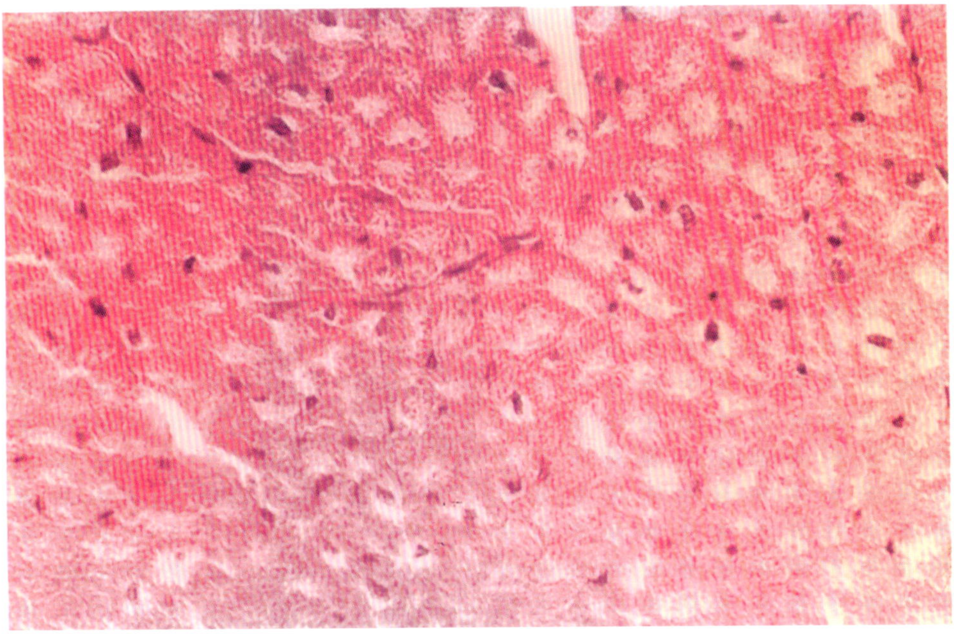

图 2-8　犬心肌横切面　　HE 染色，×120

横切面切片显示心肌细胞内的肌原纤维呈红色点状，细胞核位于肌原纤维的包围之中，相当一部分心肌细胞未切到细胞核。核周围有亮区，没有细胞核的亮区是邻近心肌细胞核处的横切面。心肌细胞之间有些核小而色深，是纤维细胞和成纤维细胞的细胞核

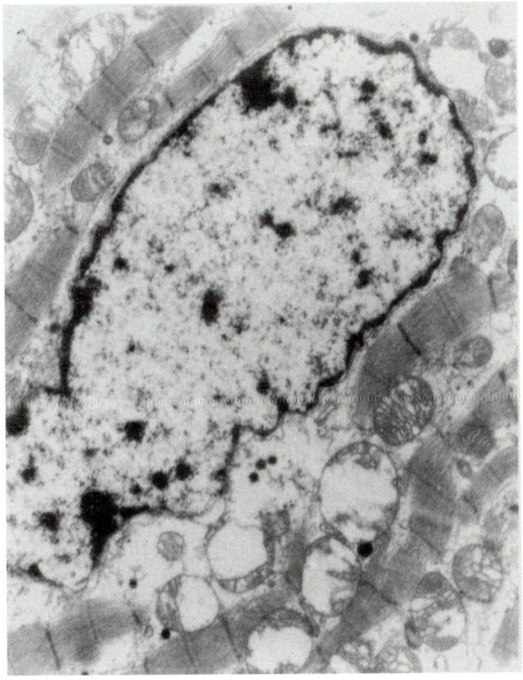

图 2-9　成年人心肌细胞核纵切面　　×8 000

细胞核椭圆形，一端有切迹，核周围见肌原纤维和线粒体，部分线粒体脱嵴呈空泡状，是人为因素所致

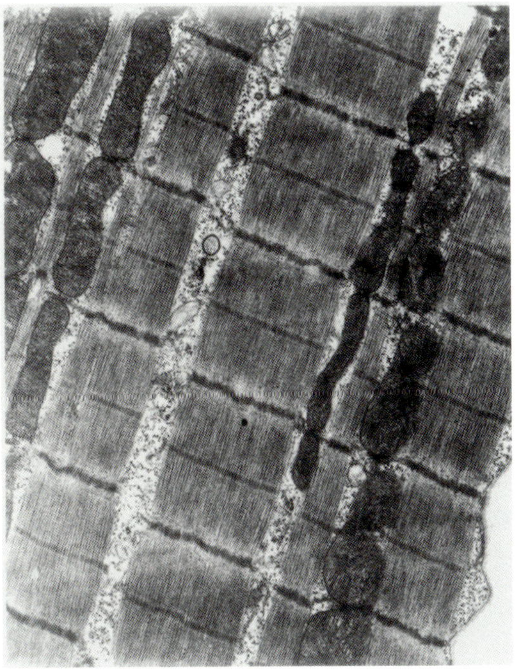

图 2-10　犬心肌细胞肌原纤维纵切面　　×12 000

肌原纤维规则，肌节清楚，肌原纤维之间存在成排的线粒体

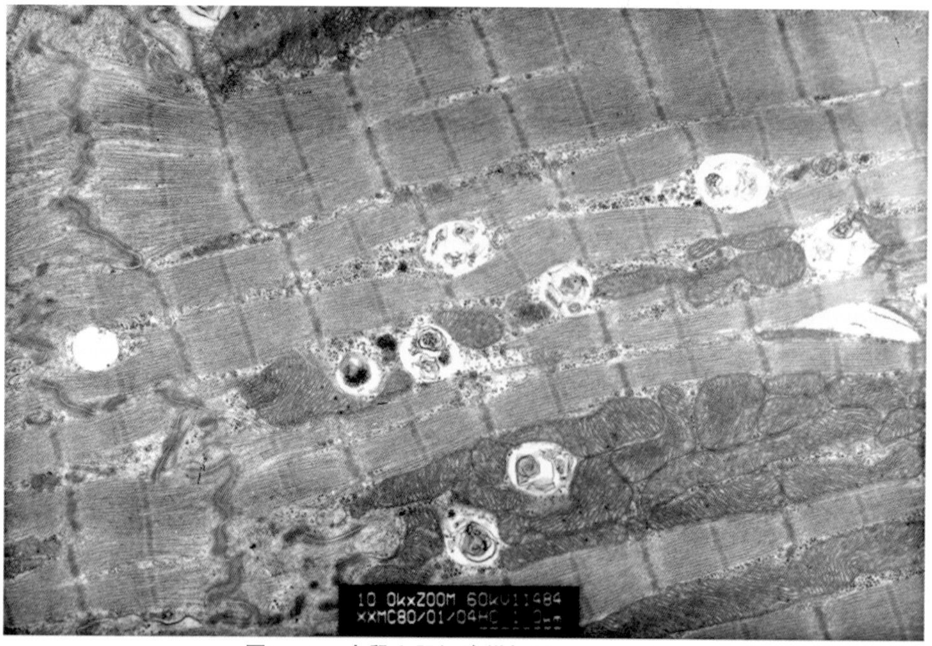

图 2-11　**小鼠心肌细胞纵切面**　×10 000

肌原纤维平行规则,肌节清晰,Z 线、M 线明显,成排的线粒体夹在肌原纤维之间,有些线粒体出现空泡,系人为因素所致。图左侧上下纵线为闰盘

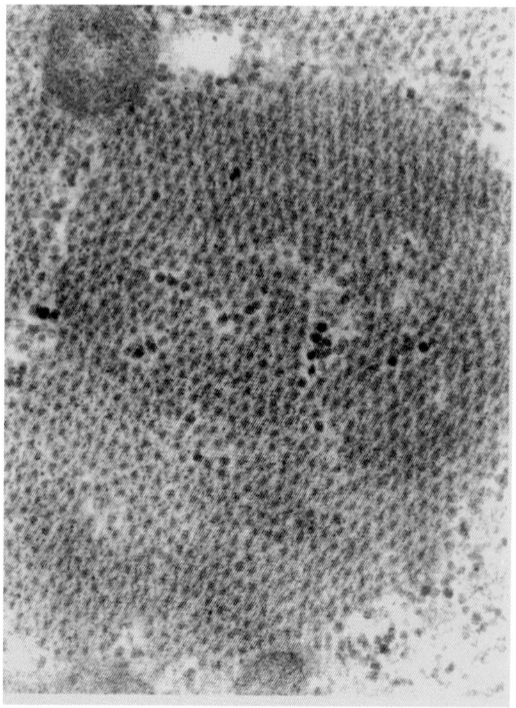

图 2-12　**大鼠心肌肌原纤维横切面**　×40 000

显示肌原纤维的粗丝和细丝的横切面,二者相间存在

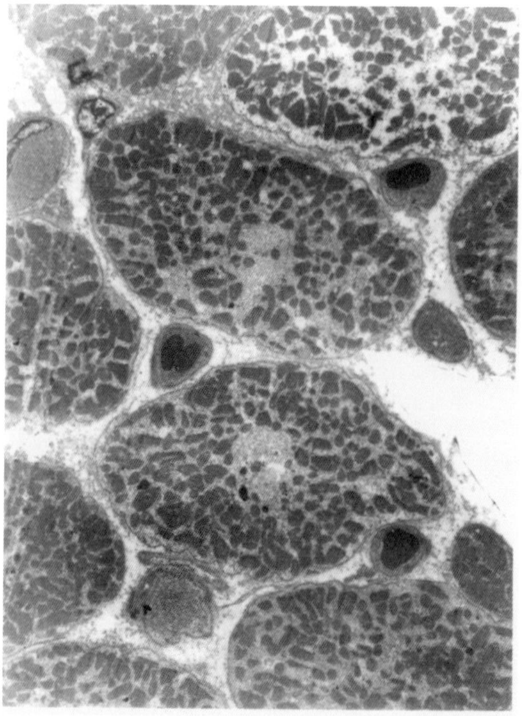

图 2-13　**大鼠心肌细胞群横切面**　×6 000

显示细胞之内充满大量的线粒体,所有心肌细胞均未切到细胞核。每个心肌细胞周围有 4 条毛细血管或毛细淋巴管

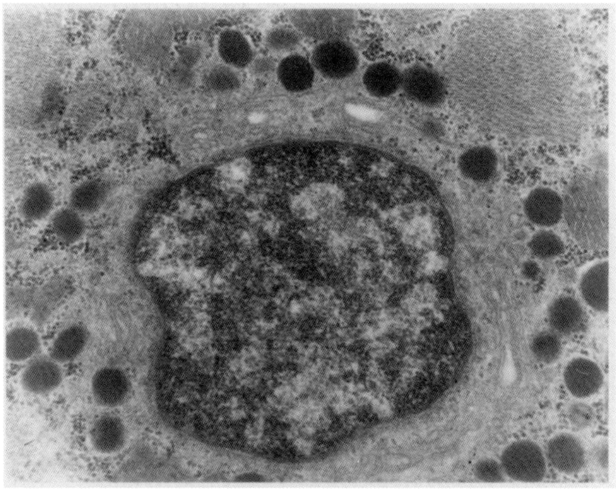

图 2-14　成年人心肌细胞的心钠素颗粒　×8 000

此图为心肌细胞横切面。核周围圆形高电子密度颗粒为心钠素颗粒，为心房肌细胞所特有。细胞质内分布较多的 Golgi 器、糖原颗粒，右上角为横断的肌原纤维。细胞核膜下出现异染色质，核仁弥散呈网状，分界不清楚

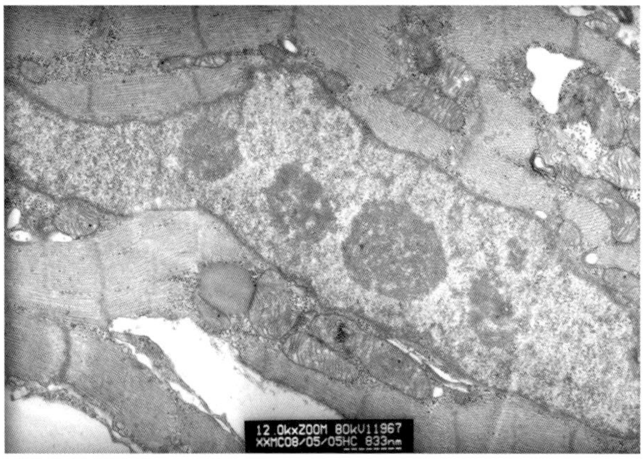

图 2-15　人心房肌细胞纵切面　×12 000

细胞核长而不规则，其中有 4 个核仁。核周围肌原纤维丰富，线粒体三五成群地分布于核周和肌原纤维之间

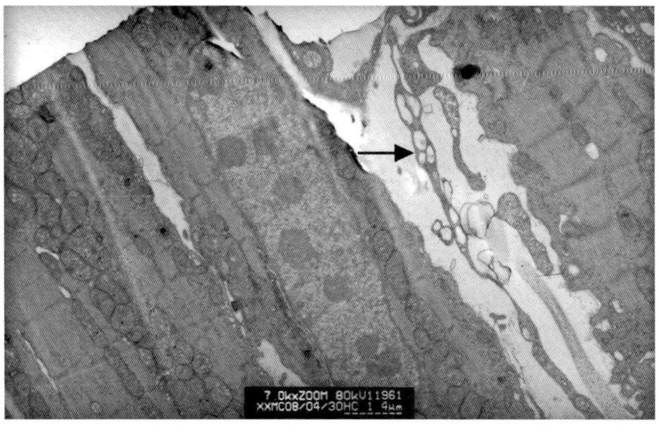

图 2-16　大鼠心室肌细胞核纵切面　×7 000

细胞核长，呈棒状，核内有 7 个核仁。这种现象比较少见。箭头示 Telo 细胞的突起，突起呈间断增粗，其中有空泡

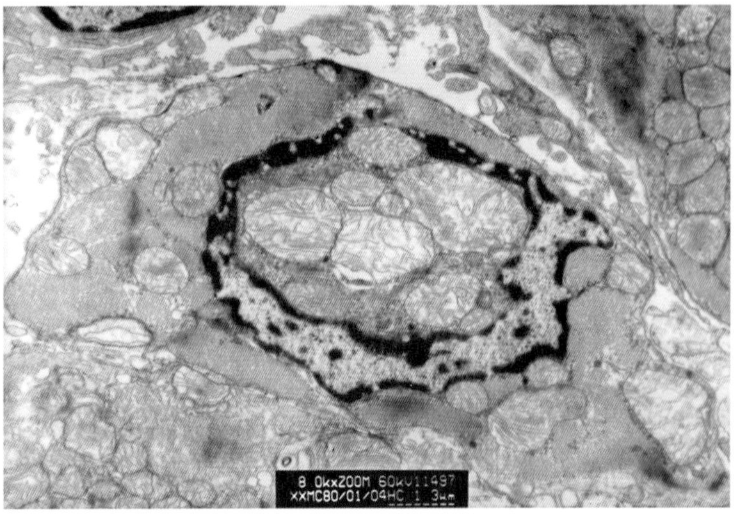

图 2-17　大鼠心室肌环状细胞核　×8 000

细胞核呈环,环绕一群线粒体

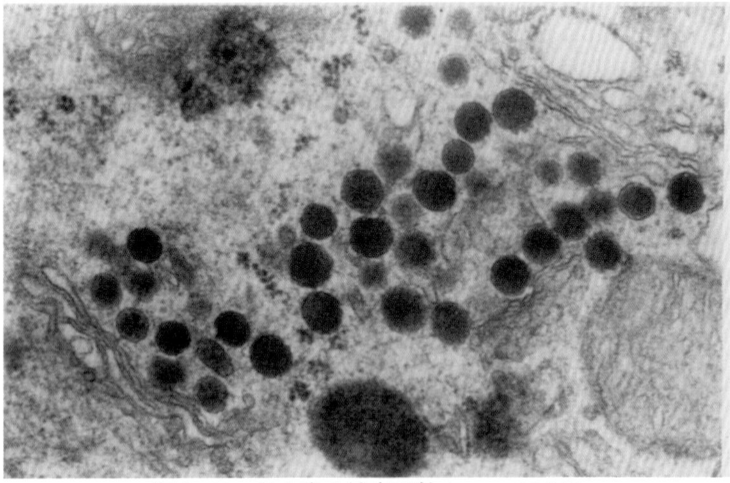

图 2-18　兔心房心钠素颗粒 1　×30 000

心房心钠素颗粒成群存在,颗粒周围有较多的扁平囊样高尔基复合体。细胞质内有游离和积聚核糖体,左上角和右下角各有一线粒体(局部)

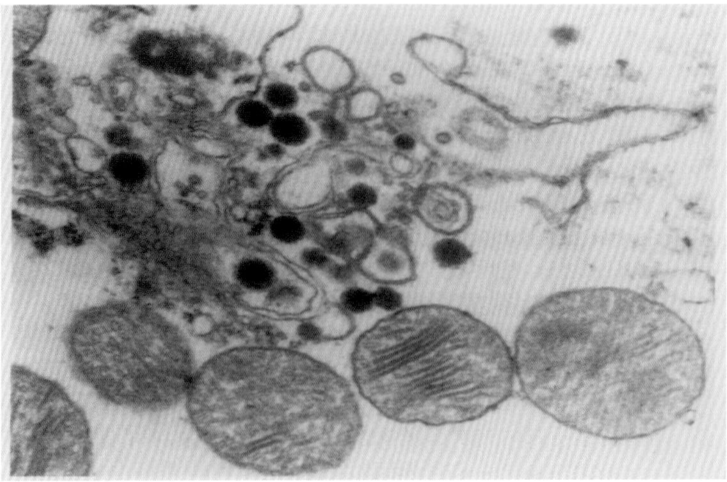

图 2-19　兔心房心钠素颗粒 2　×3 000

心房心钠素颗粒被高尔基复合体包绕。下方大圆形结构为一排线粒体

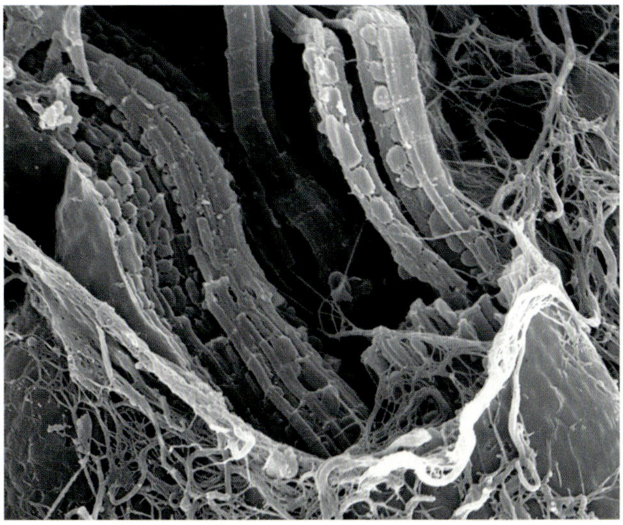

图 2-20　肌节的扫描电镜图　　×4 000

此图是撕开细胞膜、暴露细胞内部的肌原纤维，清晰显示出一段一段的肌节，肌节之间有Z线存在。细胞外缠绕着呈网状的胶原纤维

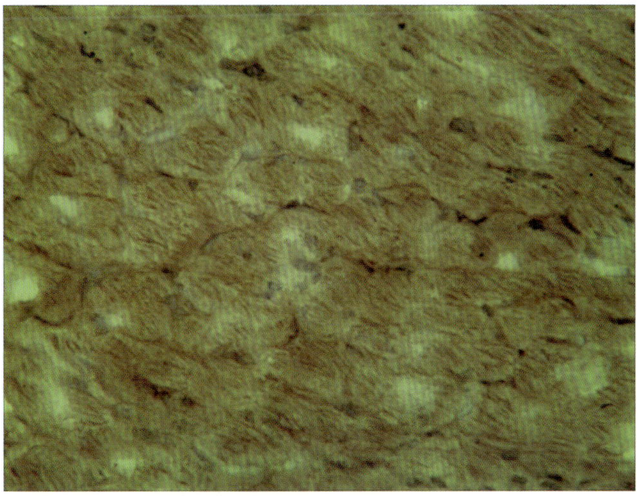

图 2-21　大鼠心室肌细胞（横切面）肌钙蛋白表达　　免疫组织化学显色，苏木素复染，×400

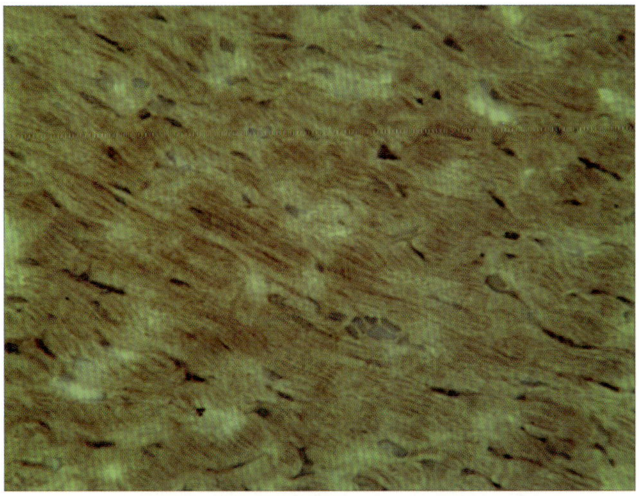

图 2-22　大鼠心室肌细胞（纵切面）肌钙蛋白表达　　免疫组织化学显色，苏木素复染，×400

蓝色为细胞核，黄色为肌钙蛋白阳性表达部位。在心肌细胞纵切面上，肌钙蛋白呈丝状

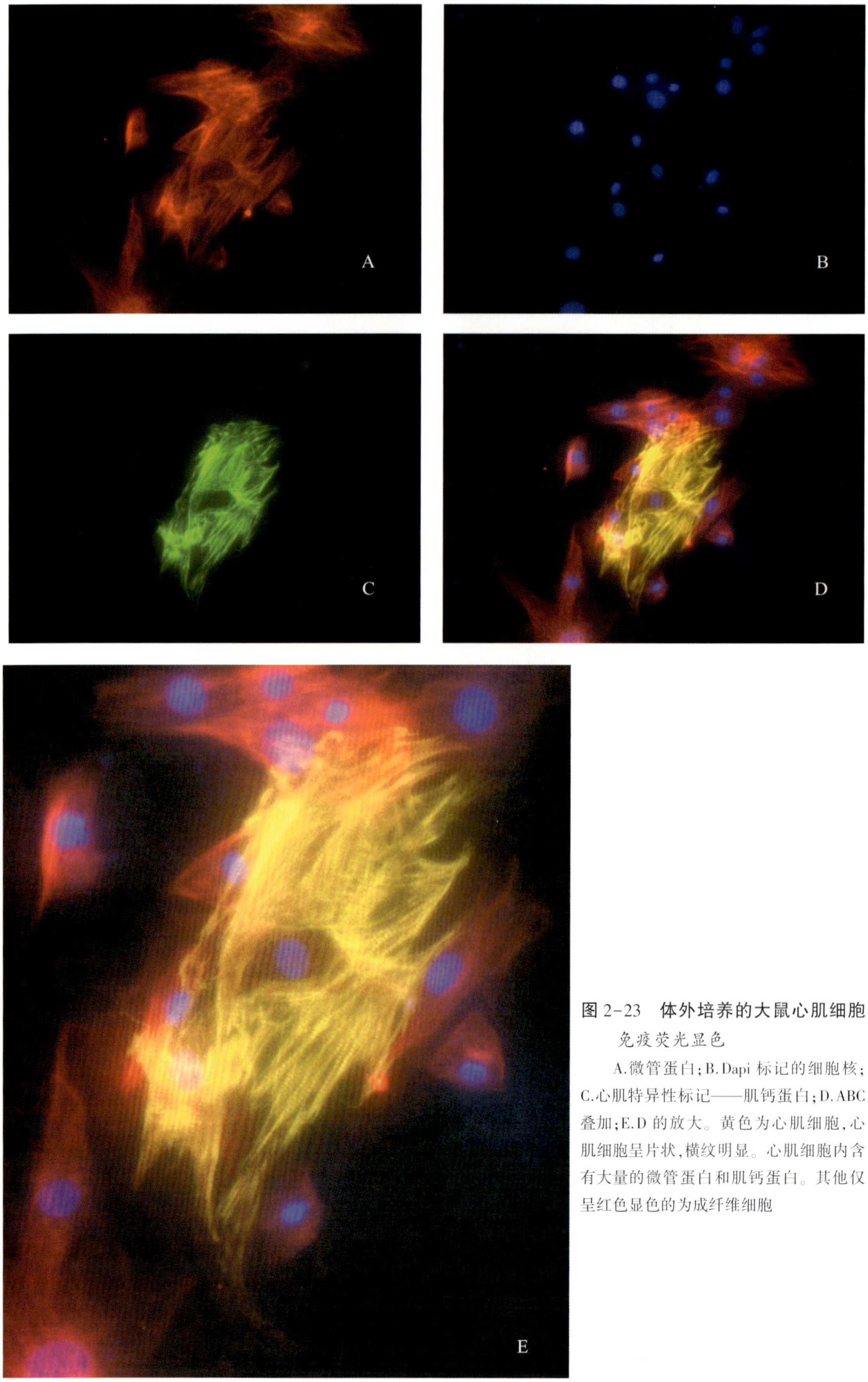

图 2-23　体外培养的大鼠心肌细胞

免疫荧光显色

A.微管蛋白;B.Dapi 标记的细胞核;C.心肌特异性标记——肌钙蛋白;D.ABC 叠加;E.D 的放大。黄色为心肌细胞,心肌细胞呈片状,横纹明显。心肌细胞内含有大量的微管蛋白和肌钙蛋白。其他仅呈红色显色的为成纤维细胞

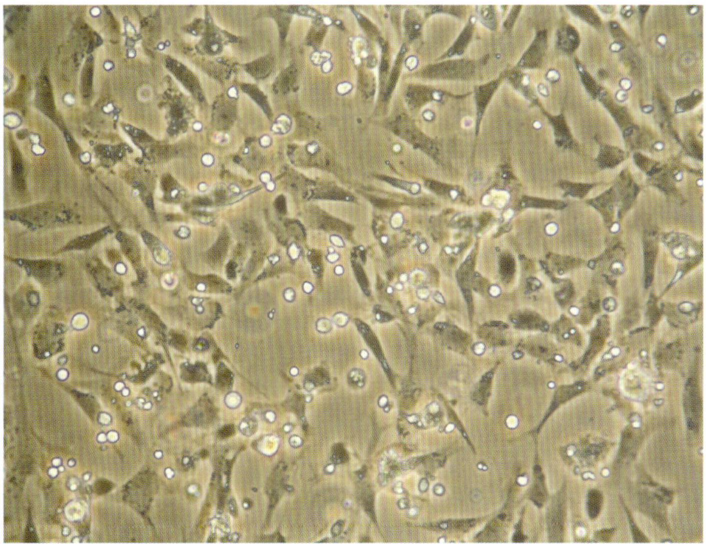

图 2-24　体外培养的大鼠心室肌细胞　倒置显微镜观察，×100

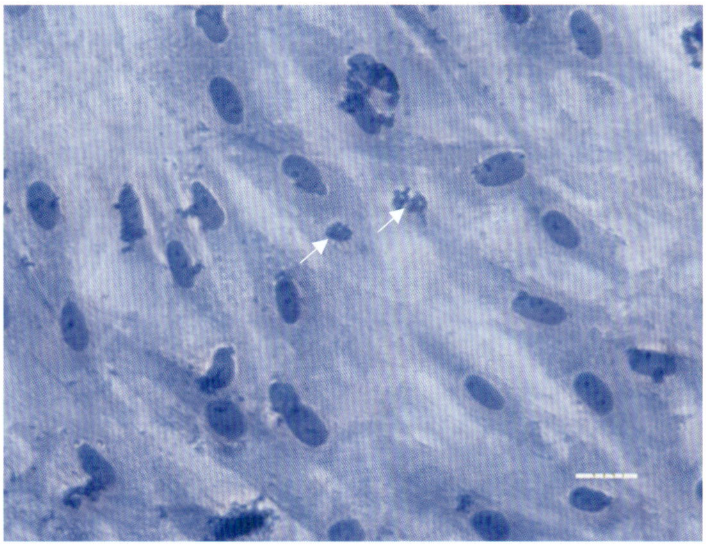

图 2-25　分离纯化的成年大鼠心室肌细胞　苏木素染色，×400

箭头示两个分裂的细胞，其性质不能确定，可能是成纤维细胞或干细胞

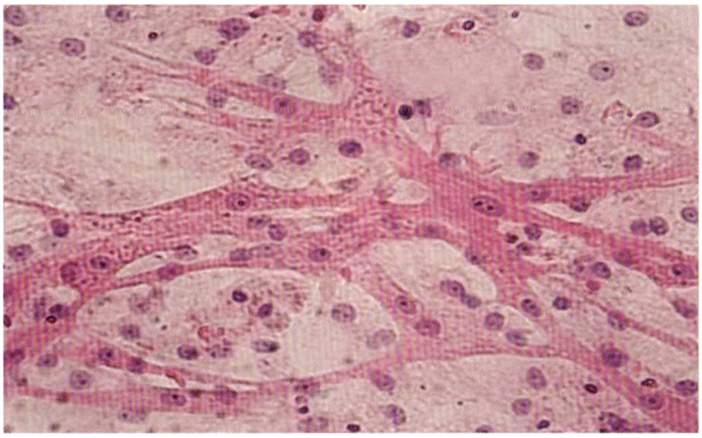

图 2-26　分离纯化后培养第 3 天的成年大鼠心室肌细胞　HE 染色，×400

心肌细胞（红色）分叉，有横纹，相互交织成网。心肌细胞之间夹杂一些成纤维细胞

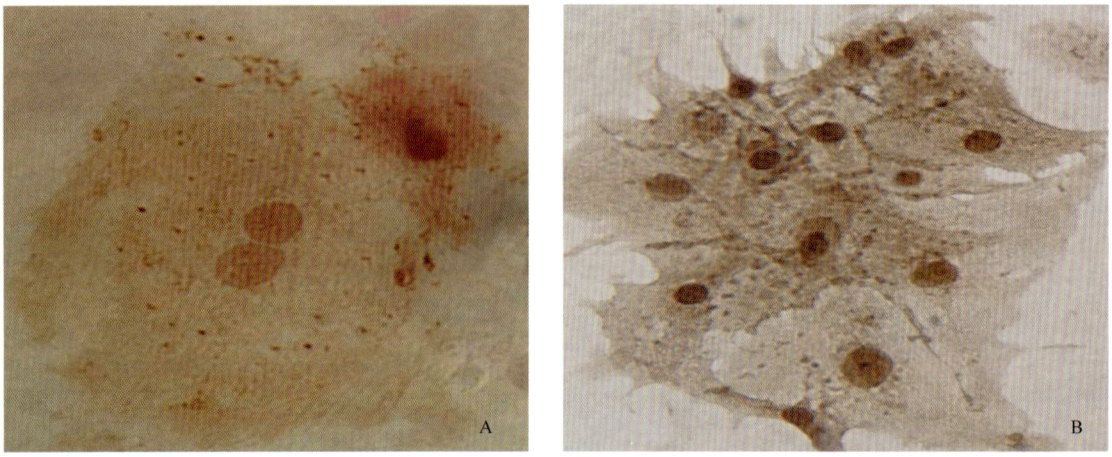

图 2-27 体外培养的大鼠心肌细胞连接蛋白 43(Cx43)表达 免疫组织化学显色,A×200,B×100

A.中间为双核细胞,细胞表面棕色颗粒为 Cx43 表达部位;B.细胞之间棕色的颗粒为 Cx43 表达部位,是细胞之间新形成的闰盘结构

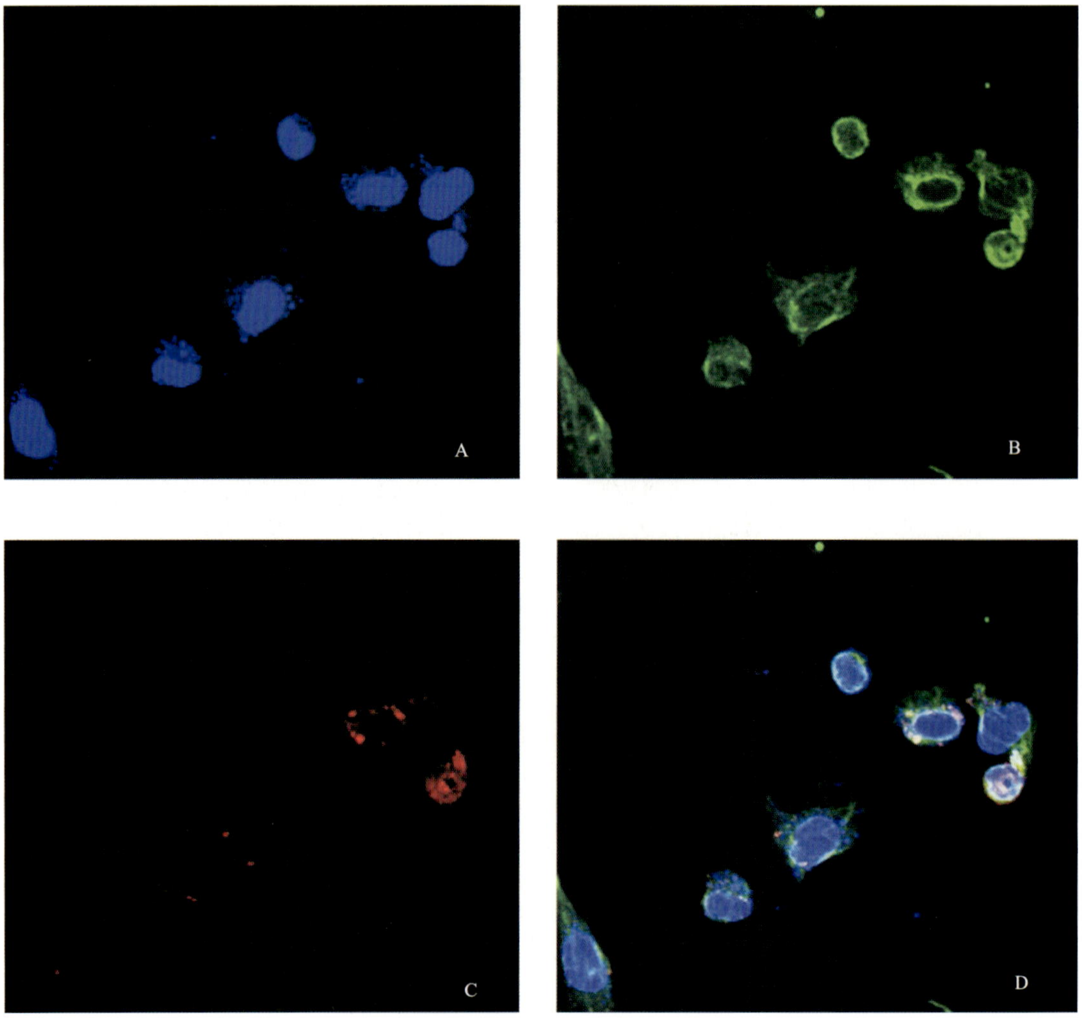

图 2-28 体外培养 3 d 的新生大鼠心肌细胞 ×400

A.为 Dapi 标记的细胞核;B.为肌球蛋白重链,是心肌细胞特异性标记物;C.为波形蛋白;D.为 A、B、C 的叠加图。以上 4 图是为了证明培养的细胞是心肌细胞而不是成纤维细胞

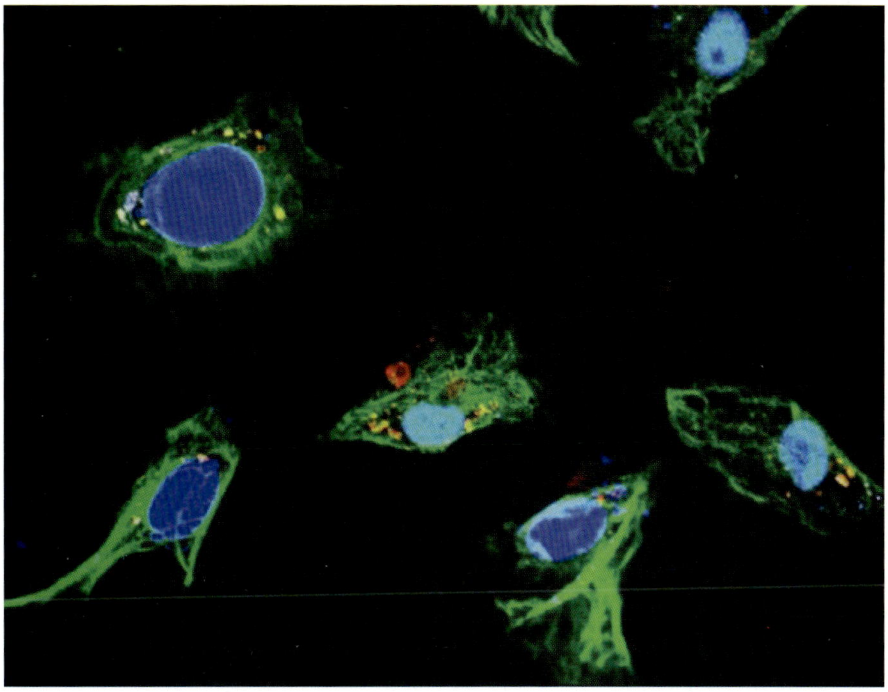

图 2-29　体外培养 7 d 的新生大鼠心肌细胞　免疫组织化学显色，×400

绿色为肌球蛋白重链，蓝色为细胞核。与图 2-26 的不同在于随着培养时间的延长，心肌细胞向外扩展呈片状

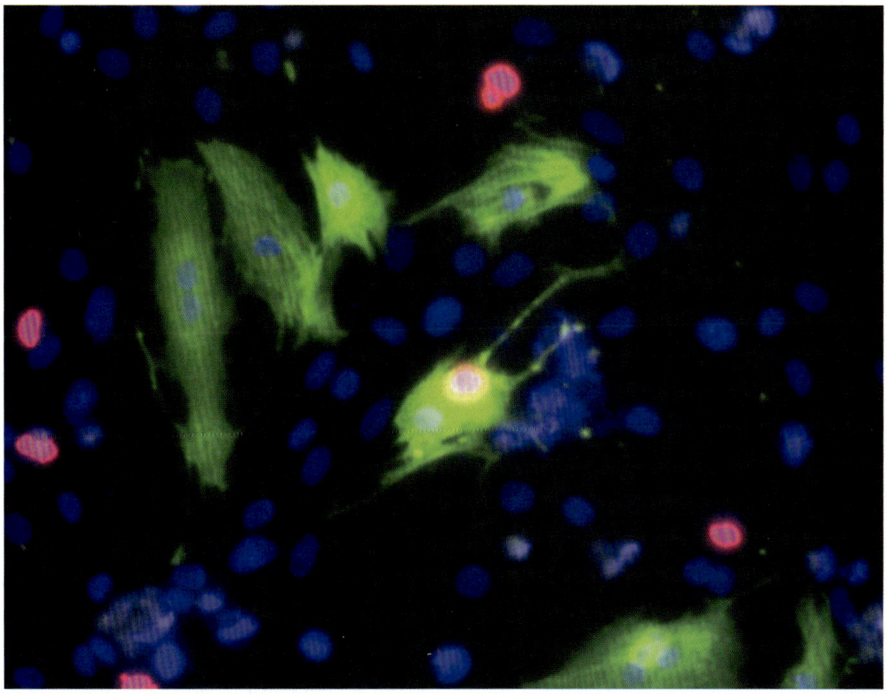

图 2-30　体外培养 3 d 的大鼠心肌细胞　免疫荧光显色，×200

绿色为 cTnT，示心肌细胞。心肌细胞大小不等、形态各异；红色为 H3P（细胞分裂的标记）。有一个心肌细胞处于分裂状态，其余的 5 个 H3P 阳性细胞可能为成纤维细胞；蓝色为 Dapi 标记的细胞核

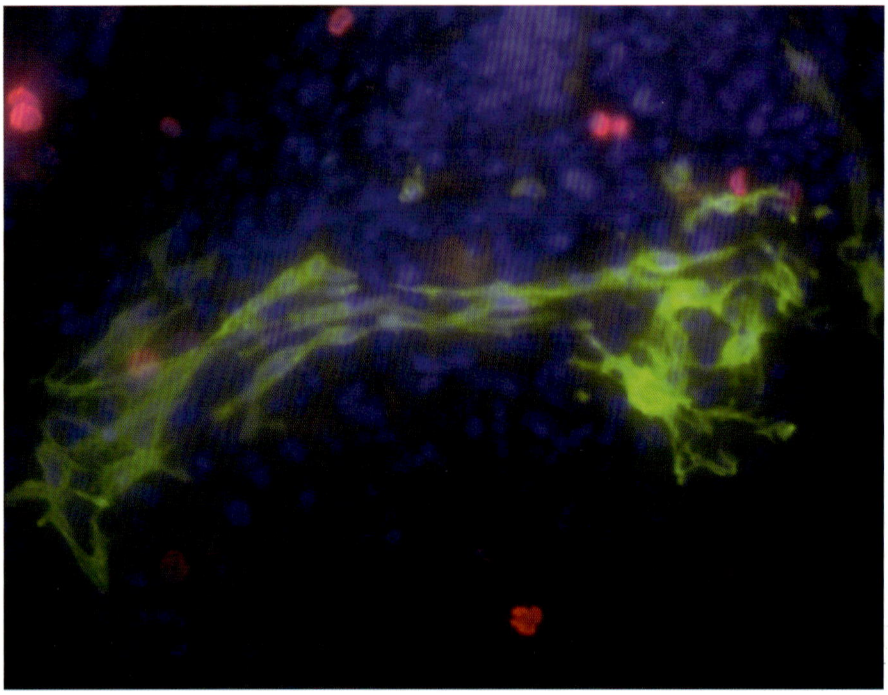

图 2-31　**体外培养的大鼠心肌细胞**　　免疫荧光显色,×200

绿色为 cTnT,示心肌细胞。心肌细胞呈细长形,相互交织成网;红色为 H3P;蓝色为 Dapi 标记的细胞核

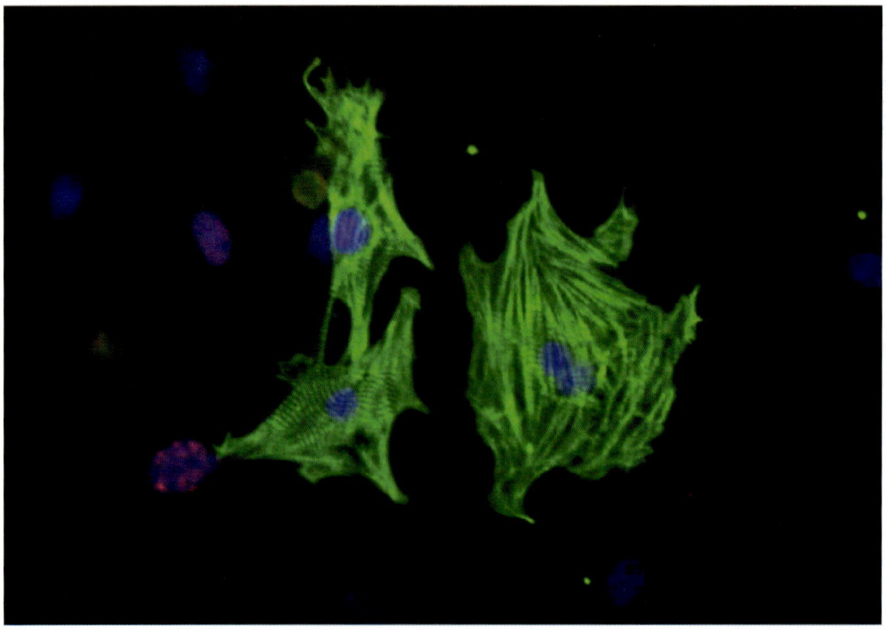

图 2-32　**体外培养 4 d 的大鼠心肌细胞**　　免疫荧光显色,×200

绿色为 cTnT 表达,示心肌细胞。心肌细胞向四周扩展,有突起,扁平,横纹清晰;红色为 H3P,提示有两个成纤维细胞处于分裂状态;蓝色为 Dapi 标记的细胞核

第三章　心肌细胞的年龄差异

Chapter 3　Age-related Differences of Cardiomyocyte

心肌组织的发育规律为由疏松到致密。心肌细胞形态的变化规律为由圆形、椭圆形，发展为长柱形，心室肌细胞出现分叉。由于心脏各部位的功能存在差异，最终导致心脏不同部位的心肌组织和细胞也表现出形态和功能的不同。一般情况下，把未成年哺乳动物、新生儿和婴儿的心肌称为未成熟心肌（吴益平等，2009）。

在光镜下幼儿和成人的心肌细胞有明显区别。前者心肌细胞短小，细胞很少有分支。细胞质透亮，横纹较少；后者心肌细胞较长，细胞质染色较重，横纹清楚，心室肌细胞分支明显，细胞间相互连接成网。

早期的心肌细胞为梭形，随着发育，心内膜下心肌细胞变为椭圆柱形，横向增长明显。心外膜下心肌细胞仍为长梭形，直径没有明显变化，但长度增加。未成熟心肌细胞的直径小而短，肌原纤维含量较低。肌节和横桥数目较少。肌原蛋白含量较低，但蛋白质的合成十分旺盛（Clerk，1995）。成熟心肌的肌纤维较长，直径是未成熟心肌的4~6倍，肌节的长度与未成熟心肌基本一致。随心肌的生长发育，有更多的肌节连接在一起，不断地补充增长。早期的心肌细胞一般不分叉，成熟后心室肌细胞不仅纵径、横径增加，同时细胞分叉，相互连接成网。

未成熟心肌细胞的肌浆网不发达，横小管于胎龄5个月出现。在整个早期发育中，细胞核附近存在大量高尔基复合体，其表面有大量的分泌小泡。成熟心肌细胞线粒体含量十分丰富，横管系统发达，双核细胞逐渐增多。

随着年龄的增加，不少细胞器表现出了形态和功能改变，以至于细胞合成和分泌功能降低。未成熟心肌细胞的肌原纤维少，排列无序，肌节不完整；肌质网稀疏，线粒体数量少，线粒体嵴发育不完全。这些细胞器的特点直接影响心肌的代谢、功能和对缺血的耐受力。老年大鼠心脏窦房结细胞的线粒体排列紊乱，特殊分泌颗粒减少，次级溶酶体增多，出现脂褐素。

幼年细胞之间的连接呈点状，较疏松。胎儿3个月左右开始出现闰盘，并由简单逐渐变得复杂。胎儿4个月左右时心肌细胞的闰盘仍为直线形，未见锯齿形和阶梯形，在胚胎晚期可见到明显的台阶样闰盘，台阶之间以缝管相连。闰盘形态的逐渐复杂，表明心肌细胞信息传导和承受机械力的功能逐渐增强。成熟后细胞之间形成复杂的闰盘（见第五章）。Peters认为（1994），人心肌细胞的间隙连接和结合膜连接在6岁时变紧密，与成熟心肌细胞相同。小儿心脏的神经结构自5岁开始具备成人的特征，10岁时开始成熟。

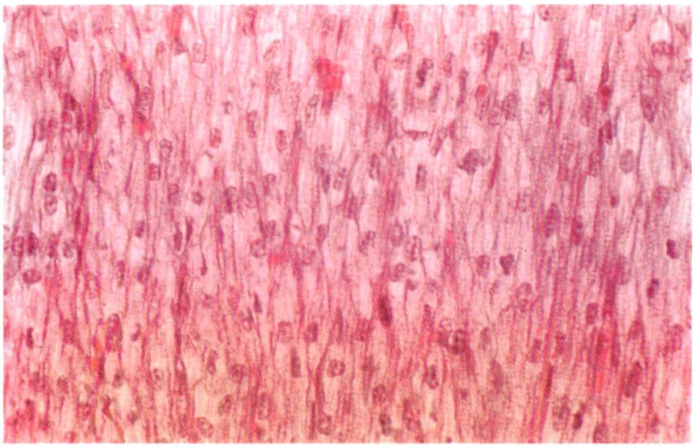

图3-1 胎儿乳头肌纵切面 HE染色,×130

胎儿心肌细胞呈短柱形,细胞核圆形或椭圆形,细胞质清亮,图右侧的细胞横纹明显,中间和左侧的横纹不明显

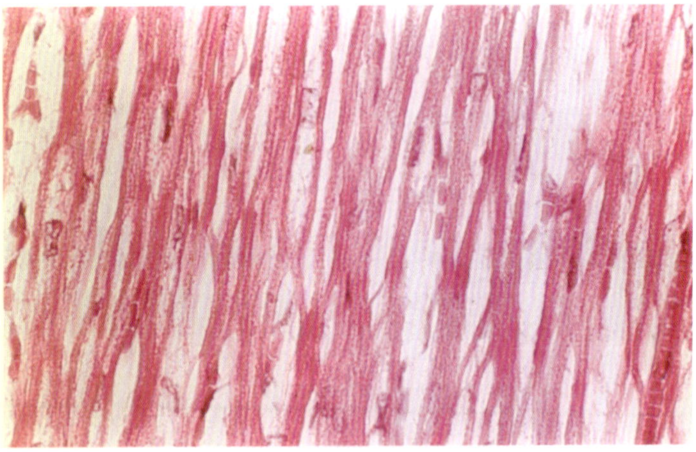

图3-2 成年人节制索纵切面 HE染色,×130

与胎儿心肌相比,成年人心肌细胞相对较长,细胞核椭圆形,横纹明显,细胞有分支

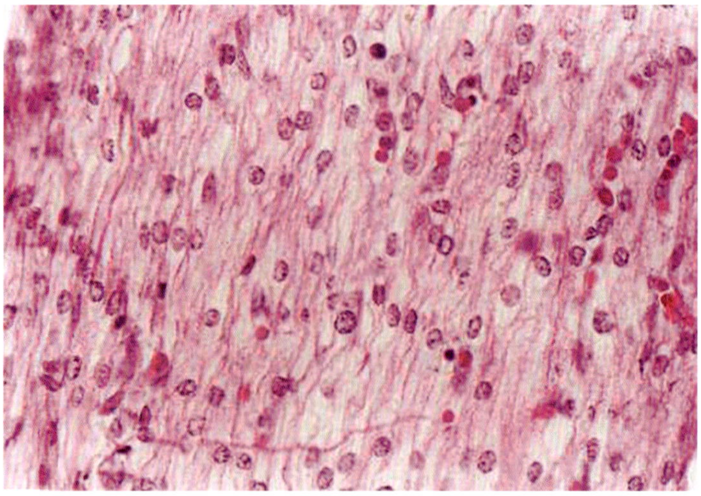

图3-3 胎儿心房组织 HE染色, ×200

细胞短柱形或梭形,界线不清楚。细胞核圆形或椭圆形,核仁清晰,细胞质空旷,横纹不明显

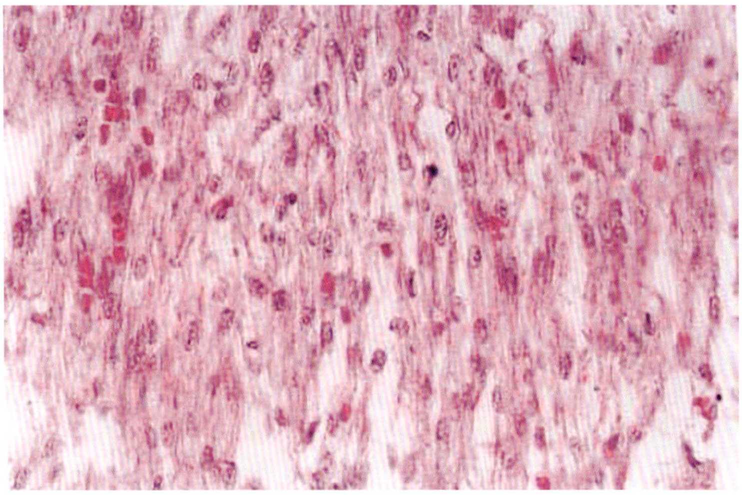

图 3-4　胎儿心室肌组织　　HE 染色,×200

与图 3-3 的不同在于心肌细胞为长形,细胞核椭圆或长杆状

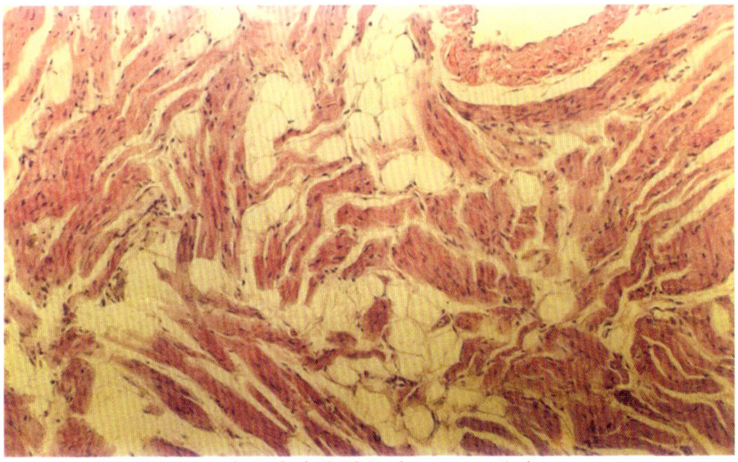

图 3-5　犬心房内脂肪细胞　　HE 染色，×66

在杂乱的心肌细胞之间有大小不等的脂肪细胞团,心肌纤维排列比较松散。脂肪细胞出现可能是老龄化的表现之一,如果脂肪过多,可能会影响心肌的收缩功能

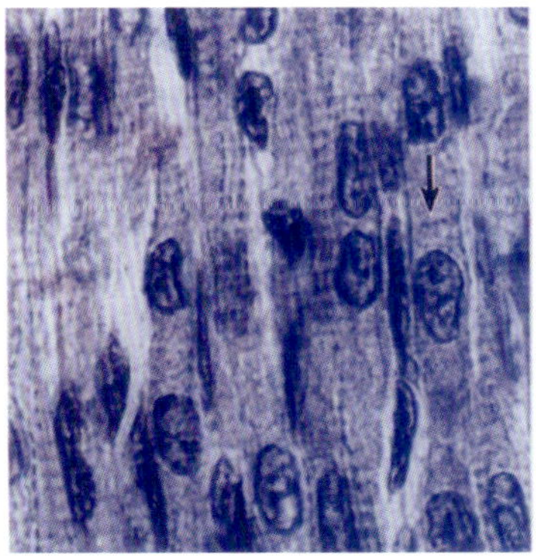

图 3-6　幼年大鼠心肌细胞纵切面

磷钨酸苏木素染色，×100

心肌细胞短小,细胞核相对较大,横纹清晰， 闰盘较少且平直(↑指示)

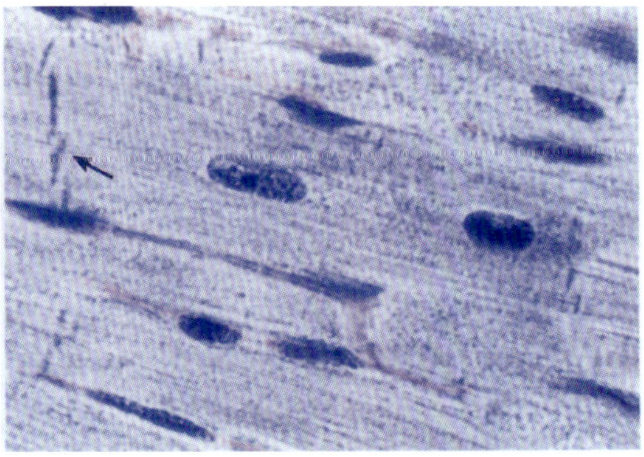

图 3-7　青年大鼠心肌细胞纵切面

磷钨酸苏木素染色，×1 000

心肌细胞呈柱状，较幼年时粗长，但分叉不明显，闰盘呈明显的阶梯状（↑指示）

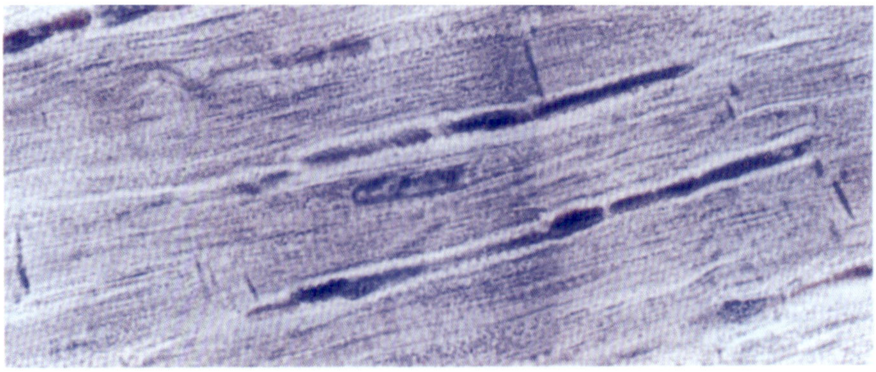

图3-8　**老年大鼠心肌细胞纵切面**　磷钨酸苏木素染色，×1 000

心肌细胞较青年时更长，有分叉，闰盘呈明显的阶梯状

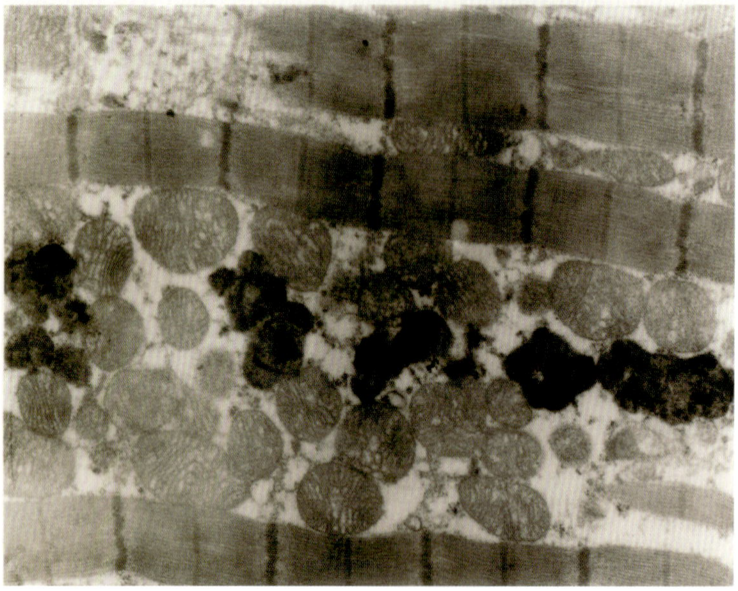

图3-9　**山羊（5岁）心肌内的脂褐素**　×4 000

肌原纤维之间有丰富的线粒体，在线粒体之间的黑色斑块为脂褐素颗粒，可能是老龄化的征象

第四章　心肌细胞分裂和双核心肌细胞

Chapter 4　Division and Dicaryon of Cardiomyocyte

传统的观点认为，成年心肌细胞不会分裂。哺乳动物在出生后非常短暂的时间内心肌仍具有较强的再生能力（Porrello，2011）。随着时间的推移，这种再生能力无论在正常还是损伤情况下均十分有限。虽然损伤对心肌的再生比例有所影响，但仍然很低。因此，在细胞和组织水平很难观察到心肌细胞典型的分裂象。细胞丢失和细胞分裂增殖在动态中保持平衡。在正常心肌组织中幼稚的心肌细胞占 15%~20%，并且具有分裂能力。大细胞多为衰老细胞；小细胞属幼稚细胞，能重新进入细胞循环或发生肥大。

心肌细胞的数量与心脏重量有关。心肌重量在 50~350 g，心肌细胞的数量稳定在 20 亿左右；心肌重量超过 450 g 时，心肌细胞的数量明显增加；当达到 700~900 g 时，其数目大约增加到 40 亿（Adler，1986；Herget，1997）。Anversa 等（1998）证明，在 20 岁时，男性左心室的心肌细胞总数约为 5.8×10^9 个，右心室的心肌细胞总数为 2.0×10^9 个；而女性左、右心室的心肌细胞总数分别为 4.5×10^9 个和 1.4×10^9 个，这一数据表明，人的心肌细胞在出生后出现了增殖，尤其是左心室。2009 年 Bergmann 等发现成人心肌细胞一直在更新，25 岁左右时心肌细胞的年更新率为 1%，75 岁时年更新率为 0.45%，一生中约有 50%的心肌细胞进行过更新。Kajstura 等提出女性心肌细胞年更新率在 20 岁时为 10%，60 岁时为 14%，100 岁时为 40%，而男性的更新率分别为 7%、12%和 32%。从 20 岁到 100 岁女性更新 15 次，而男性更新 11 次。Kajstura 等（1998）证明死于非心脏疾病患者的左心室心肌细胞存在增殖活动，其增殖比例为 14/106。在病理情况下心肌细胞增殖与再生加速。在死于非心脏病患者的左心室，平均每 100 万个心肌细胞中有 14 个在分裂，而死于心脏病患者的左心室心肌细胞增殖比例明显增加，缺血性心脏病与扩张性心肌病患者的左心室心肌细胞增殖率分别为 $152/10^6$ 与 $131/10^6$（Kajstura，1998）。Beltrami（2001）研究发现，因心肌梗死而死亡的患者的心肌细胞比非梗死而死亡的患者的心肌细胞增殖活动明显增加。梗死灶周围与梗死灶远处的增殖指数分别增加了 70 倍与 28 倍，Ki-67 的标记率分别增加了 84 倍与 28 倍。Quaini（2002）发现，移植心脏与正常心脏相比，前者的心肌细胞增殖活动明显增加。

在生理状态下，有少量的心肌细胞衰老、死亡（凋亡），故心肌细胞的再生与增殖起维持心肌细胞新陈代谢、保持细胞总数相对平衡的作用。在病理因素（如心肌损伤、心肌肥大、心力衰竭）的刺激下，心肌细胞的死亡加速，这时心肌细胞再生与增殖加速对缓解心功能的急剧恶化有重要意义。

除了在心肌损伤状态下心肌细胞可以分裂增殖外，在体外培养的状态下，也可以观察到心肌细胞的分裂象。有些心肌细胞可能是以无丝分裂的形式进行增殖的。尽管我们找到了一些心肌无丝分裂的证据，但尚需开展进一步的研究（Guo，2009）。

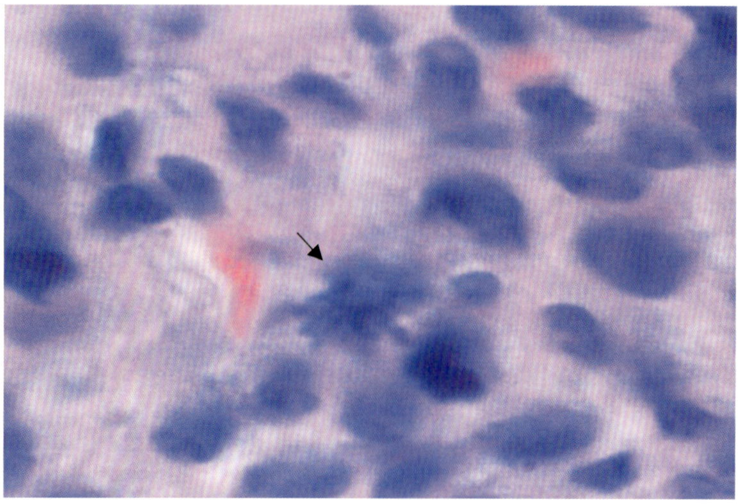

图4-1　心肌组织中分裂中期的细胞　　HE染色，×600

因为没有做特异性标记染色，故根据细胞的大小及其与周围细胞的关系，推断可能为心肌细胞(↑指示)。图4-2亦如此

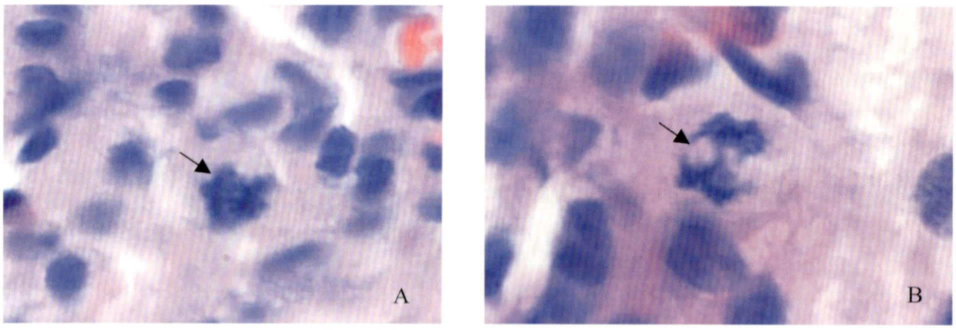

图4-2　心肌组织中分裂中期和分裂后期的细胞　　HE染色，×600

A.箭头所指为分裂中期的细胞。B.箭头所指为分裂后期的细胞

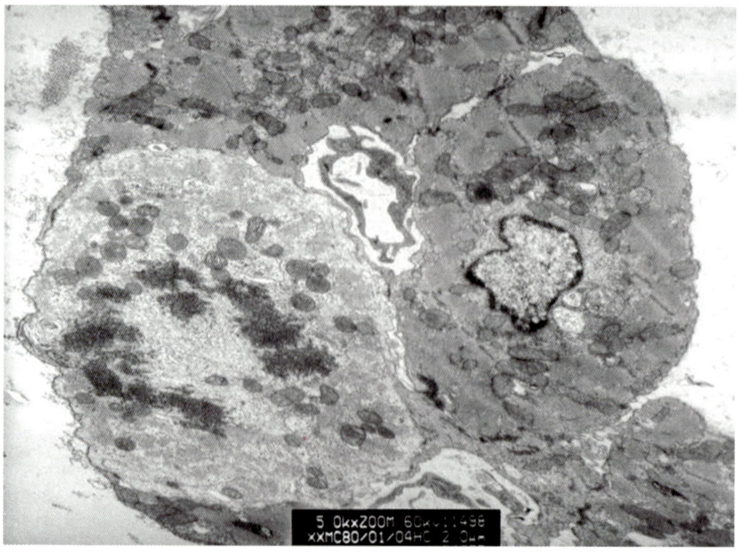

图4-3　分裂中期的心肌细胞　　×5 000

左下方为正在分裂的心肌细胞横切面，核膜已消失，染色体聚集成块。右侧为一般心肌细胞横切面，细胞核位于细胞中央。上方为一个心肌细胞的部分图像。3个细胞之间为毛细淋巴管横切面

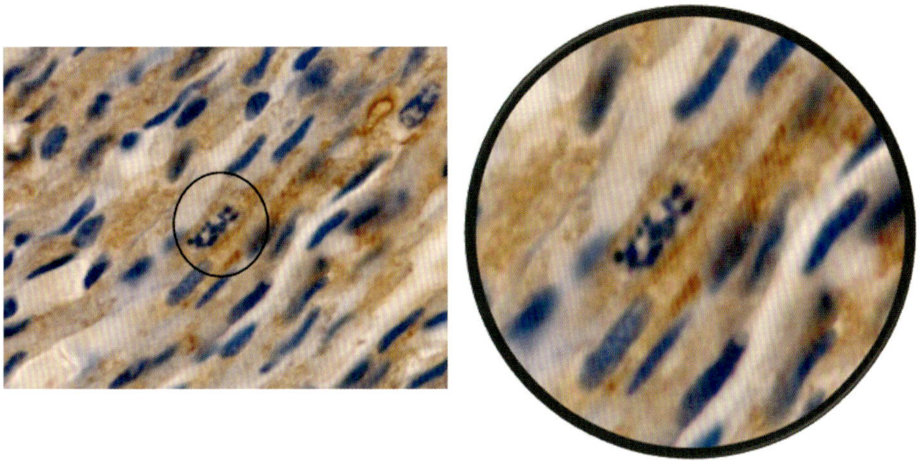

图 4-4　**心肌细胞分裂象**　　免疫组织化学显色，×400

标本取自出生后 6 d 大鼠心肌，棕黄色为横纹肌肌动蛋白表达，是鉴别心肌细胞的标记物。○为分裂中期的心肌细胞，染色体聚集，细胞变大

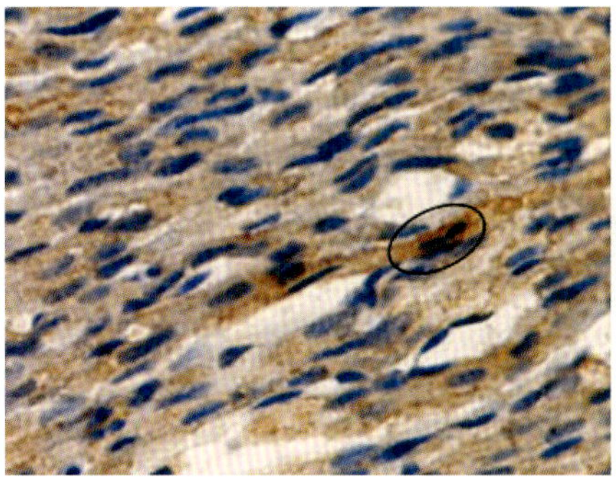

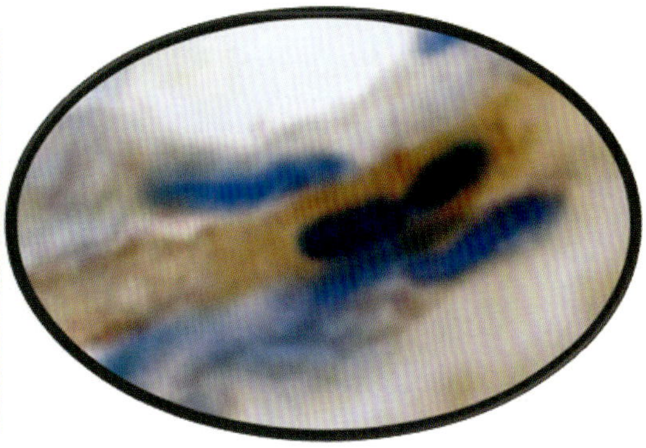

图 4-5　**双核心肌细胞**　　免疫组织化学显色，×400

标本取自出生后 12 d 大鼠心肌，棕黄色为横纹肌肌动蛋白表达。右图为双核心肌细胞，在细胞的两侧各有一成纤维细胞

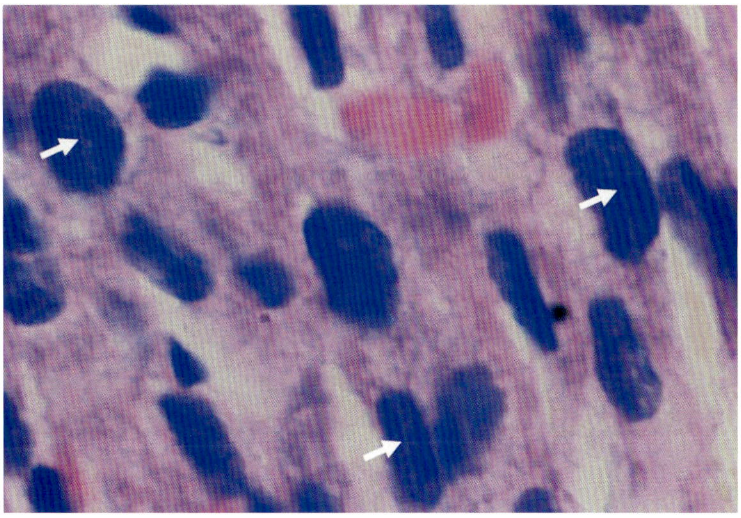

图 4-6　**大鼠双核心肌细胞 1**　　HE 染色，×600

细胞核之间存在白线（↑指示），是并列的两个细胞核之间分界线

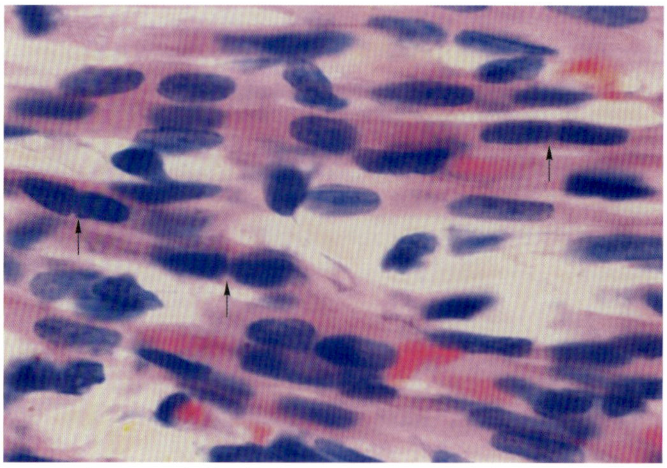

图 4-7　**大鼠双核心肌细胞 2**　　HE 染色，×400

↑示两个细胞核端-端相对，是细胞核分裂、细胞质不分裂所致

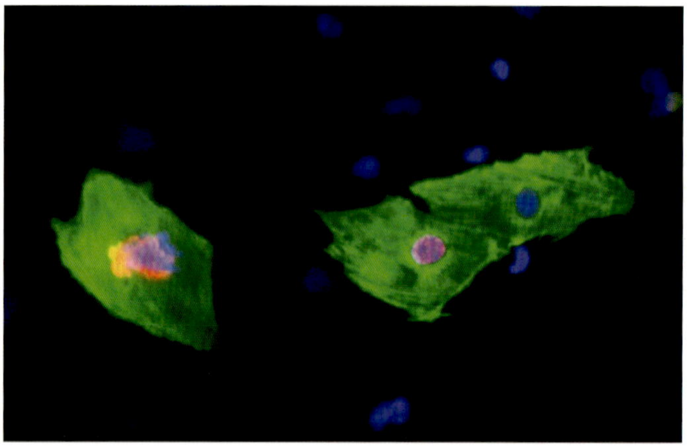

图 4-8　**体外培养 5 d 的大鼠心肌细胞分裂象 1**　　免疫荧光显色，×400

绿色为 cTnT，示 3 个扁平的心肌细胞，细胞核位于中央，横纹隐约可见；红色为 H3P，示左侧的心肌细胞处于分裂中期，中间的细胞处于分裂早期；蓝色为 Dapi 标记细胞

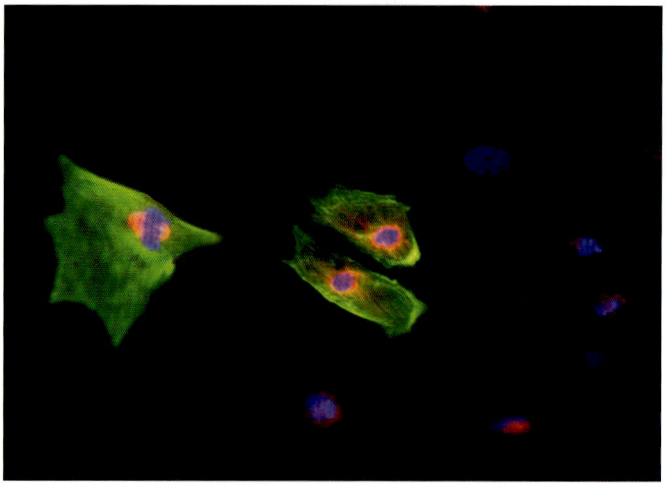

图 4-9　**体外培养 5 d 的大鼠心肌细胞分裂象 2**　　免疫荧光显色，×400

绿色为 cTnT，示 3 个扁平的心肌细胞；红色为微管蛋白，示左侧的心肌细胞处于分裂中期，微管蛋白形成纺锤丝，染色体形成赤道板；中间的细胞处于分裂早期，微管蛋白位于染色体周边；蓝色为 Dapi 标记细胞

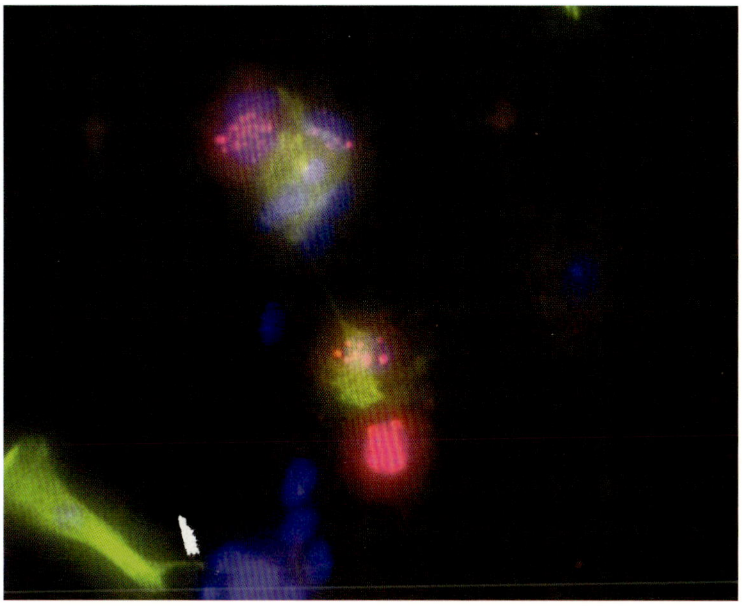

图 4-10　体外培养 3 d 的大鼠心肌细胞分裂象　　免疫荧光显色，×200

绿色为 cTnT，示心肌细胞；红色为 H3P；蓝色为 Dapi 标记的细胞膜。图中央两个心肌细胞分裂后仍有细丝相连

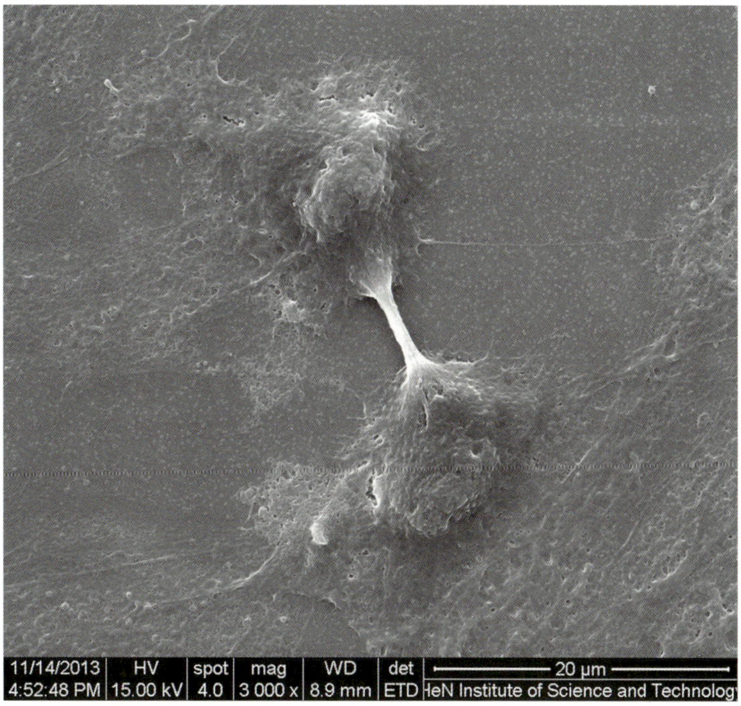

图 4-11　大鼠心脏细胞分裂末期象　　扫描电镜观察

两个细胞中间有细丝相连，细胞的性质不能定，可能是心肌细胞，也可能为成纤维细胞或干细胞

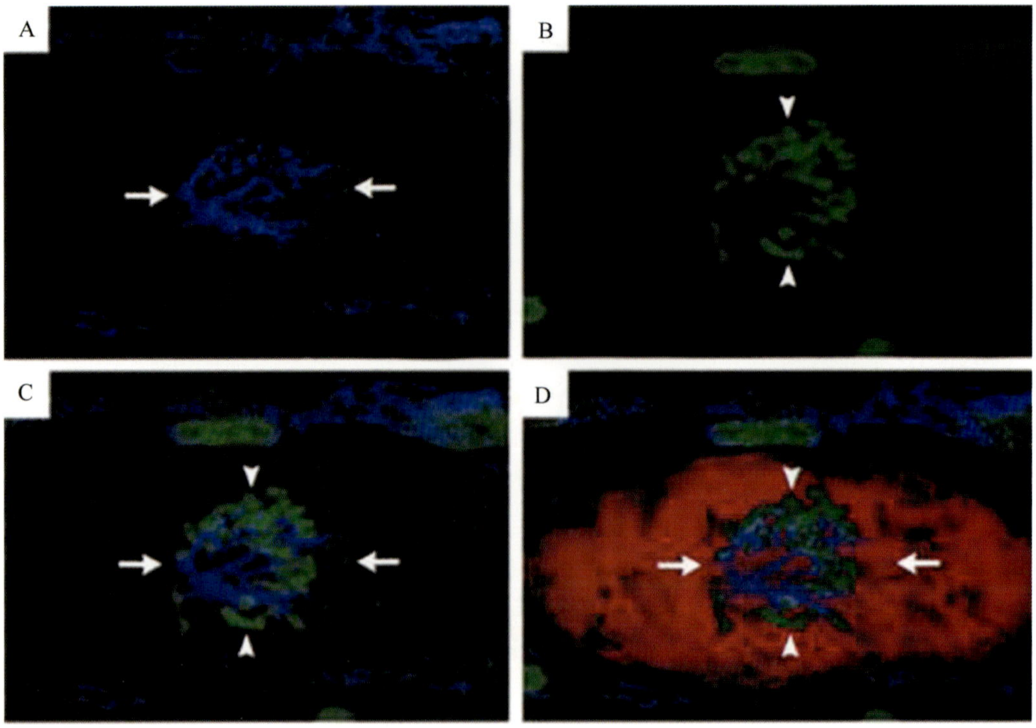

图 4-12　心肌梗死后心肌细胞的有丝分裂　免疫荧光显色，×2 000

A.蓝色荧光示微管蛋白形成的有丝分裂纺锤体(↑指示)；B.分裂中期的细胞核；C.A 和 B 的叠加，显示微管蛋白和分裂中期染色体的关系；D.在 C 基础上用肌节肌动蛋白抗体荧光标记(红色)，清楚地显示出心肌细胞有丝分裂中期染色体与纺锤体的关系

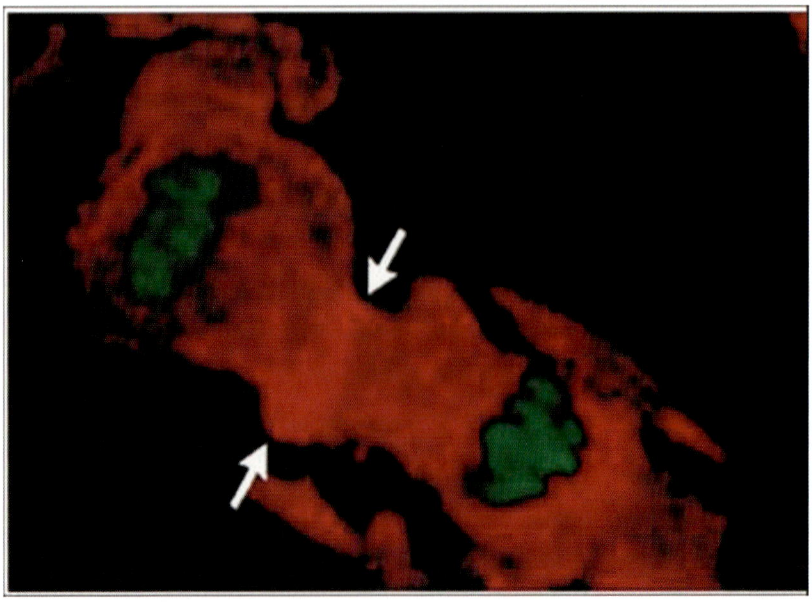

图 4-13　心肌细胞质的分裂过程　免疫荧光显色，×2 000

肌动蛋白在细胞质分裂部位聚集(↑指示)，红色为细胞质的肌节肌动蛋白，绿色为染色体标记

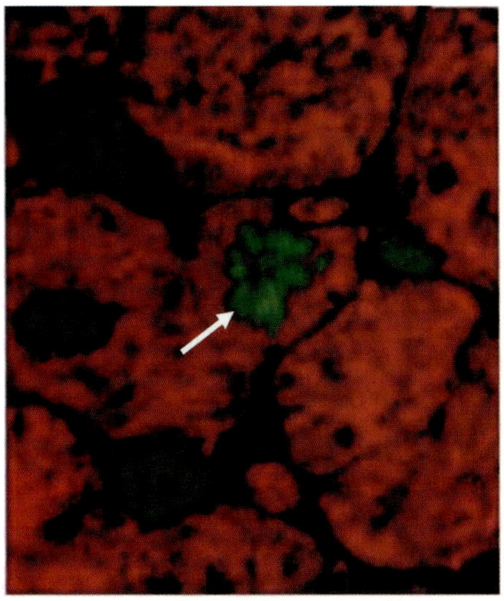

图 4-14　分裂前期的心肌细胞

免疫荧光显色，×1 000

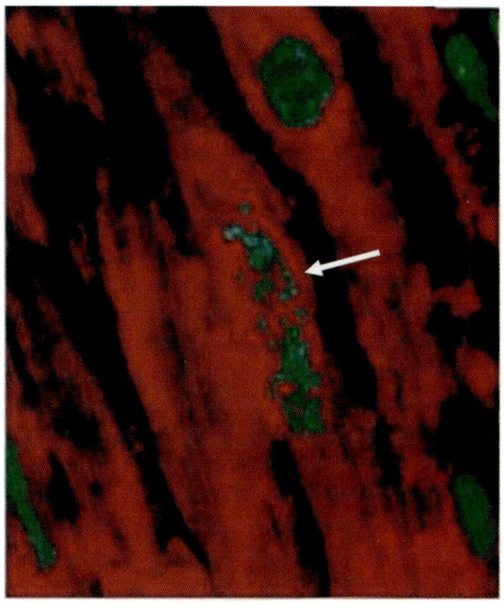

图 4-15　分裂中期的心肌细胞

免疫荧光显色，×1 000

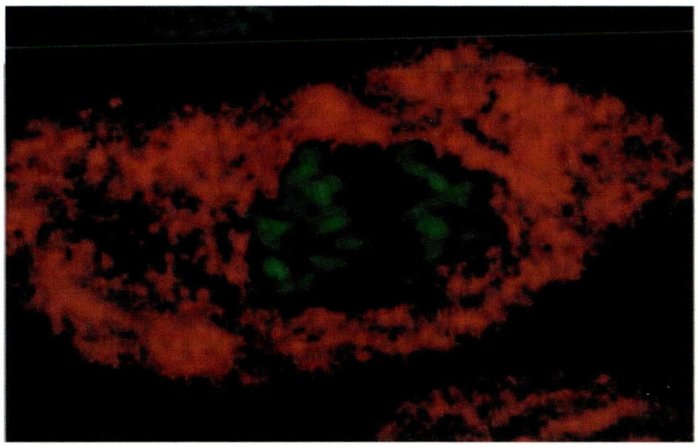

图 4-16　心肌梗死后心肌细胞的有丝分裂　免疫荧光显色，×2 000

红色为肌节肌动蛋白；绿色为分裂中期的染色体，染色体向细胞两极移动

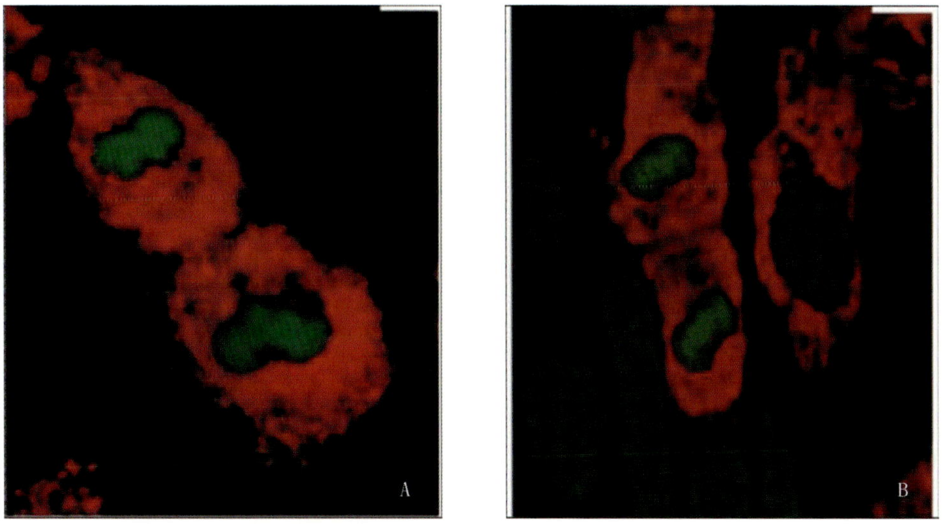

图 4-17　心肌梗死后心肌细胞质分裂　免疫荧光显色，×1 500

新形成的细胞核相互分开，细胞质分离，两个新的细胞形成（图 4-12～图 4-17 引自 Beltrami AP，et al.New Eng J Med，2001，344（23）：1750-1757.）

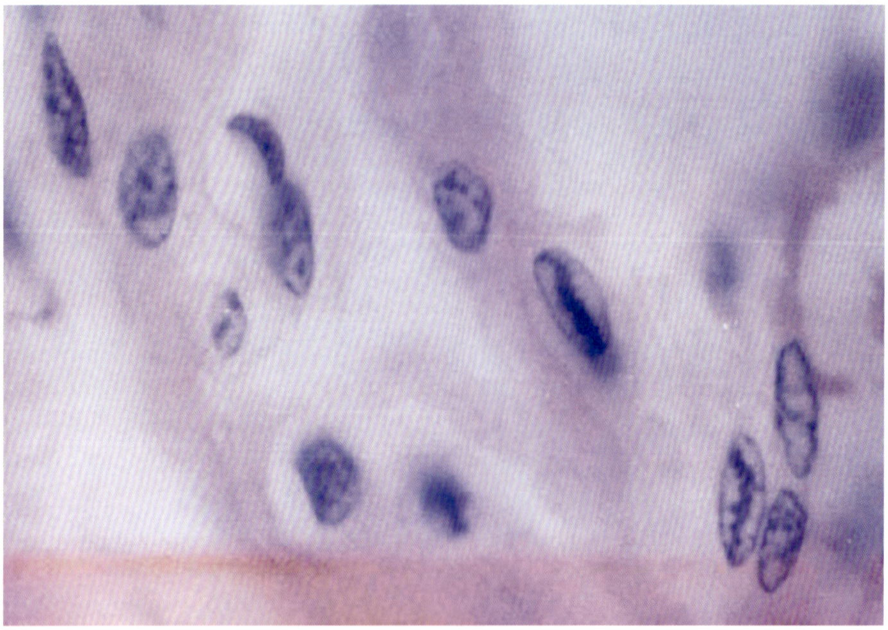

图 4-18 山羊心房细胞分裂象 HE 染色，×400

有些细胞核染色体聚集成块，有些细胞核内染色体聚集成赤道板

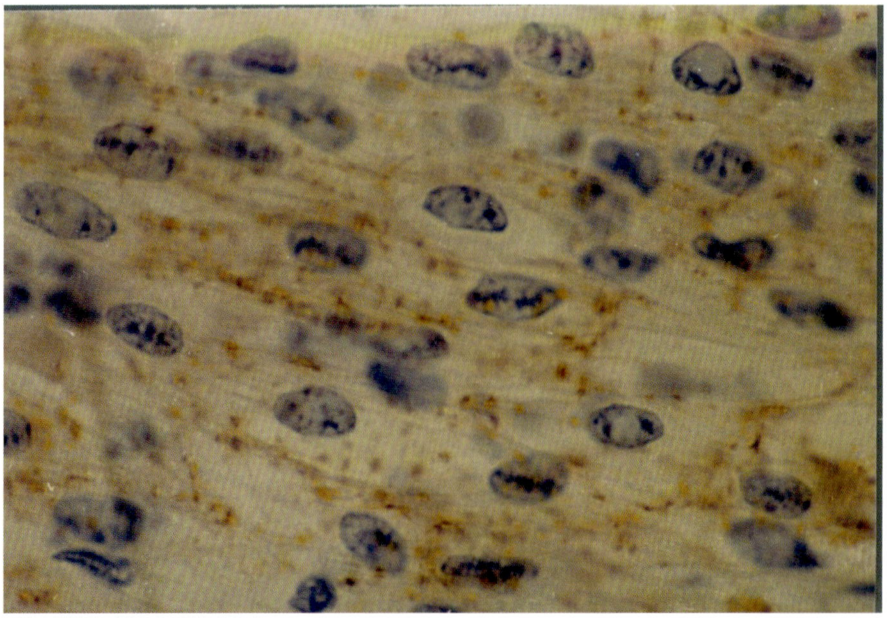

图 4-19 胎儿心房细胞分裂象 免疫组织化学染色，苏木素复染，×400

胎儿心房细胞的细胞核比较丰满。图中不少细胞核内染色体聚集，有些形成赤道板。棕色颗粒示 Cx43 表达部位

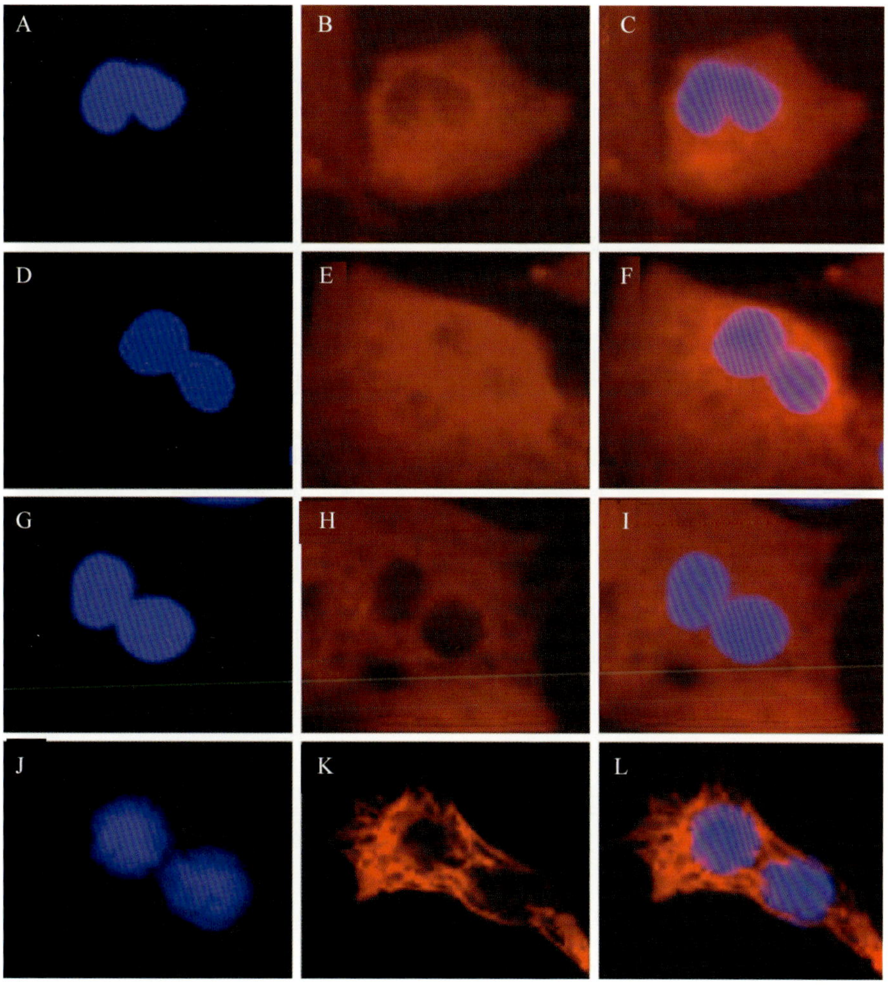

图 4-20　体外培养的双核心肌细胞的不同时相　　免疫荧光显色，标尺 = 20 μm

A、D、G、J 为 Dapi 标记的细胞核；B、E、H、K 显示心肌细胞具有的横纹肌肌动蛋白；C、F、I、L 分别为 A 和 B、D 和 E、G 和 H、J 和 K 的叠加。A、D、G 细胞核首先中间缩细，其次哑铃状改变，最后两个细胞核分开，这一现象似乎是无丝分裂的过程。有关这方面的证据还需进一步研究。图 J 隐约看见染色体聚集，是有丝分裂过程

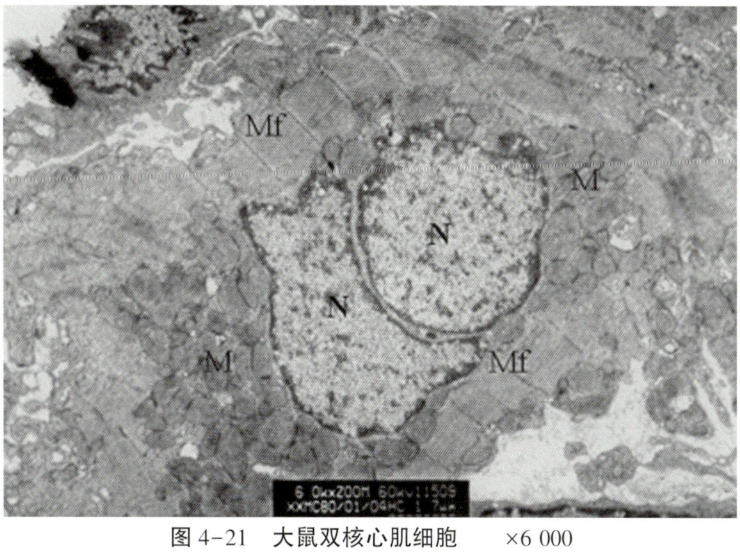

图 4-21　大鼠双核心肌细胞　　×6 000

N 示细胞核；M 示线粒体，成群，环绕细胞核周围；Mf 示肌原纤维

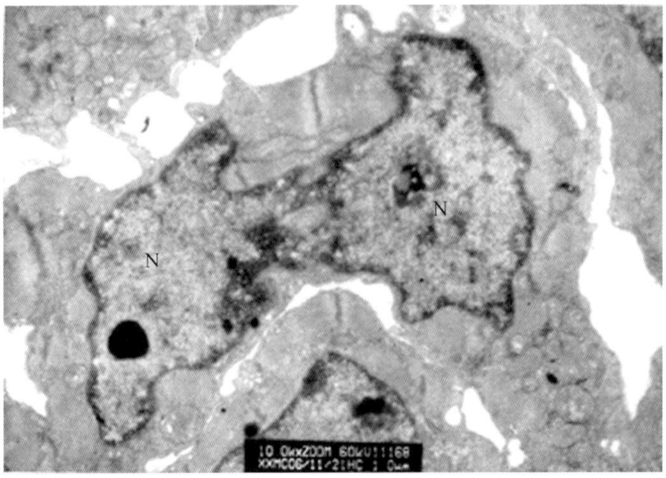

图 4-22　**即将分裂的大鼠心肌细胞核**　×1 000

N 示两个细胞核似乎即将分开,但也不能排除在细胞核形态不规则的状态下由于切面所致

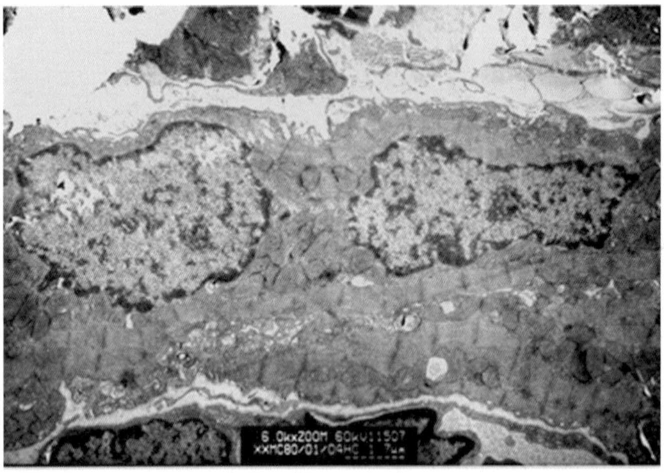

图 4-23　**大鼠双核心肌细胞 1**　×6 000

两个细胞核分离,端-端相对。核膜下存在少量异染色质,核仁明显。细胞质内有丰富的肌原纤维和线粒体

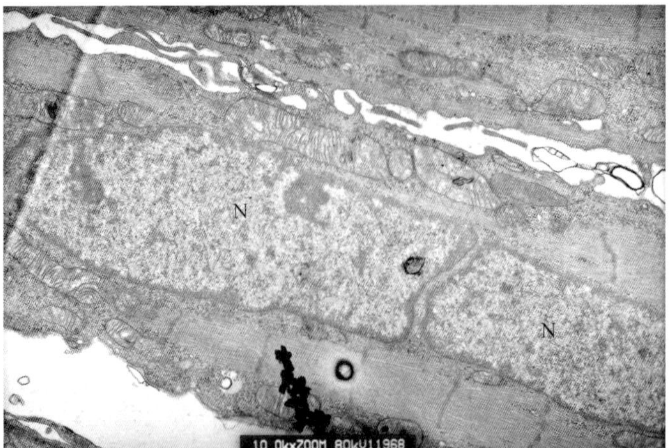

图 4-24　**大鼠双核心肌细胞 2**　×10 000

两个端-端相对的细胞核(N 示),核的相对面边界清楚、整齐。细胞核相对细胞横径较大

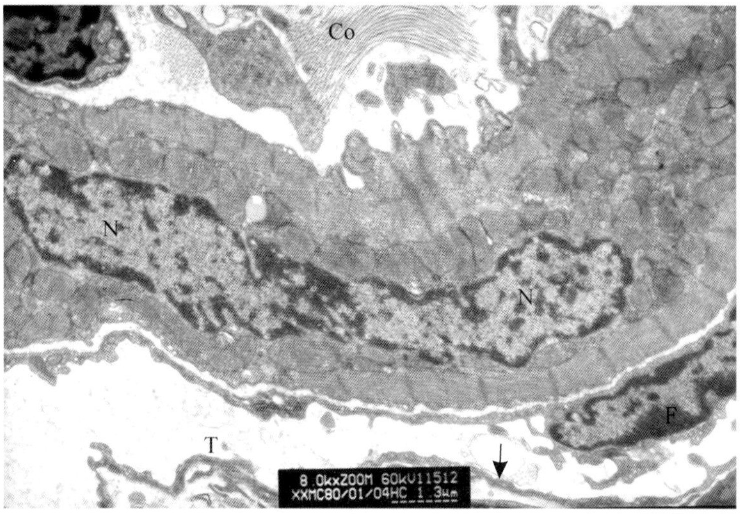

图 4-25　即将分离的心肌细胞核　　×8 000

N 示细胞核中间相互穿插交错；F 示成纤维细胞；Co 示胶原纤维，与成纤维细胞直接接触；T 示 Telo 细胞，发出长突起（↑指示）

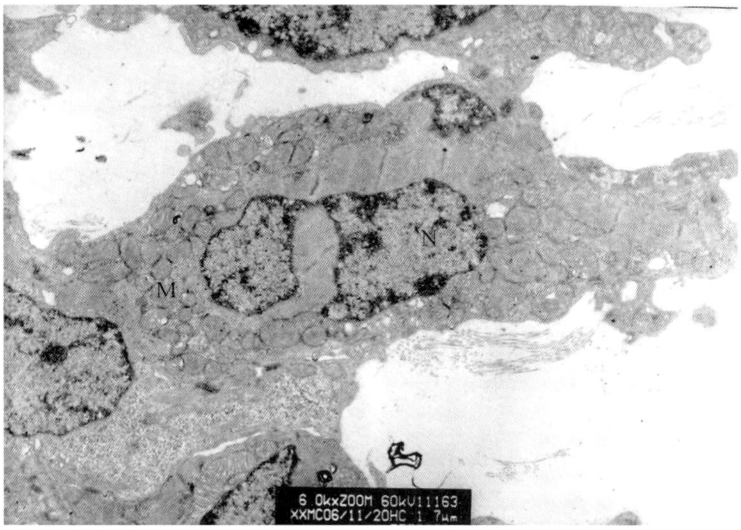

图 4-26　大鼠双核心肌细胞　　×6 000

N 示两个细胞核的一侧有细丝相连。这种图像不排除是由于细胞核的多形性所致；M 示线粒体，成群

第五章　心肌细胞连接

Chapter 5　Junctions of Cardiac Cell

心肌细胞之间可以直接连接，也可以通过细胞间质发生间接连接。直接连接主要以特化的连接形式——闰盘为主。闰盘（intercalated disk）是心肌细胞互相连接的重要部位，是一种特化的连接形式。根据闰盘存在的部位可分为端-端闰盘和侧-侧闰盘。根据其功能闰盘又分为机械性连接和功能性连接，机械性连接包括中间连接、桥粒；功能性连接主要指间隙连接。胎儿心肌细胞间的闰盘较少，随年龄增长而增多。电镜下，闰盘部位相当于Z线位置，肌丝的细丝附着在该处的细胞膜上。胎儿阶段，闰盘比较平直，随年龄增长逐渐变为阶梯状。阶梯状突起可分为横位和纵位两种连接形式。横位部位相当于一个细胞内不同部位的间膜位置，以黏合小带方式相连接，但比一般黏合小带的面积宽广，因此，这种相接方式又称作黏合膜（fascia adherens）即中间连接。有时也可见到少数桥粒存在。中间连接和桥粒属于机械性连接，对细胞间连接的牢固性起重要作用。在阶梯状突起的纵位上，两细胞膜的连接方式相互接近，形成间隙连接。闰盘纵位部分的这种连接属于功能性连接，对细胞间冲动的传导和物质交换起重要作用。在心肌细胞侧面，有单独的缝管连接存在。心内膜下心肌细胞可沿分支向多个方向传导，在间隙连接处有少量的横向传导。而心外膜下心肌细胞闰盘主要分布于细胞末端且台阶较多，所以，此处细胞主要沿细胞长轴方向进行传导。成人不同部位的心肌细胞闰盘也可能存在差异，这不仅对于心脏发育有意义，也可对某些心脏疾病的研究提供参考。

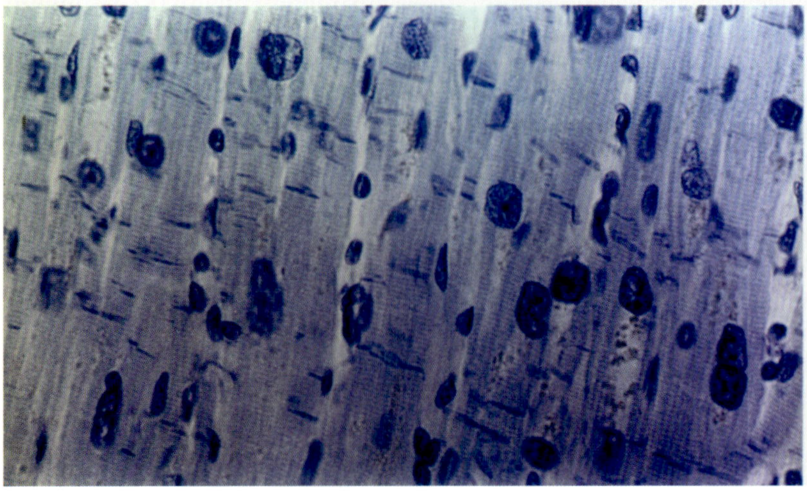

图 5-1　人心肌细胞闰盘　苏木素染色，×200

图中深蓝色横线为闰盘结构，与心肌横纹几乎平行，呈直线或阶梯状。细胞横纹清楚，细胞核较大，核仁清晰。心肌细胞间夹杂少量纤维细胞

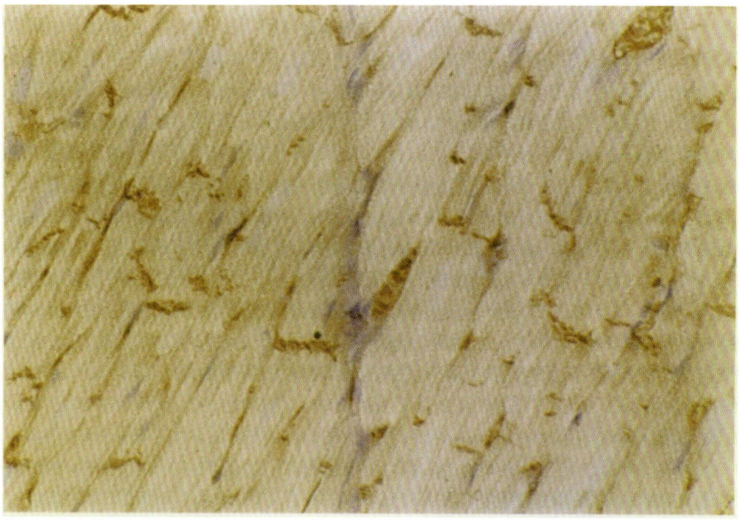

图5 2 **大鼠左心室肌黏附分子 N-cadherin 的表达** 免疫组织化学染色，×400

棕色为黏附分子阳性处，主要位于端-端闰盘和侧-侧闰盘。细胞核为浅蓝色

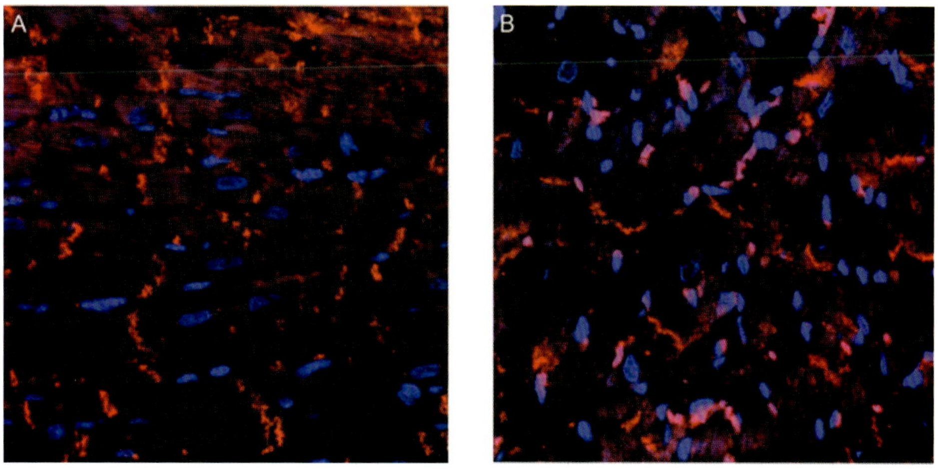

图 5-3 **心肌肥厚状态下 N-cadherin 的表达** 免疫荧光显色，×400

红色为 N-cadherin 的阳性表达，蓝色为 Dapi 标记的细胞核。A.正常组织；B.心肌肥大组织，N-cadherin 排列紊乱

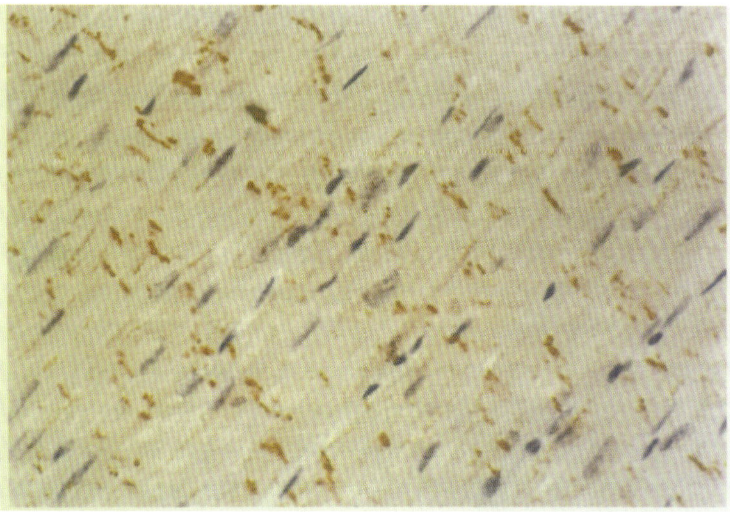

图 5-4 **成年人左心室心肌细胞 Cx43 表达** 免疫组织化学染色，×1 000

棕色斑块为连接蛋白 43 所在处，相当于闰盘部位，蓝色为细胞核

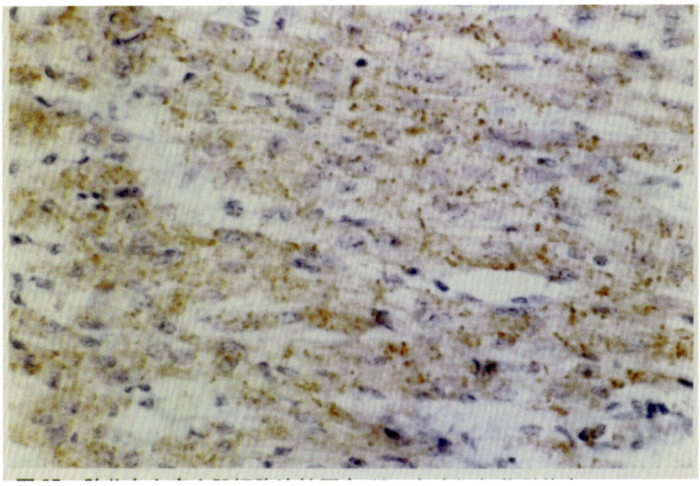

图 5-5 **胎儿左心室心肌细胞 Cx43 表达** 免疫组织化学染色，×1 000

棕色斑块为连接蛋白 43 所在处，蛋白颗粒排列杂乱，分布于细胞质、细胞膜和闰盘，蓝色为细胞核

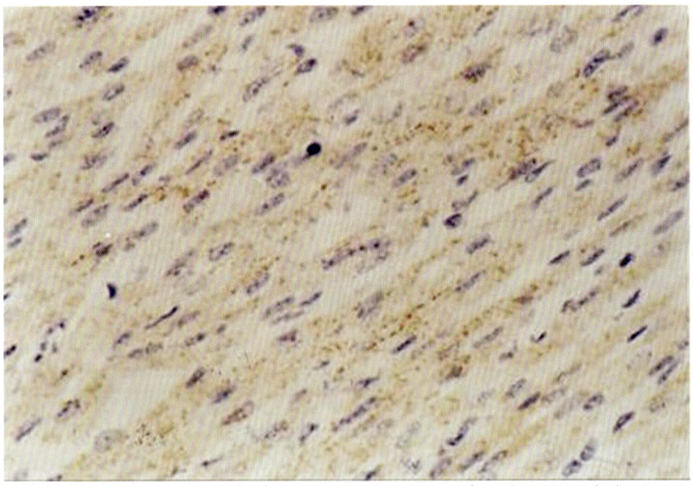

图 5-6 **胎儿右心室 Cx43 表达 1** 免疫组织化学显色，苏木素复染，×400

右心室的 Cx43 主要表达于心肌细胞的侧面，细胞端-端之间较少。提示在胎儿时期，右心室细胞的信息交通主要是横向传导

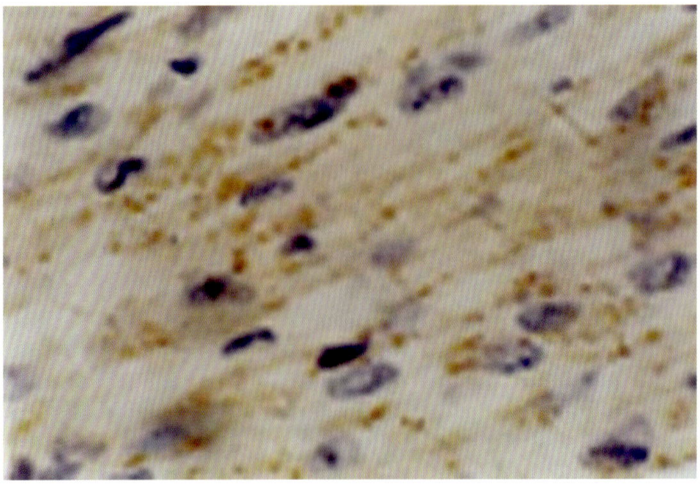

图 5-7 **胎儿右心室 Cx43 表达 2** 免疫组织化学显色，苏木素复染，×1 000

高倍镜下仍然显示在胎儿阶段，Cx43 主要分布于细胞的侧-侧连接部位

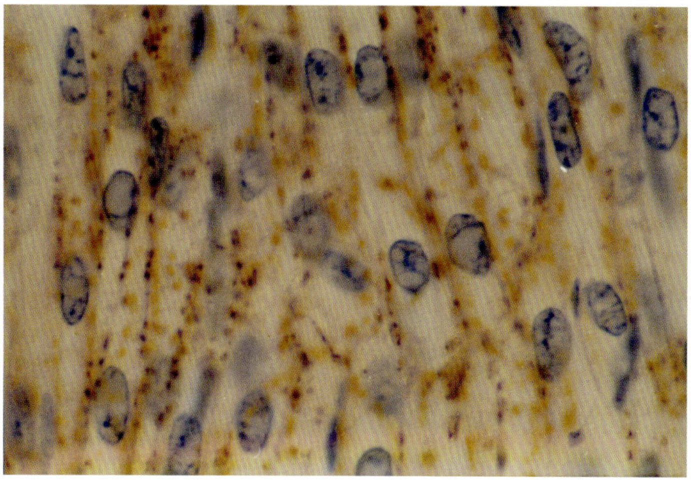

图 5-8　胎儿右心房 Cx43 表达 1　　免疫组织化学显色，苏木素复染，×1 000
为心房肌纵切面。棕色颗粒为 Cx43 表达部位，颗粒排列呈链条状，位于细胞侧面的细胞膜上

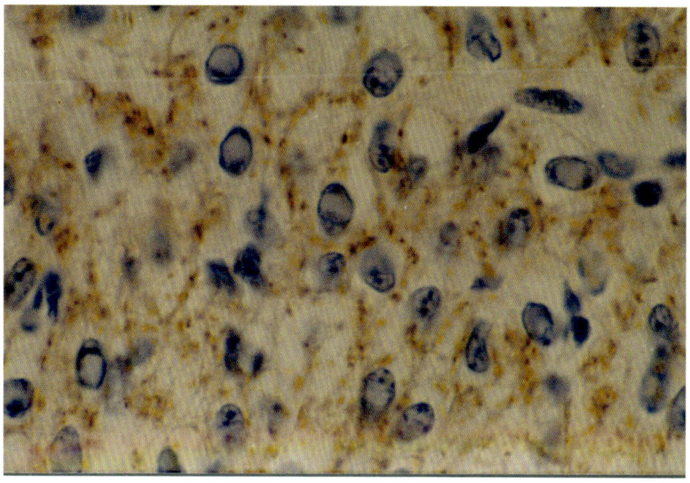

图 5-9　胎儿右心房 Cx43 表达 2　　免疫组织化学显色，苏木素复染，×1 000
为心房肌横切面。棕色颗粒为 Cx43 表达部位，颗粒环绕心房肌细胞侧面周围

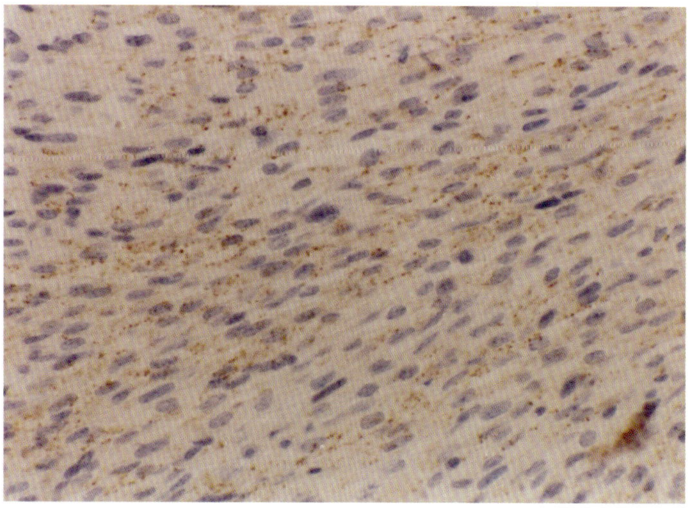

图 5-10　出生 1 d 小鼠心室肌 Cx43 表达　　免疫组织化学显色，苏木素复染，×100
为心室肌纵切面。表达颗粒较少，分布不均，主要位于细胞侧面

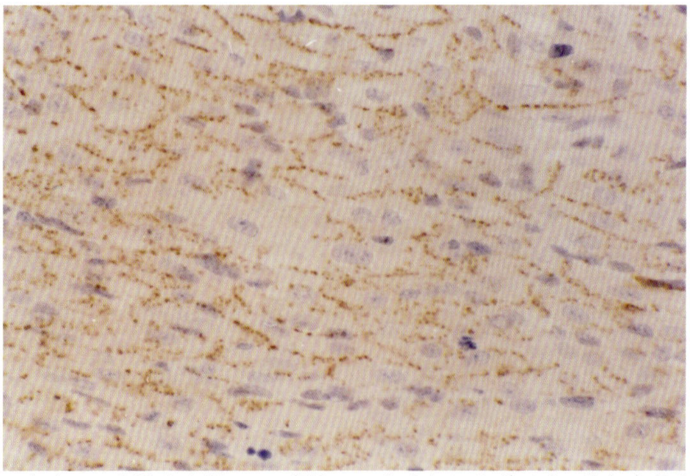

图 5-11　出生 6 d 小鼠心室肌 Cx43 表达　　免疫组织化学显色，苏木素复染，×100

为心室肌纵切面。表达颗粒较 1 d 增多，呈链状分布，除了位于细胞侧面之外，少部分出现于细胞的端-端闰盘处

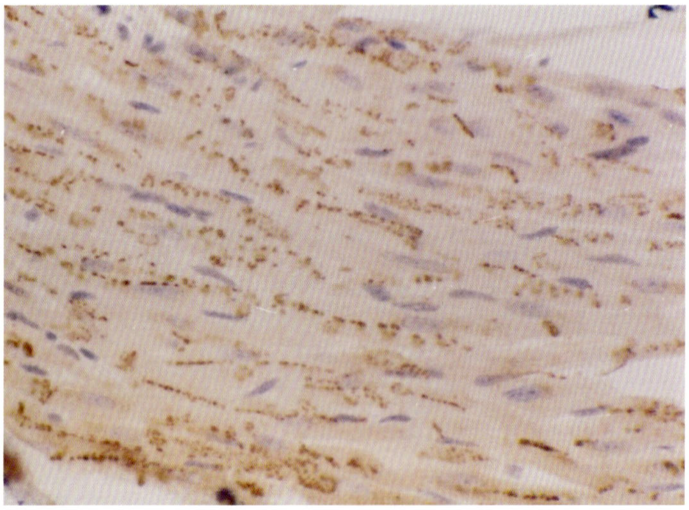

图 5-12　出生 2 个月小鼠心室肌 Cx43 表达　　免疫组织化学显色，苏木素复染，×100

为心室肌纵切面，表达颗粒较 6 d 有所减少，但位于端-端闰盘的颗粒增多

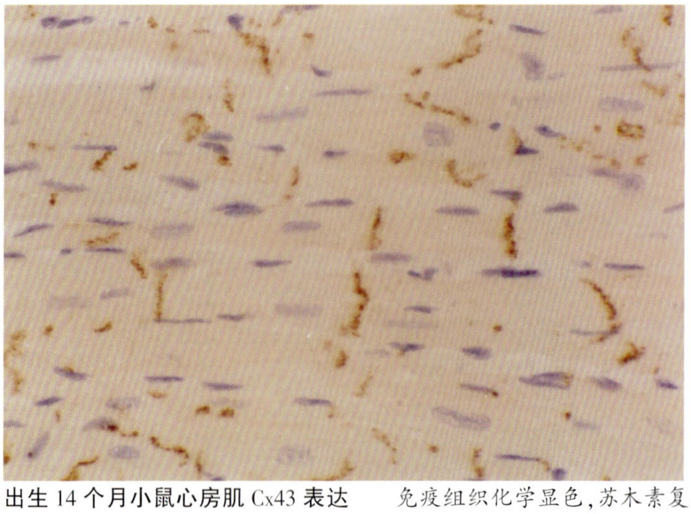

图 5-13　出生 14 个月小鼠心房肌 Cx43 表达　　免疫组织化学显色，苏木素复染，×200

为心房肌纵切面。细胞侧面的 Cx43 表达颗粒明显减少，端-端闰盘处明显增多，提示 Cx43 在心脏发育过程中存在位置重构

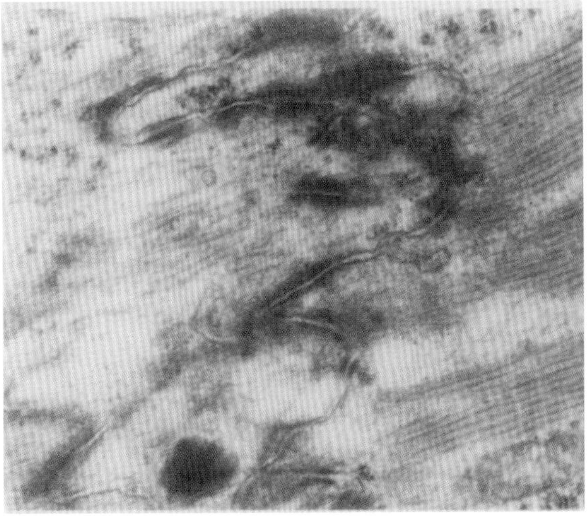

图 5-14　新生儿窦房结细胞的闰盘　　×25 000

此闰盘弯曲折叠，主要由中间连接构成（西安医科大学梁鸾仙教授提供）

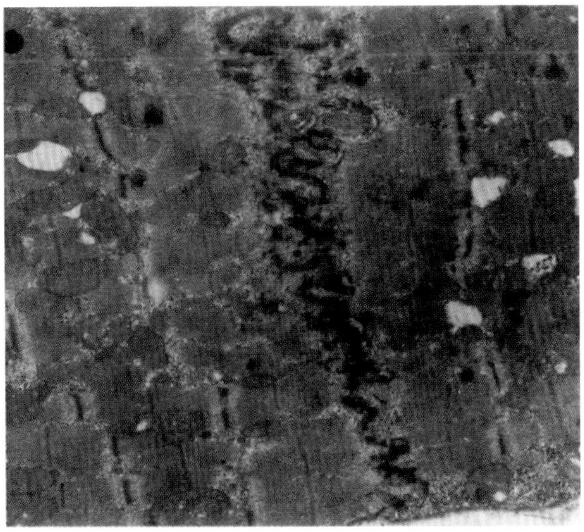

图 5-15　犬心肌细胞闰盘　　×6 000

主要包括中间连接和少量间隙连接，闰盘使两个细胞之间连接成犬牙交错状

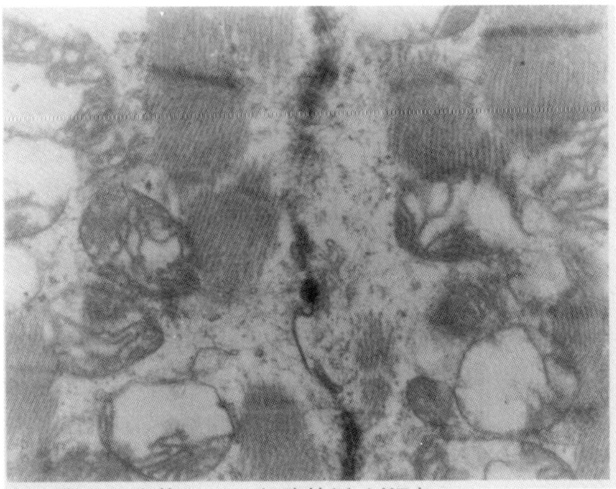

图 5-16　山羊 Purkinje 细胞的侧-侧闰盘　　×15 000

中间黑线为细胞间的特化连接，自上而下包括中间连接、桥粒和间隙连接。细胞之内肌原纤维与闰盘相平行，线粒体有脱嵴和空泡现象

第六章 心的血管

Chapter 6 Vessels of Heart

心肌的动脉来源于左、右冠状动脉，是营养心本身的血管。冠状动脉在心肌内反复分支，经毛细血管循环后主要形成心大、心中、心小静脉，共同汇入冠状静脉窦而注入右心房，另有心最小静脉、动脉心腔血管直接与心腔相通。

一、冠状动脉

属于肌性动脉，管壁由内膜、中膜和外膜 3 层组成，其中内膜层分为内皮和内皮下层（图 6-1～图 6-4）。内皮为衬于冠状动脉管壁内面的单层扁平上皮，和一般血管的扁平上皮细胞相似。内皮下层较薄，其中含少量疏松结缔组织、胶原纤维和一些纵行的平滑肌细胞。内弹力膜明显。在冠状动脉的分支处，内膜凸入管腔内形成内膜垫（intimal cushions）。中膜主要由平滑肌细胞构成（图 6-2）。靠内膜侧的平滑肌呈同心圆状排列，靠近外膜侧的呈纵行排列。这一点与一般肌性动脉不同。在平滑肌细胞之间有少许弹力纤维。外膜较厚，外膜的外侧部分较疏松，内侧部分较致密。外膜中含胶原纤维和弹力纤维，大多呈螺旋形，有些心肌内的小动脉外膜中的胶原纤维在近中膜侧为环形排列，此层之外为纵行排列。这种构筑形式，可以防止心脏舒缩过程中对血管的过度拉长和扩张。外膜中也有散在的成纤维细胞、脂肪细胞和少许纵行平滑肌，外弹性膜较明显。外膜内有营养血管、淋巴管和神经。有实验证明，猪冠状动脉损伤后，外膜中的成纤维细胞出现凋亡和增殖，细胞外基质沉积，引起外膜增厚，说明外膜参与血管损伤后的结构重建。

二、心肌的微血管

心肌微血管（microvasculature of myocardium）指内径小于 300 μm 的血管（也有认为为 100 μm 以下者），包括微动脉、前微动脉、毛细血管、心肌窦状隙、毛细血管后微动脉、后微静脉、动静脉吻合等。微动脉和小静脉之间的血液循环通常称为心肌微循环，是心肌细胞与血液进行物质交换的场所。心肌微血管在属性上是循环系统的最末梢部分，决定心肌灌注水平，并影响冠状动脉血流储备；在形态上既有脉管的共性，又有脏器的特征；在功能上既是循环的通路，又是物质交换的场所；在调节上，既受全身性神经、体液的调节，又受局部的调节。

微动脉：微动脉行经于心肌纤维之间，与肌束方向垂直。平均腔径：犬为 26.4 μm±23.7 μm，人为 50 μm 以上。较大的微动脉与同级静脉伴行，较小的微动脉没有静脉伴行。微动脉呈轻度波纹状前行，最后分为管径均匀、与肌束平行的毛细血管。在肌层中，微动脉的分支长度一般为 100～200 μm，分支吻合较少。在心内膜和心外膜下层，微动脉分支较长，可达 600 μm。心内膜下层的微动脉不与同级静脉伴行。在微动脉的起始部有微动脉前括约肌。微动脉倾向于在一个平面上分支（李青水，1989）。微动脉由内膜、中膜和外膜构成。内膜很薄，中膜一般拥有 1～4 层平滑肌细胞，外膜由纤维成分和成纤维细胞组成。

毛细血管前微动脉：在微动脉和毛细血管之间的过渡血管为毛细血管前微动脉，形态呈锥形，起始口径 7~10 μm，长度差异很大，在锥形尖部常有毛细血管前括约肌。此段血管可任意弯曲，对维持毛细血管方向的总体一致起重要作用。

毛细血管：毛细血管多由直径 25 μm 以下的微动脉发出，每条肌纤维周围有 2~4 条毛细血管。心肌层的毛细血管走行方向与心肌纤维的排列方向相同，少数斜行或横行。心肌纤维分层，心肌的毛细血管也分层。毛细血管的口径均匀，排列整齐，致密呈线形。由一层内皮细胞围成，外裹一基膜（图 6-24、图 6-25）。毛细血管内径为 5~7 μm。

窦状隙：亦称为心肌窦间隙（Myocardium sinusoid）、心肌窦样管（图 6-6、图 6-7），横切面积为0.01~0.07 mm^2，其中 70%为 0.1~1.0 mm^2 的血管间隙。窦状隙的管壁很薄，形态各异，常为“串珠状”“花瓣状”或“片堆状”。窦状隙在心壁的分布由内膜侧向外膜侧逐渐减少，即内 1/3 最多、中 1/3 次之、外 1/3 最少。“片堆状”窦状隙的面积较大，多成堆位于心壁内 1/3 层，常有毛细血管与之相通；“串珠状”“花瓣状”窦状隙的面积较小，常孤立分布于心壁中 1/3 层和外 1/3 层，有时可见微动脉与之相通。左、右心室壁心肌窦状隙的密度具有显著性差异，右心室约为左心室壁的 3 倍。

微静脉：微静脉由毛细血管后微静脉汇合而成，后者又由 2~3 根毛细血管汇合而成。后微静脉的管径扁而不规则，犬的腔径为 10.2 μm±4.7 μm，长度 5~70 μm；人的腔径为 27.3 μm±12.6 μm（李青水，1990）。它可再汇合或直接以密集形式从微静脉两侧汇入微静脉，也有毛细血管直接汇入微静脉的现象。微静脉的腔径大多在 200 μm 以下，人为 51.6 μm±26.7 μm，腔扁而不规则。微静脉系的最大特征不是逐级汇合，因而，使微静脉系呈“萝卜根”样或“佛手”样。张朝佑认为（1987），微静脉以一定的间隔、接近直角方向接收毛细血管后微静脉的汇入，或者为数支毛细血管后微静脉以“萝卜根”或“生姜根”形式汇入微静脉。

动静脉吻合：心肌中是否存在动静脉吻合一直存在争议。1989 年李青水证明，在犬心肌中存在着动静脉吻合，但数量不多。吻合管径为 13.36 μm±4.2 μm，长度 180~621 μm，吻合管的起始部有括约肌存在。吻合管微动脉侧约 1/2 段为肌性管，管腔圆、僵硬；吻合管的静脉侧管腔扁，不规则，具备静脉特征，在吻合管进入微静脉时，微静脉管腔突然变大。动静脉吻合的存在可能在冠状循环自动调节机制中不起太大作用。

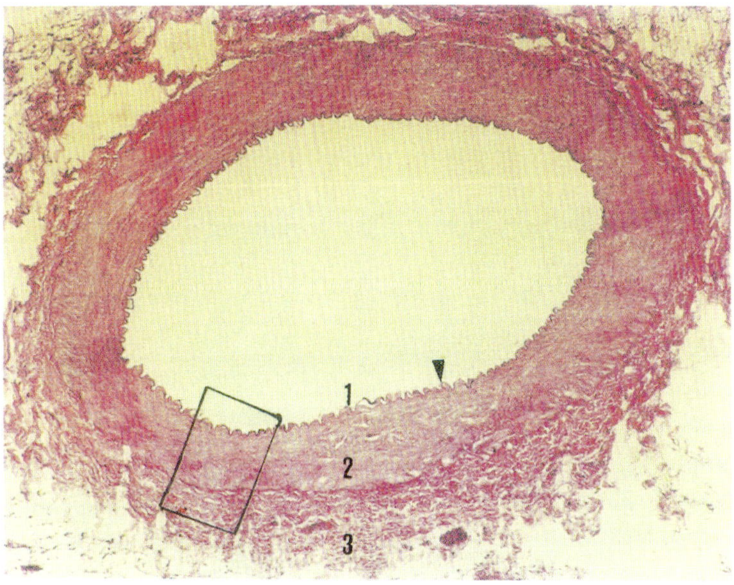

图 6-1　犬右冠状动脉横切面　　HE 染色，×130

1.内膜，在横切面上，由于组织皱缩而呈波浪状。▲示内皮细胞层，内皮上有红细胞黏附。2.中膜，横切面上平滑肌细胞环绕，但稍紊乱。3.外膜，中、外膜之间有明显的外弹力膜，外膜外围为疏松结缔组织，其中富有小血管

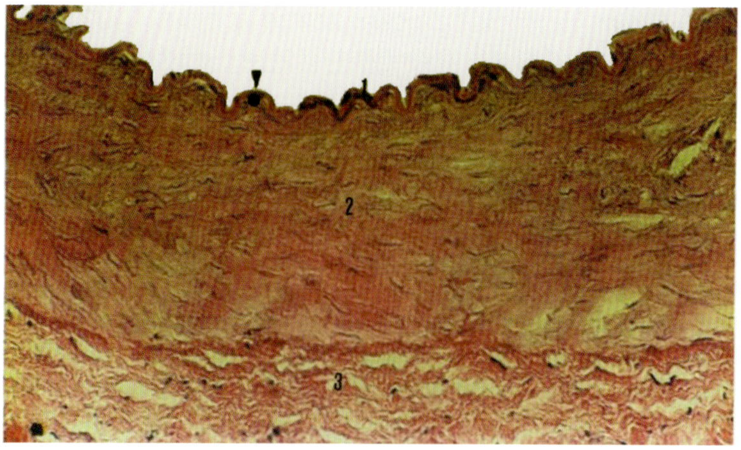

图6-2　右冠状动脉横切面高倍图　　图6-1×200

1.内膜,在横切面上,由于组织皱缩而呈波浪状。●示内弹力膜。▲示内皮细胞层,内皮上有红细胞黏附。2.中膜,横切面上平滑肌细胞环绕,但稍紊乱。3.外膜,中、外膜之间有明显的外弹力膜,外膜外围为疏松结缔组织,其中富有小血管

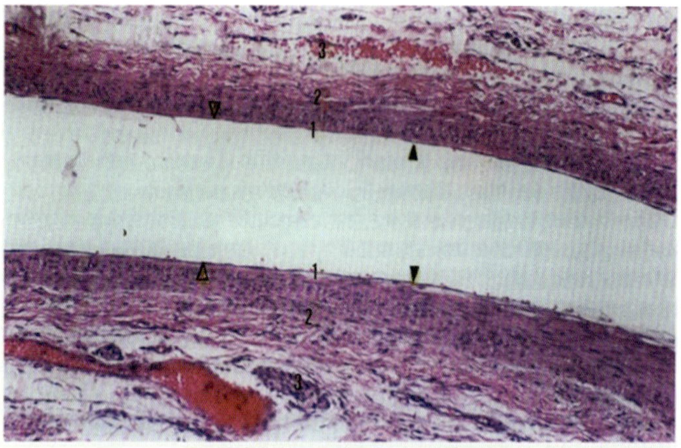

图6-3　犬冠状动脉纵切面　　HE 染色, ×130

1.内膜,▲示内皮细胞,△示内弹力膜;2.中膜,纵切面上近内膜的平滑肌细胞呈横断面;3.外膜,较厚,结构疏松,内含小血管和神经末梢

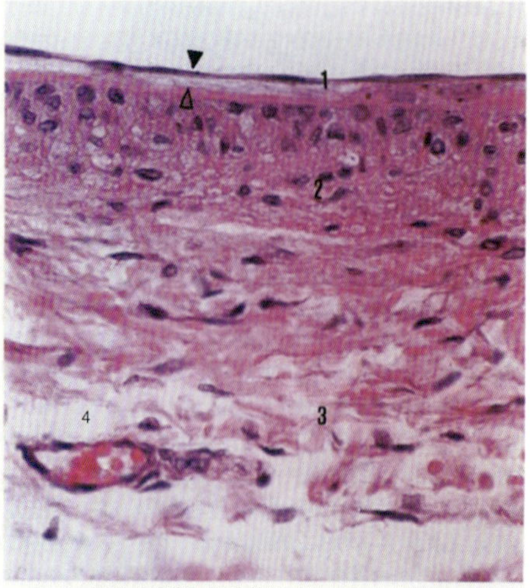

图6-4　冠状动脉纵切面高倍图　　图6-3×200

1.内膜,▲示内皮细胞,△示内弹力膜;2.中膜,纵切面上近内膜的平滑肌细胞呈横断面;3.外膜,较厚,结构疏松,内含小血管和神经末梢

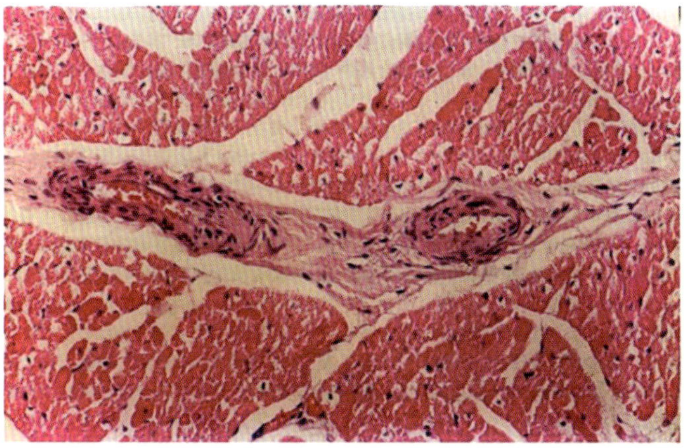

图 6-5　山羊心肌内小动脉横切面　　HE 染色，×66

图中显示两个并列的小动脉横断面。小动脉内皮清楚，中膜有 2~4 层平滑肌细胞环绕，外膜松散。管腔内有血细胞黏附。小动脉周围为疏松结缔组织，其中有较多的成纤维细胞。小动脉的上方和下方深红色区为心肌横断面。组织之间的裂隙是制片过程中组织收缩所致

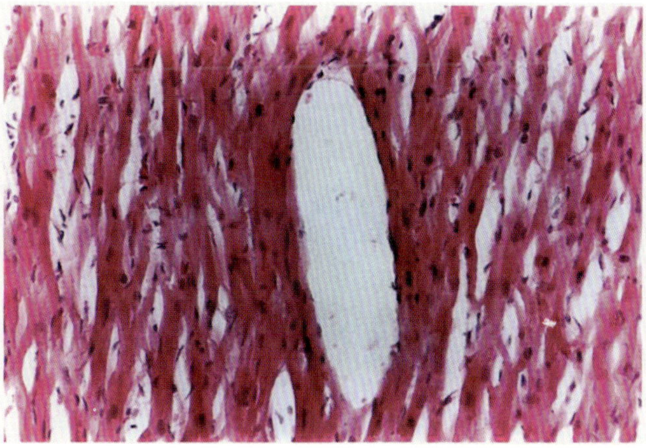

图 6-6　山羊心肌窦状隙　　HE 染色，×130

图中央椭圆形腔隙为心肌窦状隙，腔大，管壁由内皮细胞围成。图其余部分为心室肌细胞，细胞有分叉。肌细胞之间有较多的纤维细胞

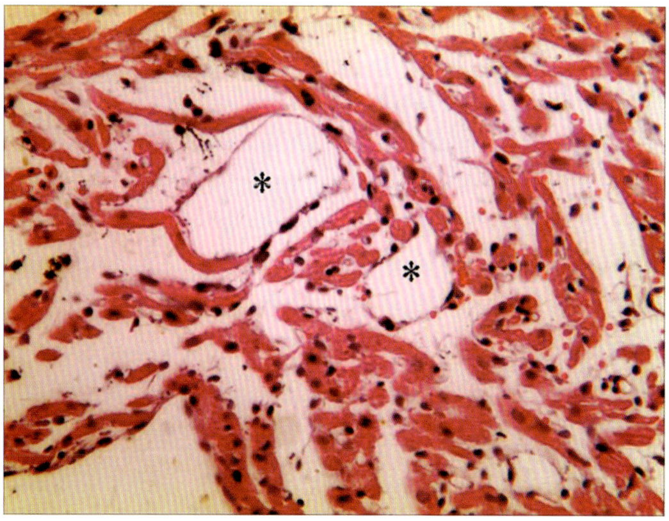

图 6-7　新生小鼠心肌窦状隙横切面　　HE 染色，×200

心肌窦状隙腔隙（*指示）较大，仅有一层内皮细胞组成，这是它与同等大小静脉的不同之处

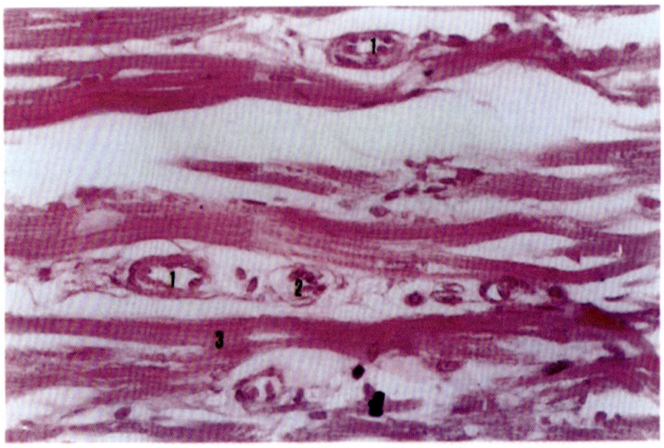

图 6-8 成年人(女)心房小动脉和小静脉横切面 HE 染色，×200

1.小动脉 2.小静脉 3.心房肌细胞

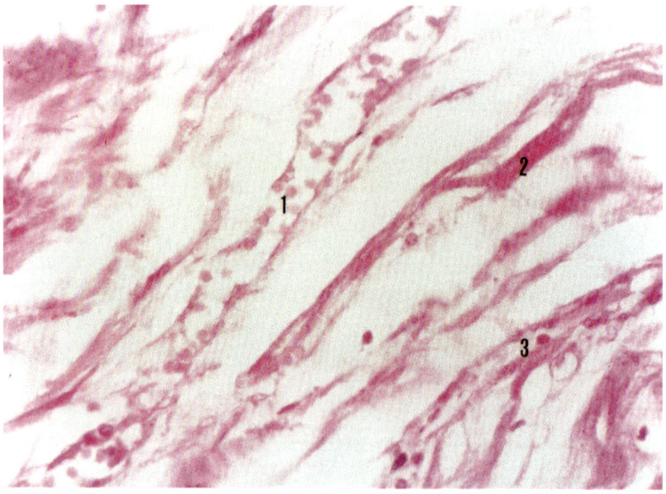

图 6-9 成年人(女)心房小静脉纵切面 恒冷切片机切片,HE 染色，×200

1.小静脉,内有血细胞 2.心房肌细胞 3.毛细血管

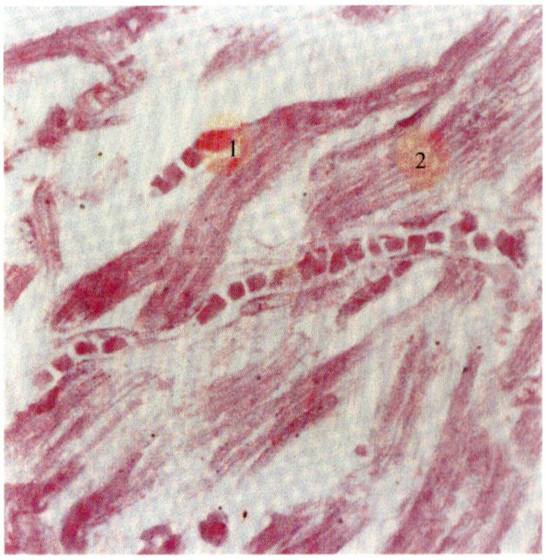

图 6-10 成年人心肌间毛细血管 1

恒冷切片机切片,HE 染色，×200

1.毛细血管,斜向穿行于心肌细胞之间,血管内充满红细胞 2.心房肌细胞

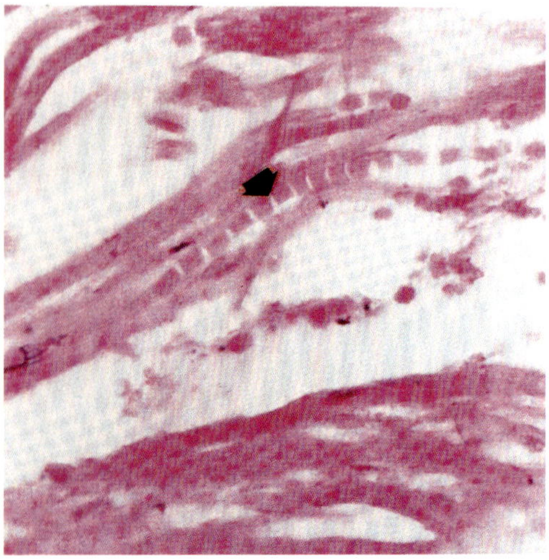

图 6-11 成年人心肌间毛细血管 2

恒冷切片机切片,HE 染色，×200

毛细血管(⬆指示)走向与心肌细胞平行,血管内充满红细胞

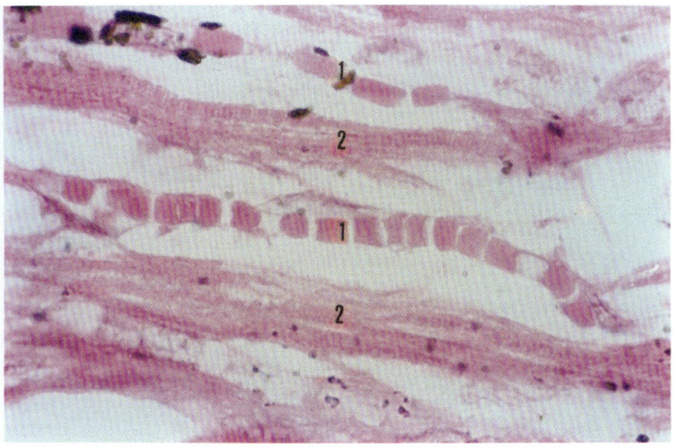

图 6-12　成年人心肌间毛细血管 3　　恒冷切片机切片，HE 染色，×400

1.毛细血管，内有红细胞，呈方形或长方形，在血管腔内单行通行　2.心肌细胞

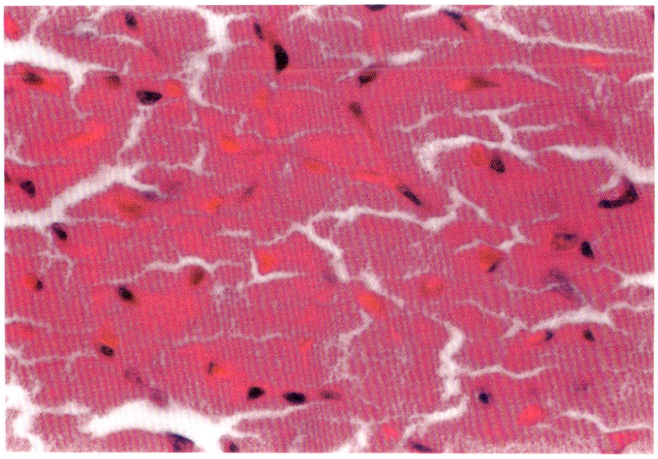

图 6-13　山羊心肌间毛细血管横切面　　Masson 染色，×600

蓝色为心肌细胞核和纤维细胞核，浅红色为毛细血管断面，深红色为心肌细胞断面

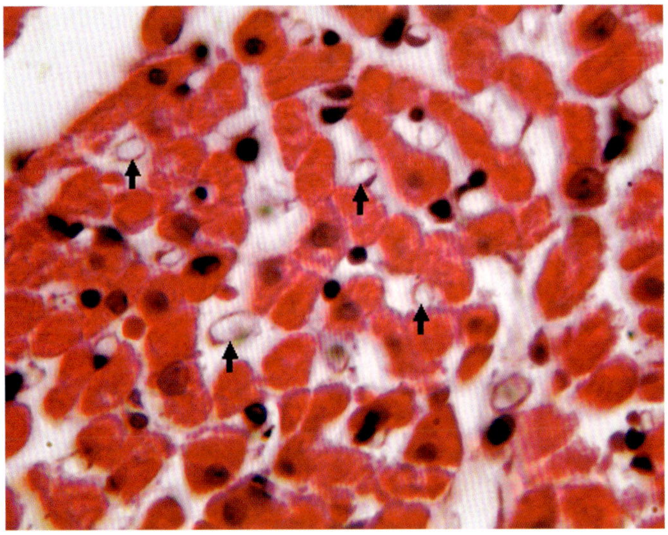

图 6-14　心肌间毛细血管横切面　　HE 染色，×400

↑指示毛细血管横切面，位于心肌细胞之间，十分丰富。

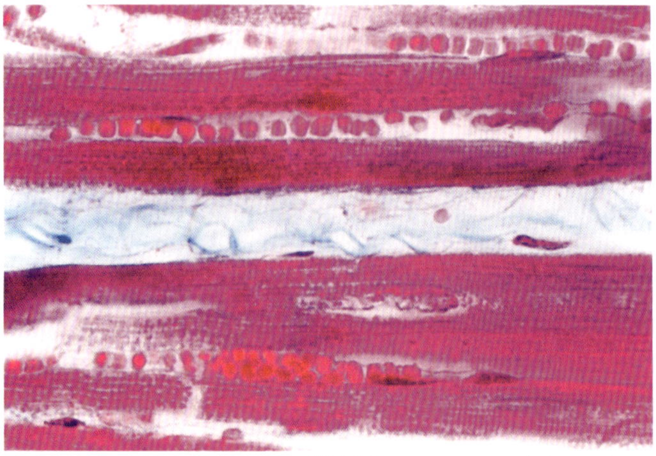

图 6-15　山羊心肌间毛细血管纵切面　　Masson 染色，×600

毛细血管位于心肌细胞之间,相互平行走向,平均一个心肌细胞一条毛细血管,毛细血管内有红细胞,中间绿色的部分为胶原纤维

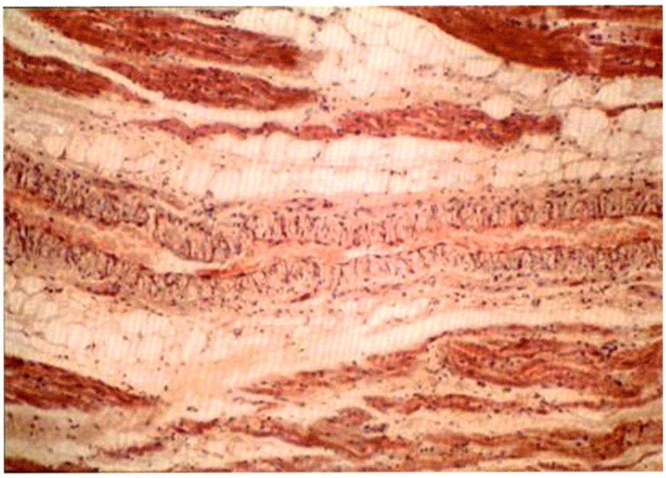

图 6-16　小动脉纵切面　　HE 染色，×200

山羊右心房小动脉,内皮细胞清晰,排列规则。中膜的平滑肌细胞呈立方形排列,可能是细胞环形走向所致。外膜较厚,其中充满较多的脂肪细胞

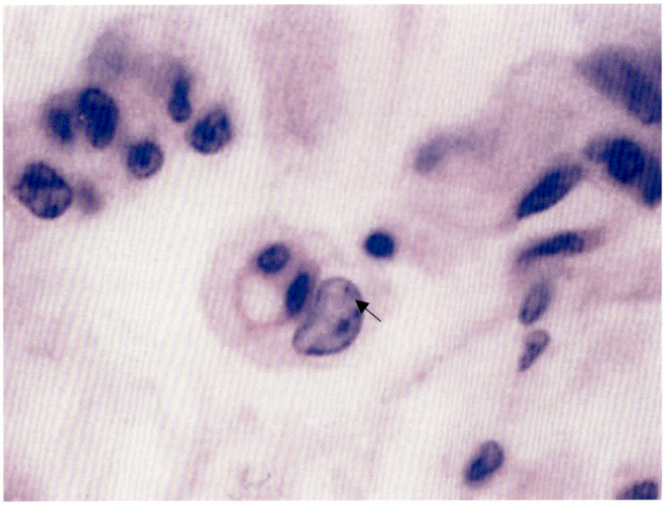

图 6-17　毛细血管周细胞　　HE 染色，×1 000

图中央为由两个内皮细胞组成的毛细血管横切面,管腔一旁有一较大的周细胞(↑指示)。图中其他部分为成纤维细胞

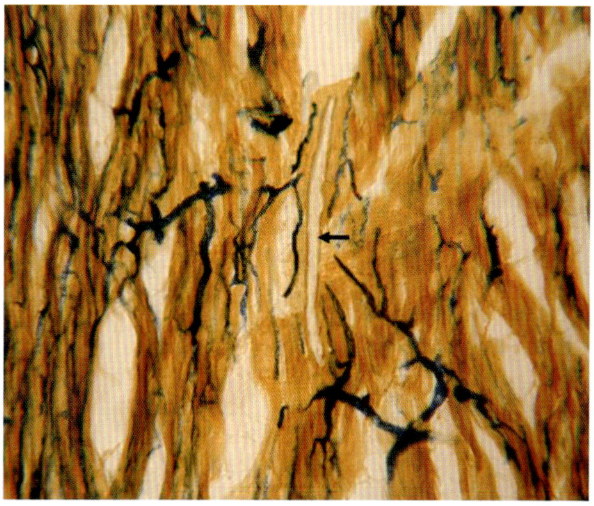

图 6-18　**心肌内微血管构筑**　碱性磷酸酶显色，×400

微血管内皮细胞含有丰富的碱性磷酸酶，用酶组织化学法可显示出各级微血管的走行与分布。蓝色为心肌微血管，↑指示毛细淋巴管

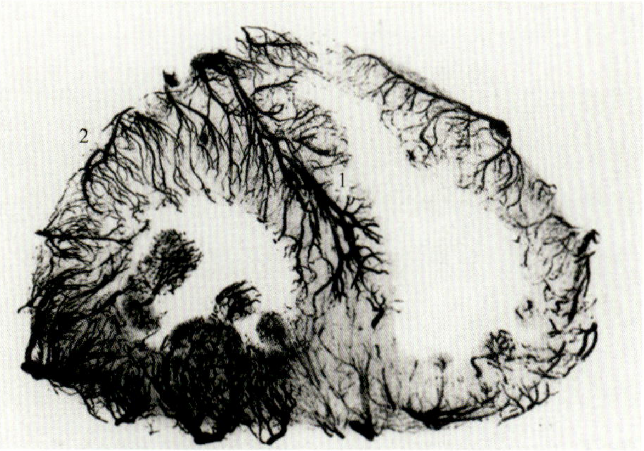

图 6-19　**人心室间隔和游离壁动脉的分布**　心脏横切面，厚片 X 线造影

1.前室间隔动脉，分布于室间隔的前 2/3　2.左室壁内的分支型动脉支（西安交通大学凌风东教授提供）

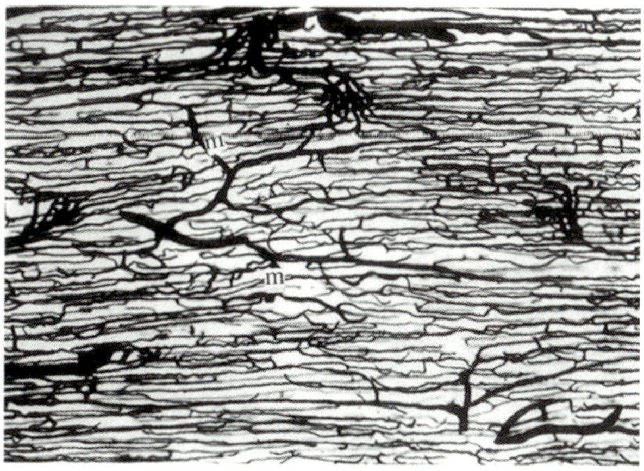

图 6-20　**犬左心室后乳头肌微血管**　墨汁注射，火棉胶包埋，片厚 40 μm

显示微动脉（m）分出毛细血管，后者与肌纤维平行，且相互间有吻合（西安交通大学凌风东教授提供）

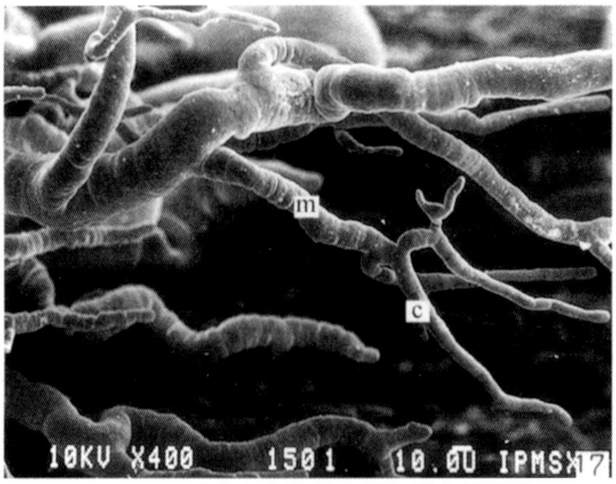

图 6-21　犬左心室壁微血管扫描电镜观察

c.毛细血管,以树枝状从微动脉分出;m.微动脉,有环形缩窄,示平滑肌压迹(西安交通大学凌风东教授提供)

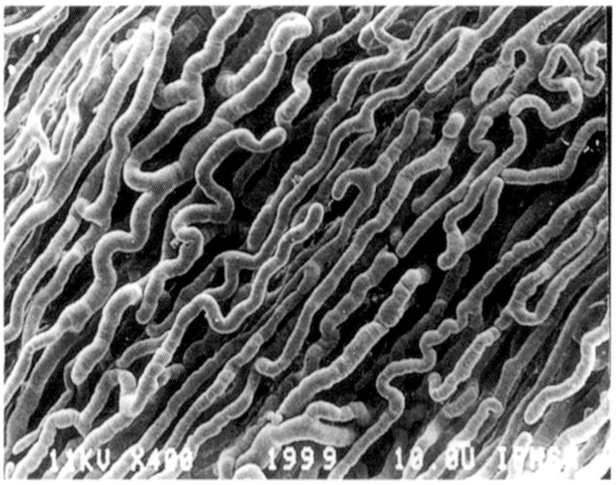

图 6-22　犬心外膜下心肌毛细血管网扫描电镜观察　　×10 000

毛细血管较为扭曲、致密,走行方向与心肌细胞长轴一致(西安交通大学凌风东教授提供)

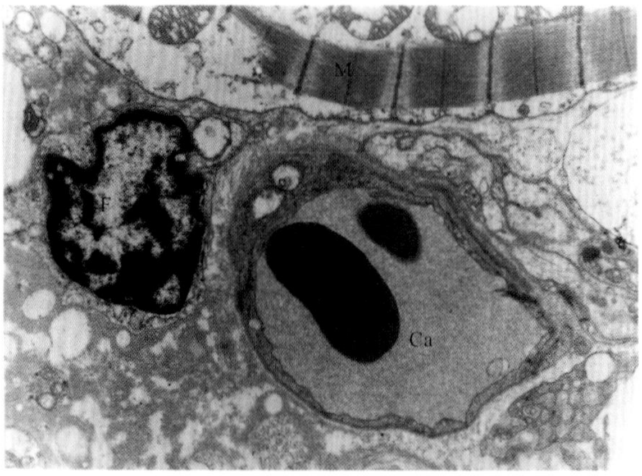

图 6-23　山羊心肌毛细血管横切面　　×4 000

Ca.毛细血管横切面,血管壁左侧内皮细胞之间存在特化连接。血管内有两个红细胞。F.成纤维细胞,该细胞核内出现较多的异染色质和核仁。M.心肌细胞,有一条肌原纤维束

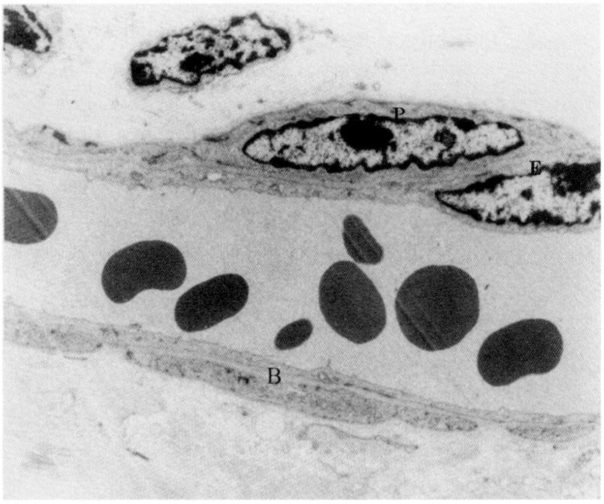

图 6-24　山羊毛细血管纵切面　　×4 000

毛细血管内皮细胞(E 指示)清晰,图下方的血管壁无细胞核。血管腔内有大小不等的 7 个红细胞。血管壁外有基膜(B 指示),下方的基膜有孔。血管壁外有一典型的周细胞(P 指示),最上方有一纤维细胞

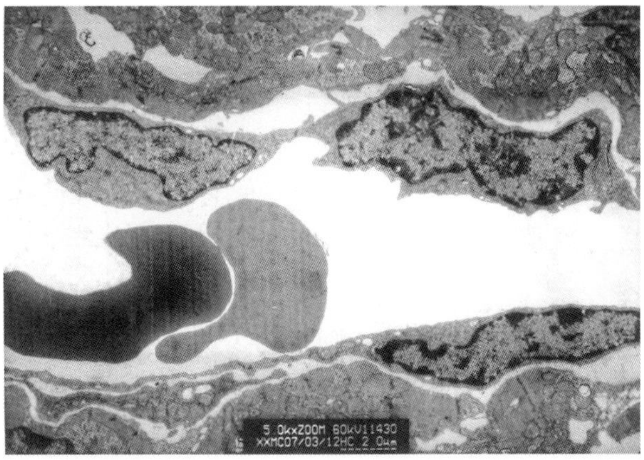

图 6-25　大鼠心肌毛细血管内皮细胞　　×5 000

为心肌细胞间毛细血管纵切面,3 个带核的内皮细胞清晰可见,上方两个内皮细胞之间存在特化连接。血管内有两个红细胞

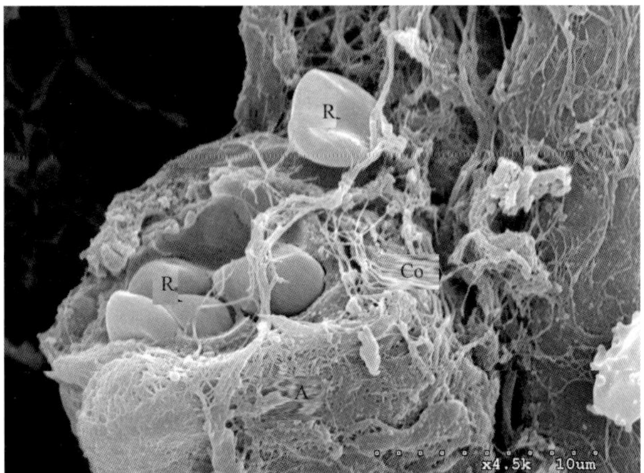

图 6-26　大鼠心肌小动脉扫描电镜图像　　×4 500

为小动脉断端,血管腔内充满红细胞(R 指示),血管壁(A 指示)外缠绕大量胶原纤维(Co 指示)

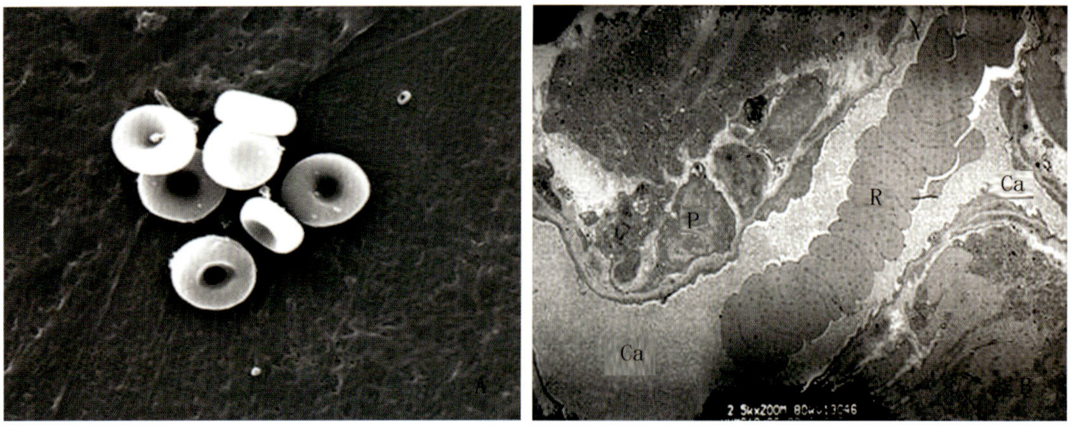

图 6-27　红细胞扫描电镜图像　×25 000

A.7 个红细胞聚集成堆。细胞呈中间薄、周边厚的圆盘状。B.位于毛细血管内的红细胞(R 指示)堆,细胞拥挤成排。毛细血管腔(Ca 指示)分叉,血管内皮细胞外存在成堆的周细胞(P 指示)

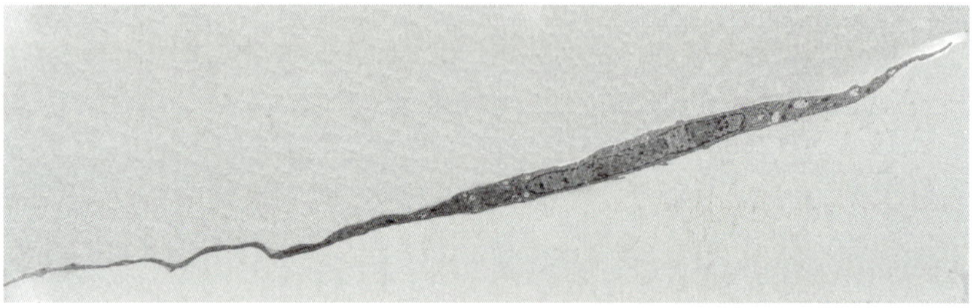

图 6-28　单个内皮细胞透射电镜观察　×3 000

为体外培养的单个内皮细胞,细胞细长,细胞核位于细胞中部,核部位略厚,周边较薄

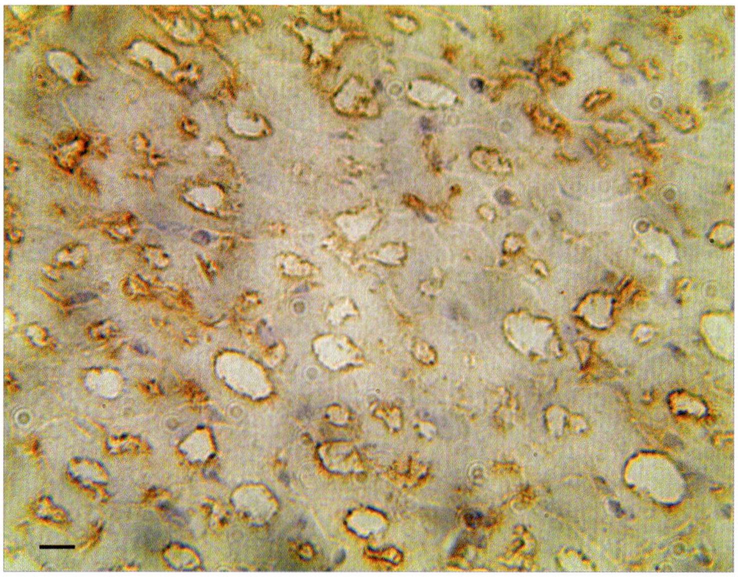

图 6-29　大鼠心肌Ⅷ因子表达　免疫组织化学显色,×200

此图示心肌缺血 1 周后Ⅷ因子表达,主要分布于各类血管的内皮细胞。Ⅷ因子是新生血管的标记物

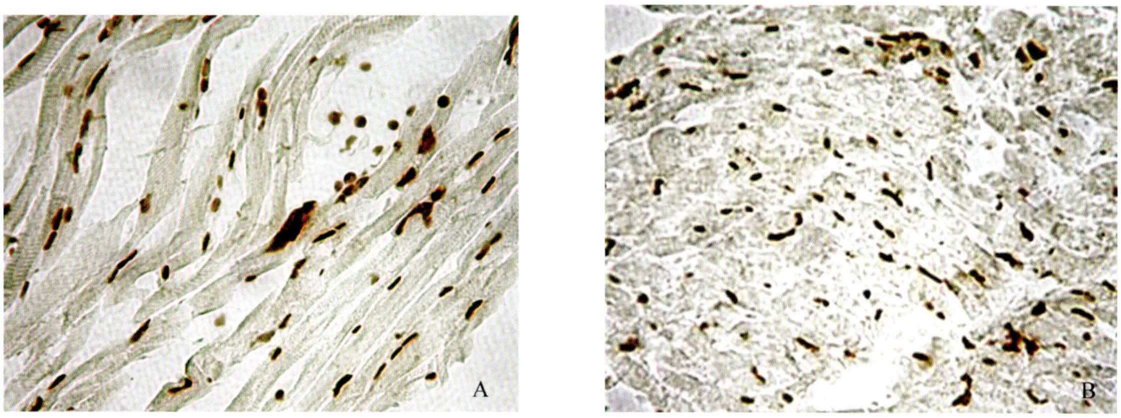

图 6-30　心肌组织 VEGF 表达　免疫组织化学显色，×200

取材于缺血 30 min（A，心肌纵切面）和 60 min（B，横切面）的大鼠心肌组织，VEGF 主要表达于血管内皮细胞内。正常情况下心脏 VEGF 主要来源于心肌细胞。本图是在缺血状态下检测到 VEGF 在内皮细胞强阳性表达，提示缺血、缺氧是促使心肌 VEGF 表达增多及血管增生的重要因素

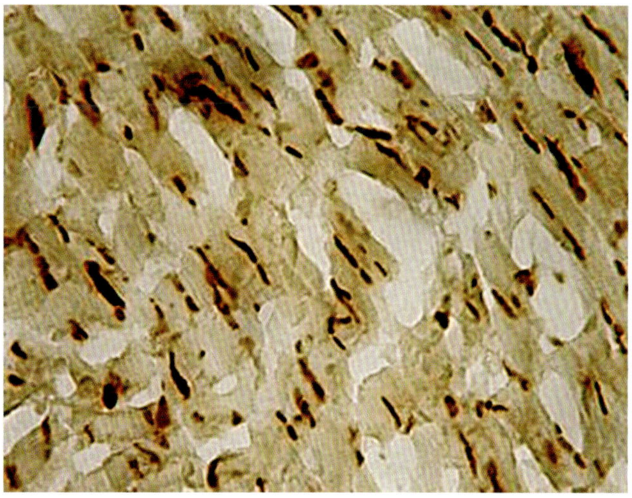

图 6-31　缺血 60 min 后心室肌端粒酶的表达　免疫组织化学显色，×200

取材于注射异丙肾上腺素 60 min 大鼠的心肌组织。端粒酶主要表达于内皮细胞和成纤维细胞。端粒酶是维持细胞端粒长度的基础，也是细胞分化程度和细胞分裂的一个重要标志

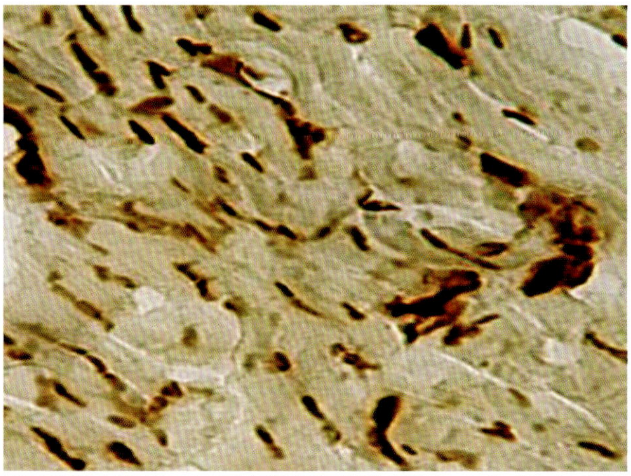

图 6-32　结扎冠状动脉 30 min 后心肌端粒酶的表达　免疫组织化学显色，×200

取材于结扎冠状动脉前降支 30 min 的大鼠缺血模型，端粒酶内皮细胞和成纤维细胞呈强阳性反应

第七章　心肌间质纤维

Chapter 7　Fibers of Cardiac Interstitium

心肌间质的主要纤维包括胶原纤维、弹性纤维和网状纤维，其中胶原纤维成分和结构复杂，也与很多心脏疾病的发生、发展有关，是目前研究最多的一种。

一、胶原纤维

胶原纤维(collagen fiber)有光泽，故又称白纤维。光镜下胶原纤维呈波浪形，粗细不一，长短不等，分支交织成网。胶原纤维直径为1~20 μm，由许多直径为20~200 nm的胶原原纤维借少量黏合质集合而成。高倍镜下，胶原纤维出现明暗相间的横纹。胶原纤维呈嗜酸性染色，伊红和酸性复红(van Gieson染色)染成红色(图7-1)，Mallory三色法染成蓝色，Masson三色法染成绿色(图7-2~图7-5)。在偏光镜下，胶原纤维具有正的单轴双折光性，用苦味酸Sirius红染色，纤维呈亮红色，细长的染料分子与胶原分子结合，使双折光性更强。胶原纤维由胶原蛋白构成，易被胃蛋白酶消化，水煮可使其溶解，冷冻后成为凝胶，即明胶。胶原纤维缺少弹性，但抗牵拉的韧性较强。

胶原纤维的超微结构单位为胶原原纤维(collagenous fibril)，原纤维间有微量黏合质。胶原纤维具有64 nm周期的横纹。构成原纤维的基本成分是胶原蛋白分子(简称胶原)。聚合程度低的胶原原纤维，直径仅几纳米，一般为10~50 nm。通常直径大于50 nm、并有横纹的胶原由Ⅰ、Ⅱ、Ⅲ型胶原构成，分布广泛。随着结缔组织的老化，胶原纤维可增粗至200 nm。

正常的心脏间质包括Ⅰ型、Ⅲ型、Ⅳ型、Ⅴ型和Ⅵ型胶原纤维。不同位置的胶原纤维粗细不等，相互交织成网。Ⅰ型和Ⅲ型胶原，是心脏中主要的胶原纤维。其中大部分(占总量2/3)是Ⅰ型胶原，伸展和回弹性较小，而僵硬度较大，主要聚合成粗纤维；Ⅲ型胶原的伸展和回弹性较大形成典型的细纤维。这两种纤维由心肌间隙中成纤维母细胞(FBC)分泌。分泌到细胞外的胶原再聚合成直径20~30 nm的胶原原纤维。胶原原纤维借少量黏合质黏结成胶原纤维。Ⅳ、Ⅴ、Ⅵ型胶原含量较少，主要存在于细胞膜或细胞周围间隙中。

胶原纤维在心脏发育生长的不同时段及各腔室之间存在差异。新生儿左、右心室胶原含量浓度基本相同，但成人右心室可较左心室高30%(左心室为3%~5%)。正常大鼠心脏各部胶原纤维的面积(μm^2)含量分别为：左心房7.25，右心房6.69，左心室8.41，右心室9.64，室间隔9.24，乳头肌9.62。心房与心室、室间隔及乳头肌之间差异显著，左、右心室之间无显著性差异。

二、弹性纤维

弹性纤维(elastic fiber)没有胶原纤维含量多，纤细和胶原纤维相互交织分布。弹性纤维与心肌的弹力密切相关。

弹性纤维H-E染色不易与胶原纤维鉴别。Weigert-Resorcinal-品红染色是显示弹性纤维的常用染色法，地衣紫常用于检测幼年组织中纤细的弹性结构。也可用荧光染料磺基四苯基卟酚显示弹性结构，在紫外线下发出亮紫-玫瑰红色。这种染料也可用作电子染色,在电镜下鉴别弹性结构。未发育成熟的弹性结构也可用带阳电荷的碱性染料磷钨酸-苏木精染色,但弹性结构结合阳离子的能力随发育成熟而减弱,发育成熟的弹性结构不宜用磷钨酸-苏木精染色,但成熟和老化的弹性结构仍能被高锰酸钾显示。免疫组织化学和免疫荧光技术能够清楚地显示弹性纤维的分布和定位,是目前较为先进的研究技术之一。

电镜下,弹性纤维由中央无定形的核心部分和周围环绕的微原纤维构成,使弹性纤维呈不规则的毛刺棒状,核心部分由弹性蛋白构成,较微原纤维电子密度低。弹性蛋白是一种不溶性蛋白,在稀碱溶液中仍能保存。弹性蛋白大约由 750 个氨基酸残基构成,大多是非极性疏水氨基酸,与胶原蛋白相反,仅含少量羟脯氨酸,不含羟赖氨酸,但甘氨酸和脯氨酸仍较丰富,而丙氨酸的含量很高。弹性蛋白呈丝状排列,直径 30~40 nm,并具有规律的 4.0 nm 的轴性周期。弹性蛋白分子借共价键广泛交链,形成在三维空间任意卷曲的网链。在外力牵拉下,卷曲的弹性蛋白分子伸展拉长;去除外力后,弹性蛋白分子又回复为卷曲状态。成纤维细胞、平滑肌细胞及软骨细胞均能合成和分泌弹性蛋白。

弹性纤维广泛分布于心外膜、心肌细胞周围、小动脉壁。弹性纤维形似发丝,无粗大纤维束;弹性纤维随年龄生长而变化。我们对大鼠的研究显示,心脏各部弹性纤维的增龄变化规律是:从胎鼠开始,经初生期到幼年期,心脏各部的弹性纤维均随月龄不断增多。胎鼠至初生期增长迅速,幼年到成年期增速减慢。至成年,心脏各部弹性纤维分布出现差异,表现为心脏外膜弹性纤维粗而丰富,心脏内膜和血管周围次之,心肌细胞周围出现明显的弹力纤维环绕。心内膜的弹性纤维在幼年期达到高峰,成年略有降低,这种变化是心肌生理性重构的重要组成部分(翟新波,2010)。

三、网状纤维

网状纤维(reticular fiber)比较纤细,有分支,彼此交织成网状。用浸银法可将纤维染成黑色,故又称嗜银纤维(argyrophilic fiber)。电镜观察,网状纤维具有等间距的横纹结构,其化学成分也是胶原蛋白,和胶原纤维相似。网状纤维的嗜银性是由于包在原纤维上的糖蛋白所致。在心脏的 3 种纤维中,网状纤维是研究最少的一种。我们的研究发现网状纤维分为粗、细纤维,围绕在心肌细胞周围。胎鼠心肌细胞周围网状纤维呈细小线状或缺如,新生鼠的心肌细胞周围网状纤维逐渐增多,形成连续的网状纤维膜。新生鼠到青年鼠是急剧增加阶段。网状纤维交织成网环绕肌细胞周围,充填于心肌细胞间质内,对心肌细胞起固定、支持作用(蔡新华,2011)。

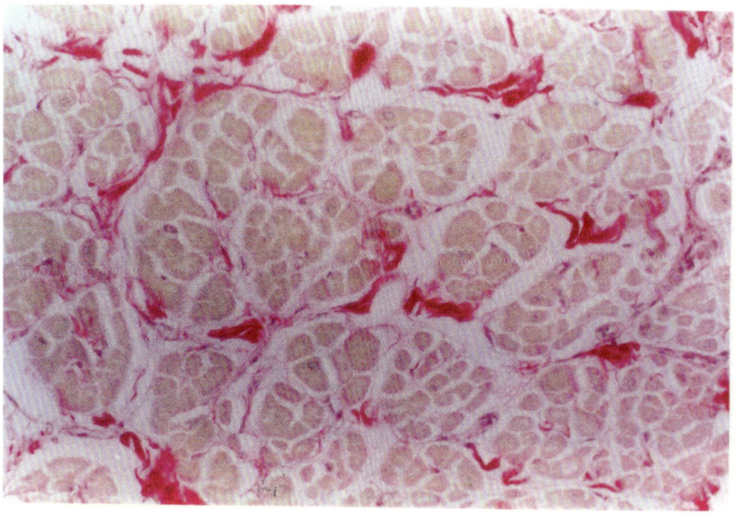

图 7-1　成年人心肌间胶原纤维横切面　van Gieson 染色，×100

红色为胶原纤维横切面,粗大的红色斑块是粗纤维束,相当于肌束膜。围绕每一个心肌细胞之间是纤细的细胶原束,相当于肌内膜。黄色为心肌细胞横断面

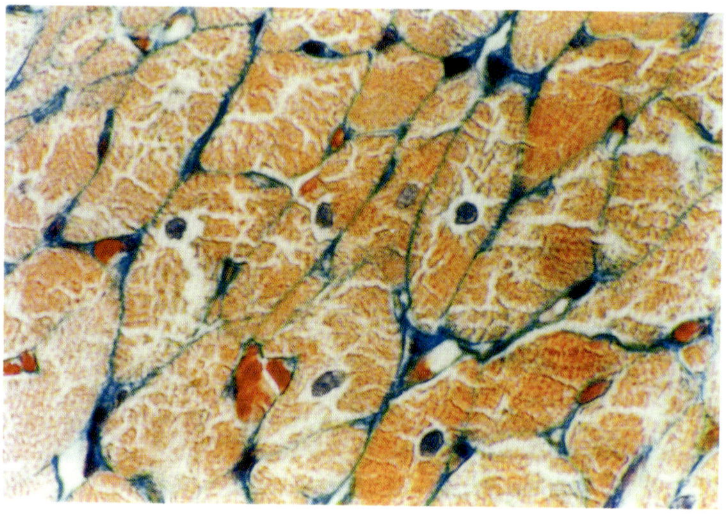

图 7-2　大鼠心肌胶原纤维横切面　　Masson 染色，苏木素复染，×200

绿色为胶原纤维横切面，位于每一个心肌细胞周围，相互连接成网。蓝色为细胞核

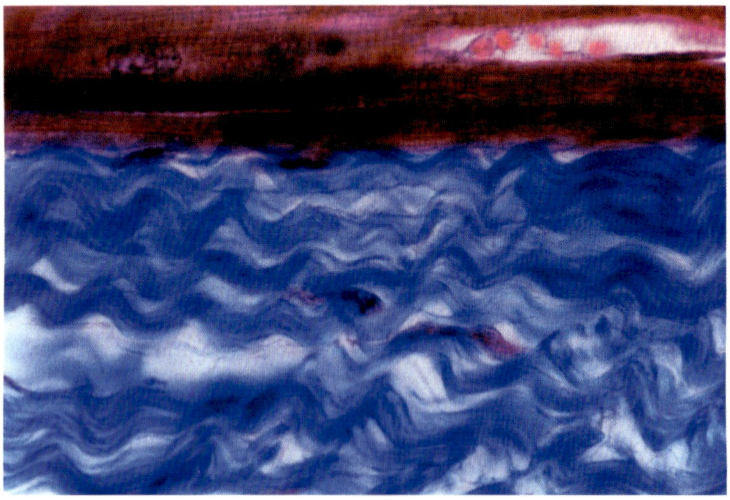

图 7-3　山羊心肌间胶原纤维纵切面 1　　Masson 染色，×1 000

红色为心肌细胞，绿色为胶原纤维束，呈波浪状，其中有少数纤维细胞

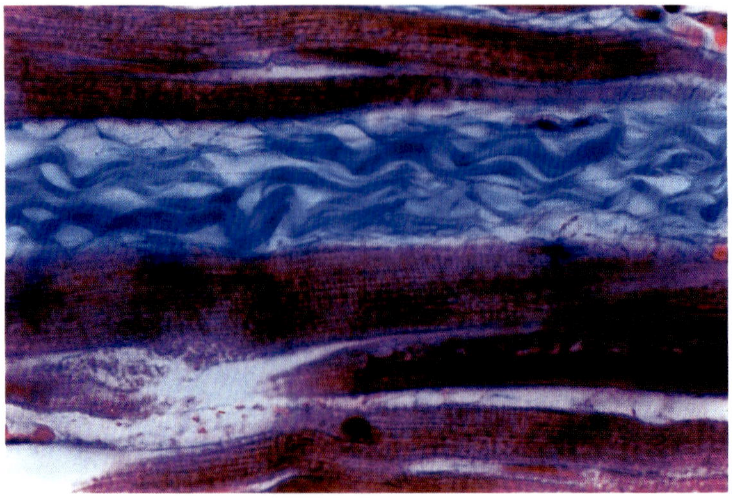

图 7-4　山羊心肌间胶原纤维纵切面 2　　Masson 染色，×1 000

红色为心肌细胞，绿色为胶原纤维，心肌细胞与胶原之间有间断的点状接触

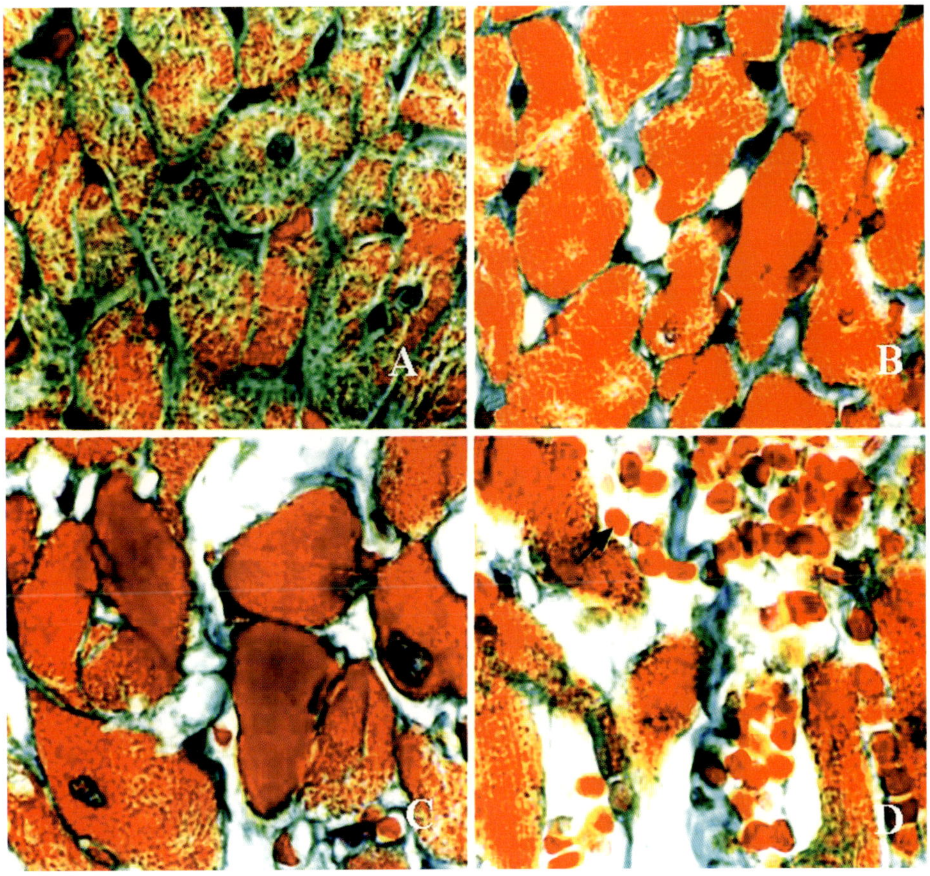

图 7-5　大鼠缺血-再灌注后心肌胶原纤维改变　　Masson 染色，×1 000

A.大鼠正常心肌横切面，胶原纤维（绿色）环绕心肌细胞；B.缺血后胶原纤维出现空泡；C.缺血-再灌注后胶原纤维出现大片空泡，松散、断裂；D.缺血-再灌注后毛细血管胶原断续，红细胞溢出血管外（↑指示）

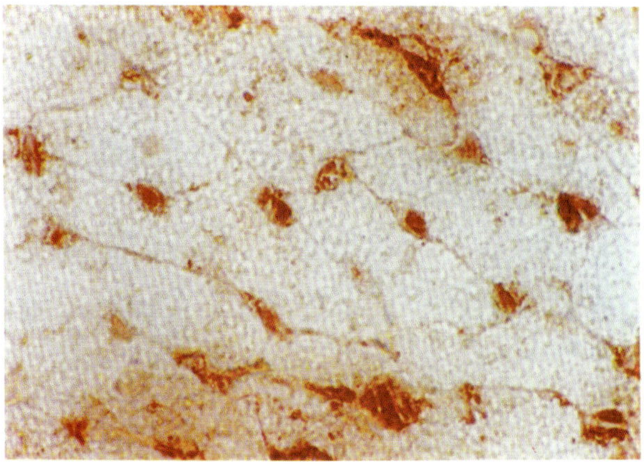

图 7-6　大鼠心肌Ⅰ型胶原表达

免疫组织化学染色，×1 000

细丝状结构为Ⅰ型胶原纤维，相互连接成网，网络之间的棕色斑块为毛细血管断面

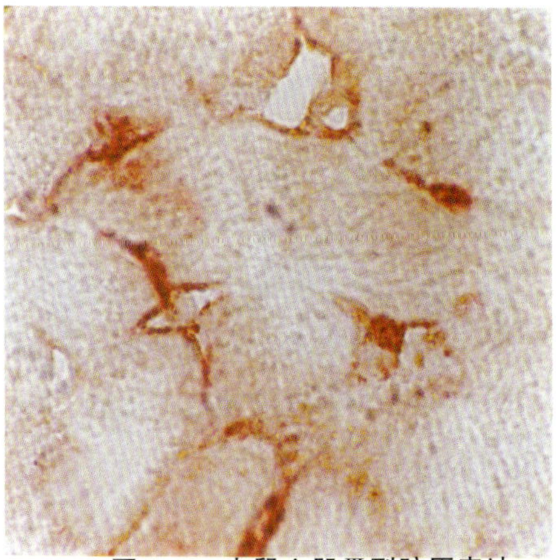

图 7-7　大鼠心肌Ⅲ型胶原表达

免疫组织化学染色，×1 000

棕色斑块为Ⅲ型胶原，主要参与组成粗大的胶原束

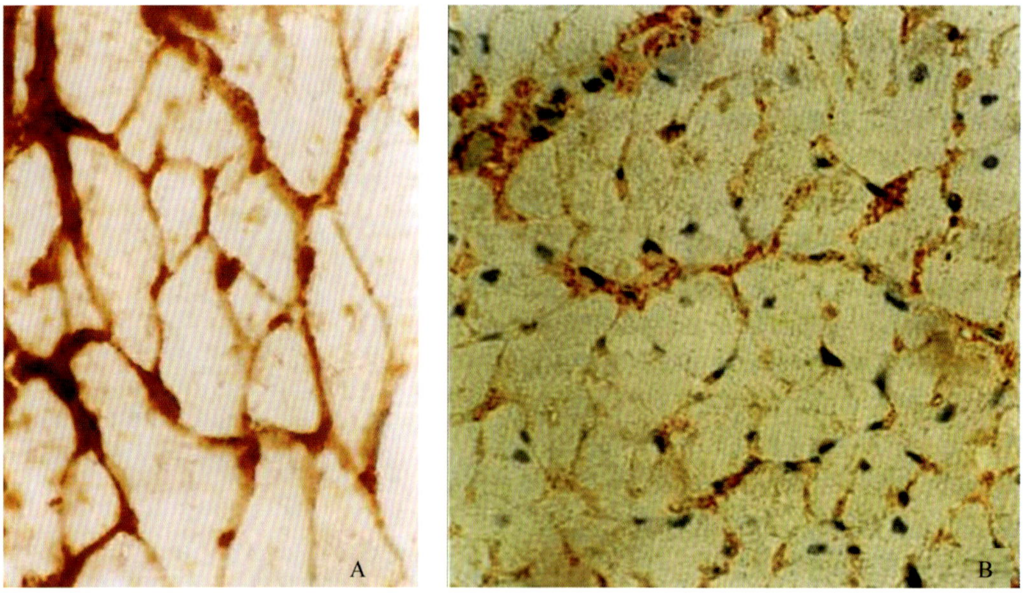

图7-8　心肌Ⅰ型胶原表达1　免疫组织化学显色，×400

A.心外膜下的Ⅰ型胶原；B.心室肌的Ⅰ型胶原。A、B图均显示Ⅰ型胶原既可形成粗胶原纤维，也可形成细纤维，粗细纤维交织成网

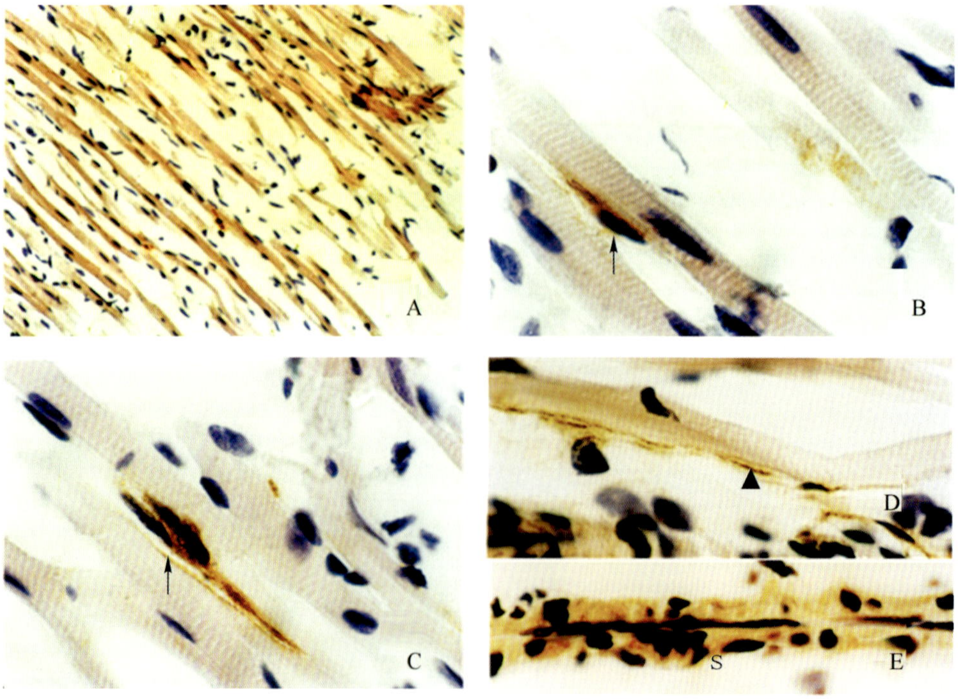

图7-9　心肌Ⅰ型胶原表达2　原位杂交技术，A×100，B、C、D、E×400

纤维细胞(↑指示)、成纤维细胞(↑指示)、平滑肌细胞(▲指示)和内皮细胞(S指示)均表达Ⅰ型胶原。提示Ⅰ型胶原的分泌来源具有多源性

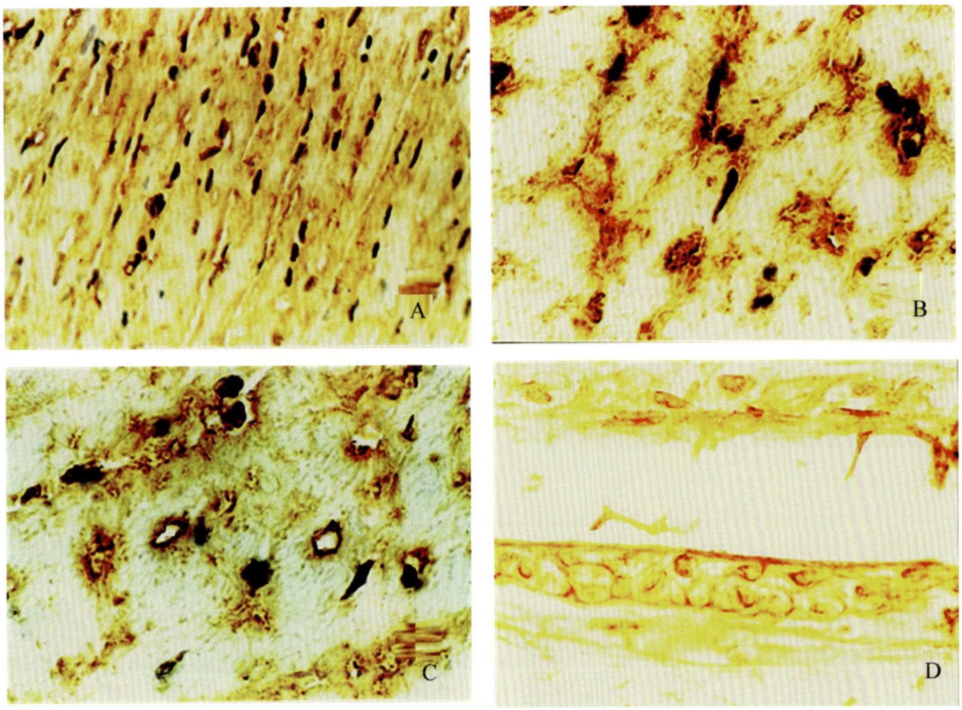

图 7-10　**基质金属蛋白酶Ⅰ的表达**　*免疫组织化学显色，A×100，B、C、D×400*

正常心脏的基质金属蛋白酶-Ⅰ(MMP-1)主要分布于心肌的细胞间质。纤维细胞、血管平滑肌细胞、毛细血管内皮细胞均呈强阳性反应。A.心肌纵切面，棕黄色为MMP-1表达部位，棕黑色为纤维细胞和内皮细胞的细胞核；B.心肌横切面，阳性表达主要位于心肌细胞之间；C.毛细血管横切面，内皮细胞呈强阳性表达；D.小动脉纵切面，平滑肌细胞呈强阳性表达("S"形)

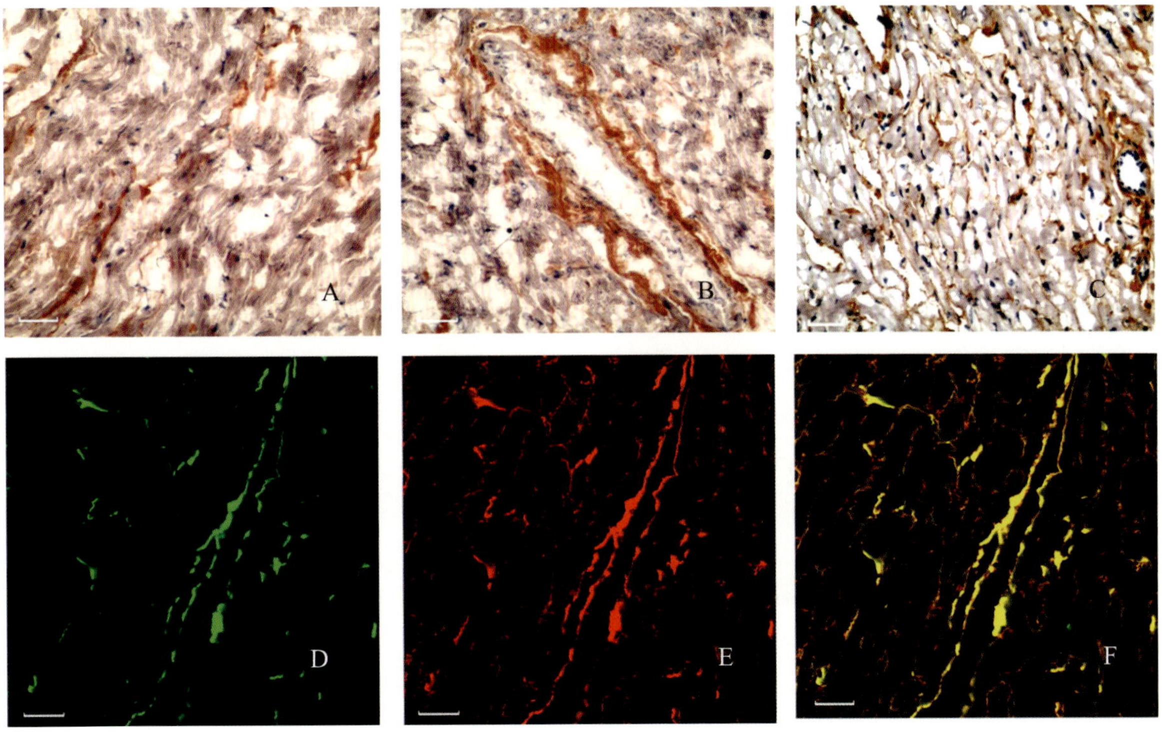

图 7-11　**心肌Ⅰ型和Ⅲ型胶原共表达**　*免疫组织化学和免疫荧光显色，标尺=25 μm*

A.心肌间的Ⅰ型胶原表达；B.血管周围的Ⅰ型胶原表达；C.Ⅲ型胶原表达；D.绿色荧光示Ⅰ型胶原；E.红色荧光示Ⅲ型胶原；F.Ⅰ型和Ⅲ型胶原共表达

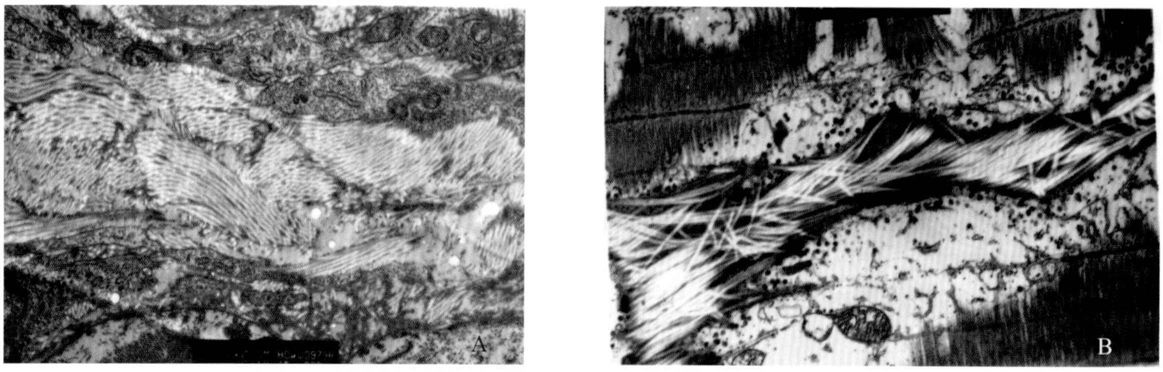

图 7-12 心肌胶原纤维的透射电镜观察 ×4 000

显示粗大的胶原纤维束。A.胶原束是由多股缠绕而成的,形似麻花;B.胶原束发出细小纤维直接与心肌细胞膜连接

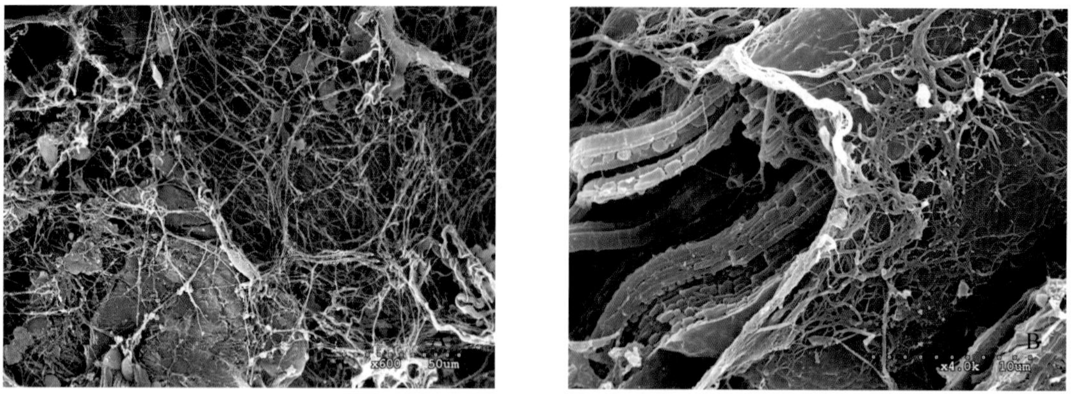

图 7-13 心肌胶原纤维的扫描电镜观察

A.显示胶原纤维呈多层面的网络结构;B.示心肌细胞的一段已断裂,细胞表面存在粗细不等的胶原纤维束,呈区域性分布

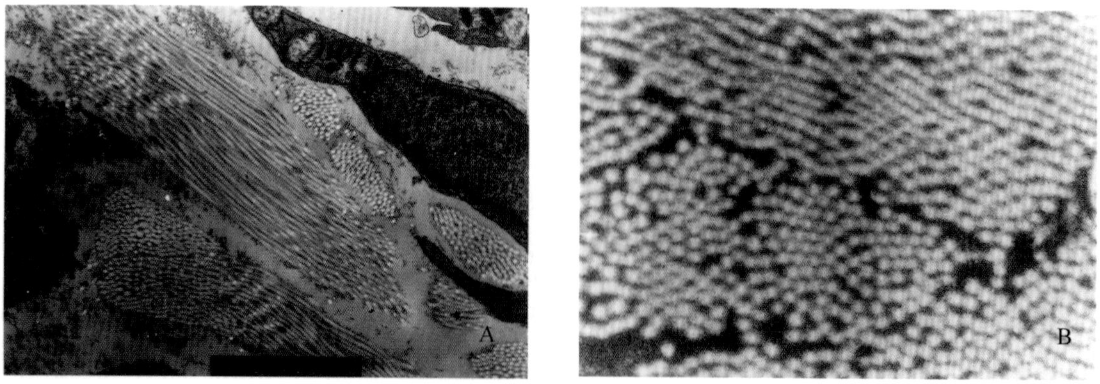

图 7-14 大鼠心肌胶原纤维束切面 A×10 000,B×30 000

A.为粗大胶原纤维束切面,呈纵横不同的切面,胶原束位于成纤维细胞之间,左侧的纤维细胞伸出突起,对胶原束有包裹现象;B.胶原束的横切面

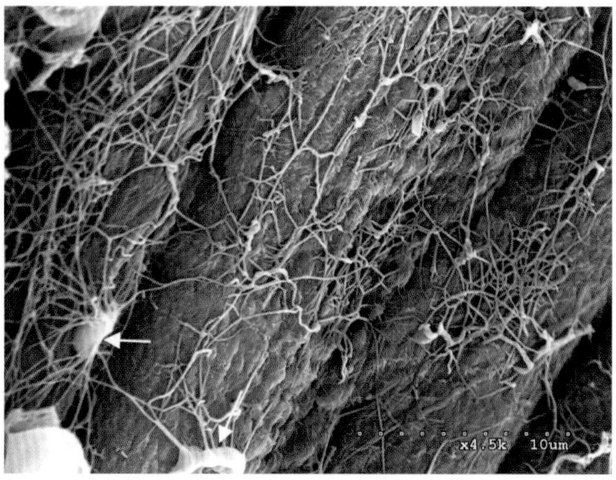

图 7-15　心肌胶原网络的扫描电镜图　　×4 500

3 个柱状体为心肌细胞,其表面布满了细胶原纤维束,白↑指示 Telo 细胞,该细胞的突起与胶原网络交织在一起

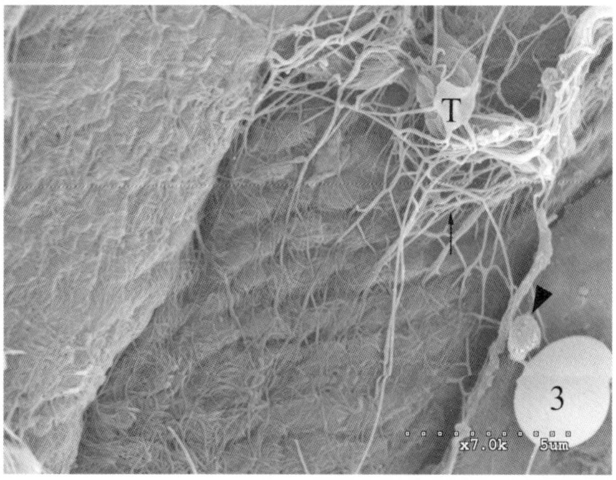

图 7-16　心肌细胞表面微细胶原层扫描电镜图　　×7 500

▲示粗胶原纤维束;↑示细胶原纤维束;箭头示在心肌细胞表面覆盖一层毛茸茸微细胶原纤维层,可能参与心肌细胞的绝缘;T 示 Telo 细胞

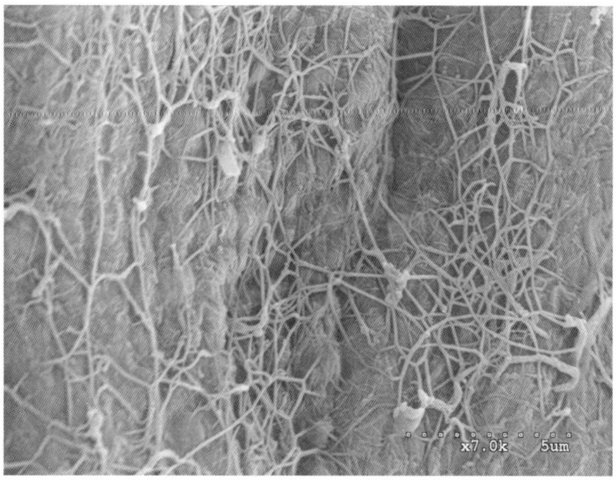

图 7-17　心肌胶原纤维网络的扫描电镜图 1　　×7 000

可观察到细胶原纤维层和心肌细胞表面的微细胶原层

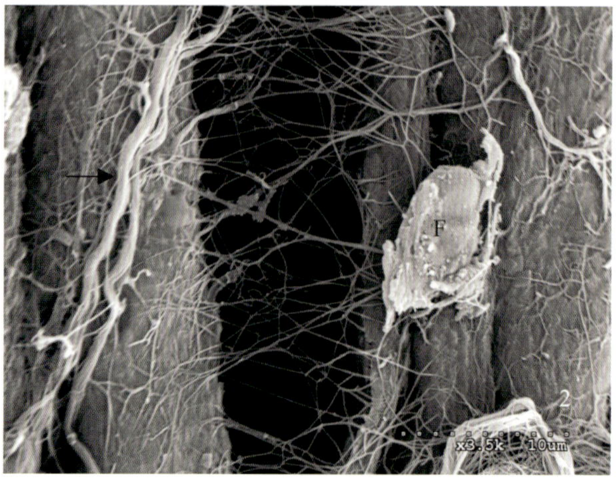

图 7-18　**心肌胶原纤维网络的扫描电镜图 2**　×3 500

箭头示粗胶原纤维束,其他为细纤维。细纤维束跨越心肌细胞之间;F 为成纤维细胞

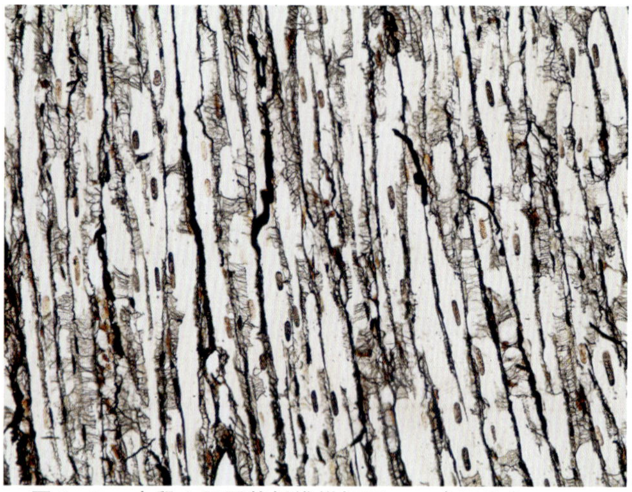

图 7-19　**大鼠心肌网状纤维纵切面**　嗜银染色,×400

网状纤维呈黑色,纤维束粗细不等,位于心肌细胞之间,有纤细的横向纤维构成纵纤维束之间的交通

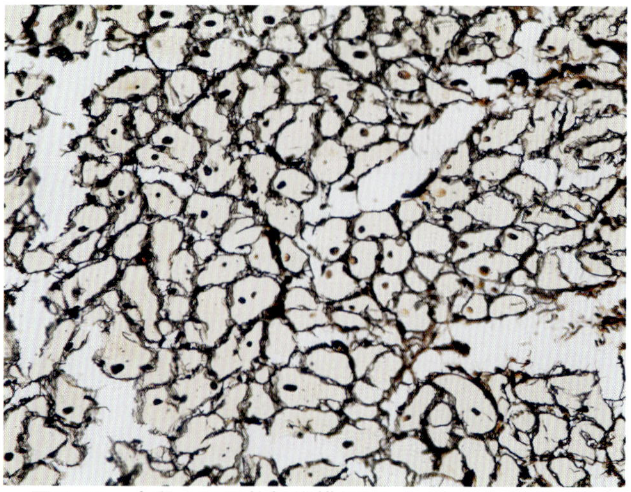

图 7-20　**大鼠心肌网状纤维横切面**　嗜银染色,×400

网状纤维呈黑色,纤维束粗细不等,环绕于每个心肌细胞之间,形成了厚薄不均的网状纤维鞘

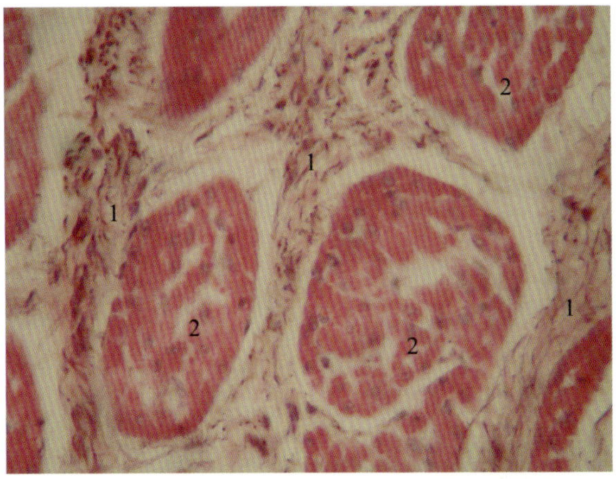

图 7-21　家猫心房弹性纤维　　地衣红染色，×200

1.弹性纤维,位于心房肌细胞群之间,相互交织　2.心房细胞群横切面

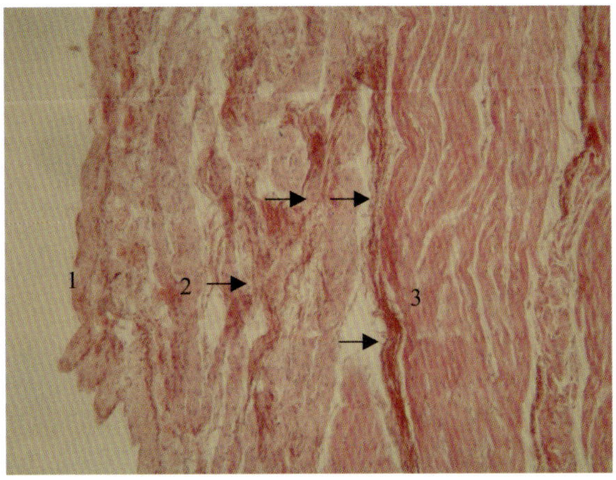

图 7-22　家猫窦房结区的弹性纤维　　地衣红染色，×40

1.心外膜　2.窦房结组织　3.心房肌纵切面。箭头示弹性纤维

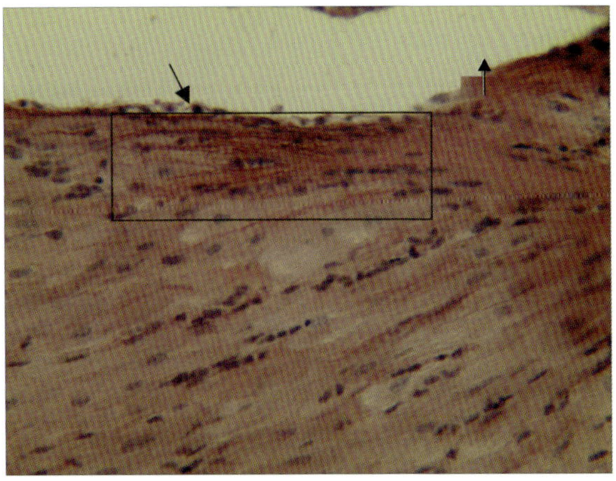

图 7-23　心室肌弹性纤维的分布　　地衣红染色，×400

弹性纤维在心肌内分布不均匀,在很多区域看不到。框内棕红色的如发丝状的是弹性纤维,位于心内膜下的心肌细胞之间。心内膜的内皮细胞清晰(↑指示)

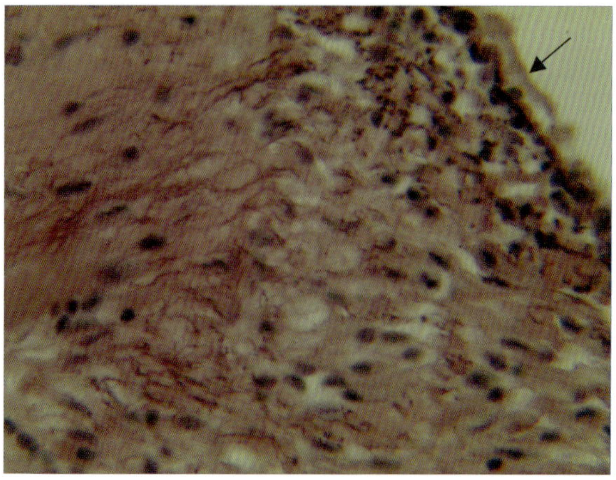

图7-24　心外膜下心肌弹性纤维的分布　　地衣红染色，×400

发丝状的纤维是弹性纤维。靠近心外膜侧的点状结构是弹性纤维横断面，深层的是纵切面，提示弹性纤维在心肌内的走向不一致(↑示心外膜)

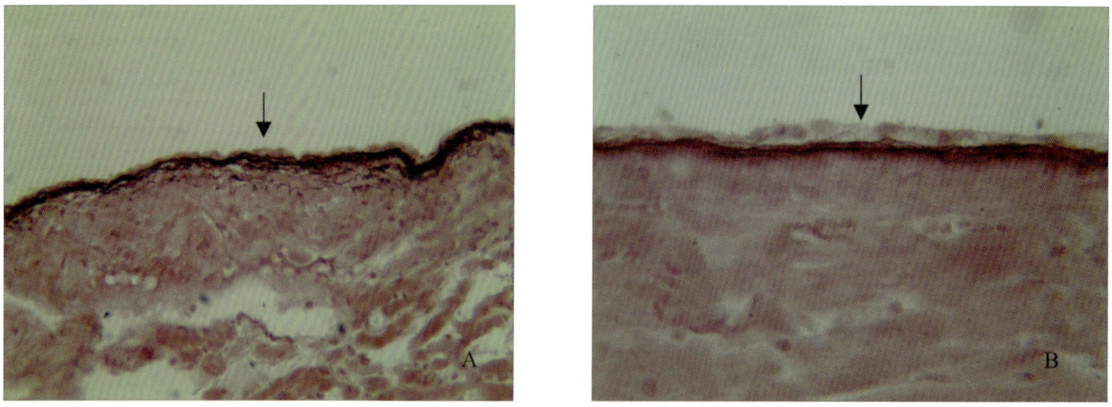

图7-25　心内膜和心外膜下层弹性纤维的分布　　地衣红染色，A×200，B×400

心外膜和心内膜内皮细胞(↑指示)下方均存在明显的弹性纤维层。A.靠近心外膜的心肌内存在数层波浪走行的弹性纤维。B.心内膜下方的心肌组织内的弹性纤维较少

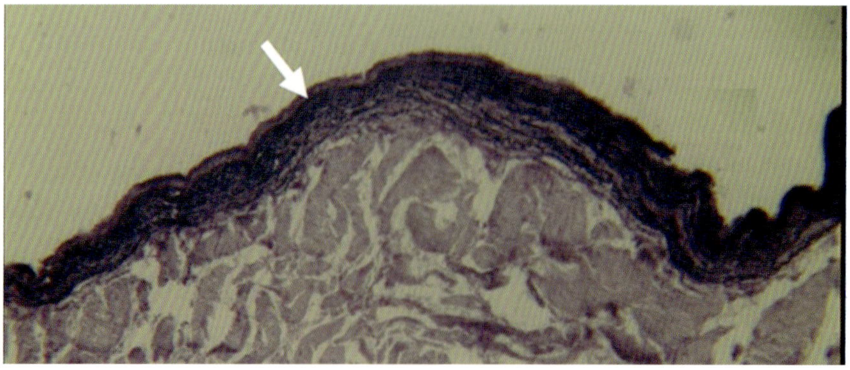

图7-26　心外膜下弹性纤维　　间苯二酚品红染色，×400

心外膜下有数层排列规整的弹性纤维，但这种分布不均，在外膜下的很多地方较薄，下方的心肌内无弹性纤维。箭头示心外膜

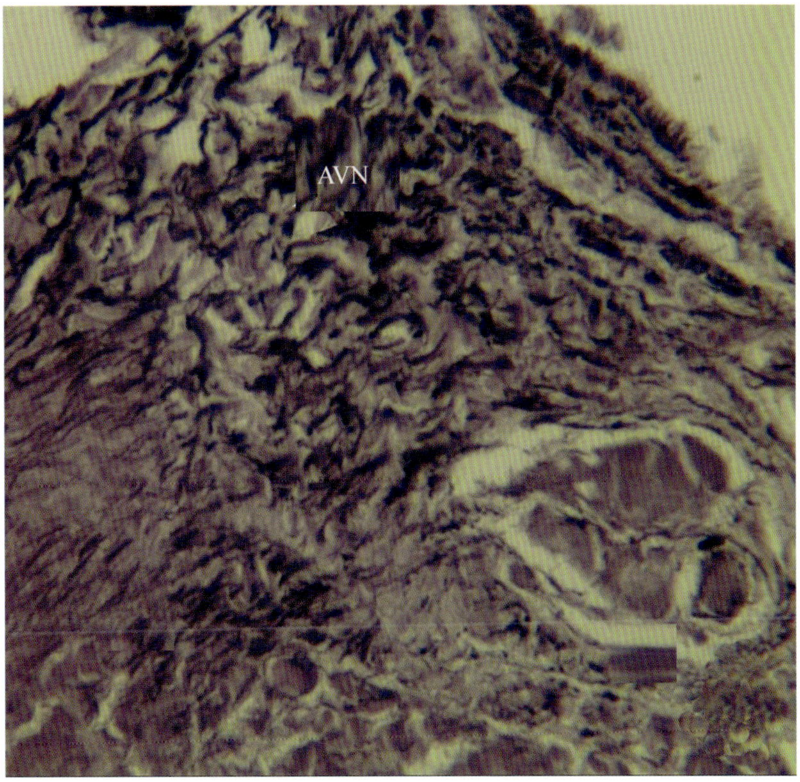

图 7-27　房室结内的弹性纤维　间苯二酚品红染色，×400

AVN：房室结，结内弹性纤维丰富，走向杂乱，粗细不等，弹性纤维之间形成迷宫样空间

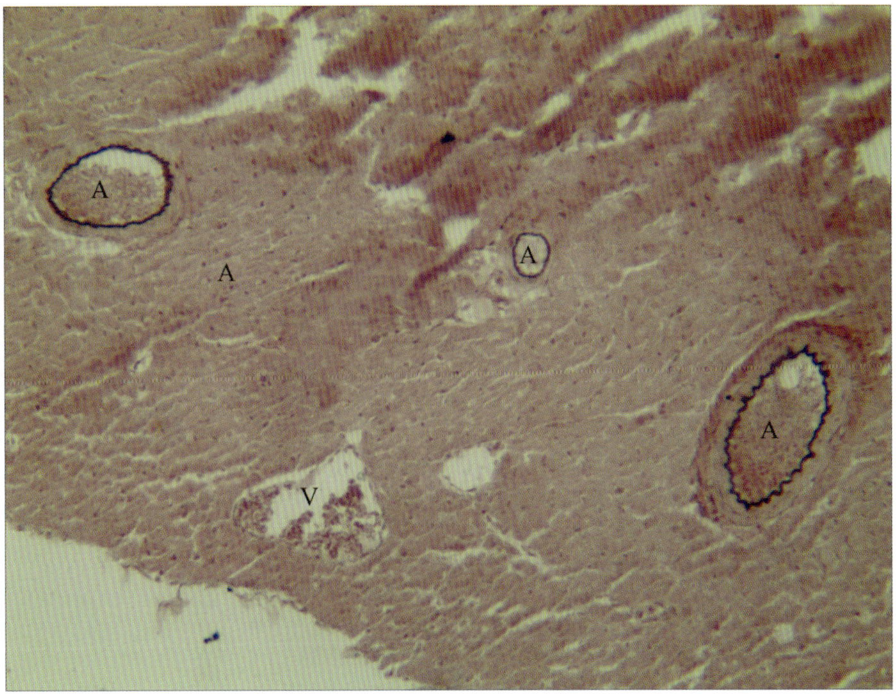

图 7-28　心肌内小动脉和小静脉的弹性纤维分布　地衣红染色，×100

小动脉（A）的内弹力膜明显，小静脉（V）的不明显。此图心肌内未见弹性纤维

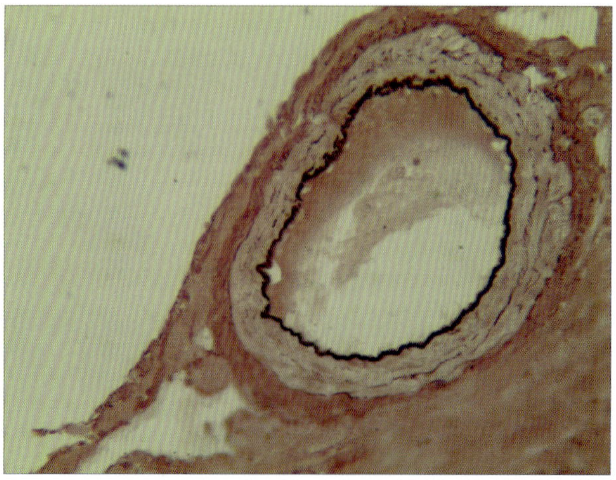

图 7-29　**小动脉弹性纤维的分布**　　地衣红染色，×400

为心外膜下小动脉横切面。内弹力膜清晰可见,较厚。中膜的平滑肌细胞之间有少量弹性纤维分布。外膜纤维最少。在左上部位的血管外膜和中膜的弹性纤维呈现横断面,提示纤维束与血管长轴走向一致

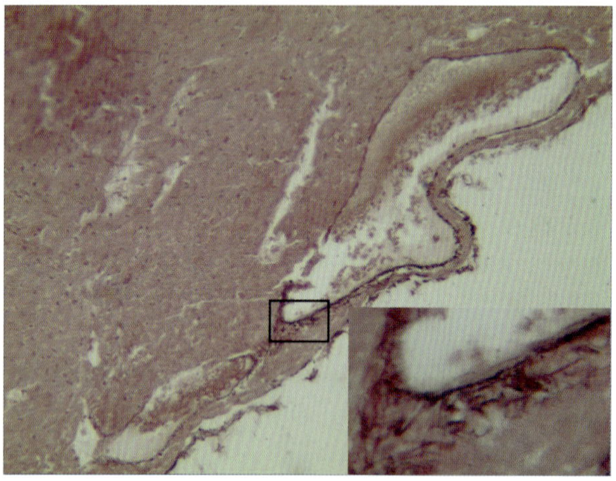

图 7-30　**静脉壁的弹性纤维分布**　　地衣红染色，×100

心外膜下较大的静脉壁富含弹性纤维。内弹性膜清晰,外膜与中膜之间存在断续的外弹力膜。中膜中弹性纤维较少。与小动脉相比小静脉壁弹性纤维层少

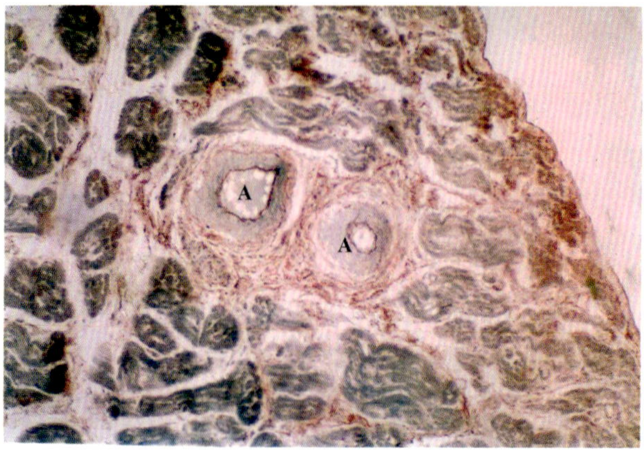

图 7-31　**大鼠心房肌弹性纤维的分布**　　地衣红染色，×400

为心肌横切面,右侧为心外膜侧。绛红色为弹性纤维,蓝黑色为心肌细胞。图中央为两个血管横切面。弹性纤维分布在心肌细胞群之间、小血管壁及其周围和心外膜下

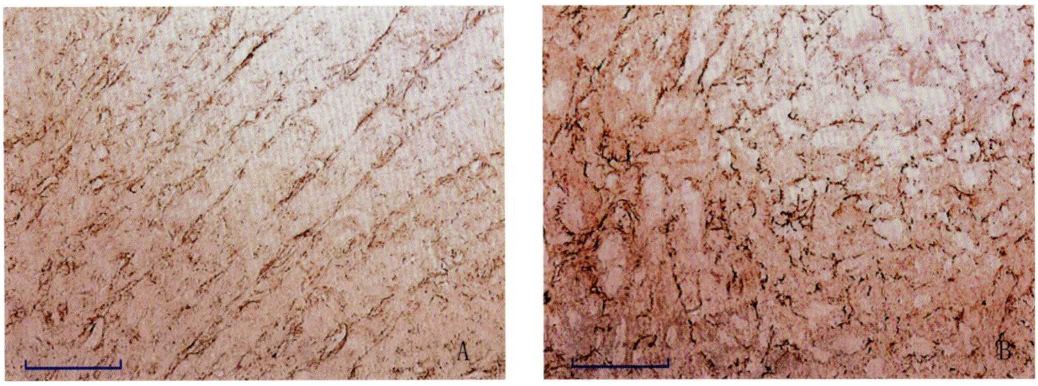

图 7-32　大鼠心肌弹性蛋白的表达　免疫组织化学显色，标尺＝100 μm

幼鼠心肌间的弹性纤维纤细如丝（图 A），均匀地分布于心肌细胞之间。横切面上弹性纤维交织成网，位于心肌细胞或细胞群之间（图 B）。在心肌纵、横切面上常见到连续的弹性蛋白表达，但很少见到粗大纤维束

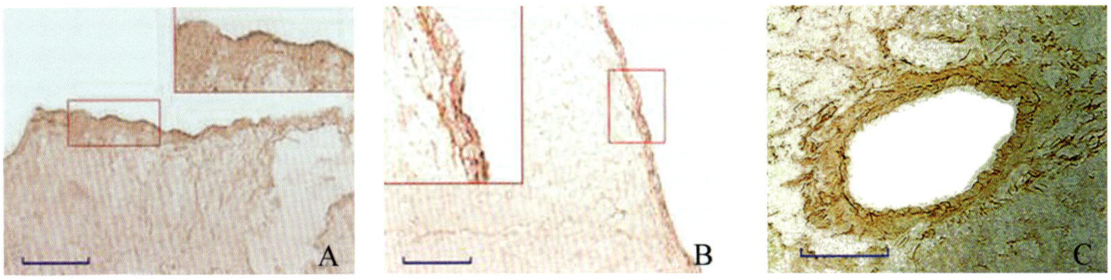

图 7-33　心内、外膜和小动脉弹性蛋白的表达　免疫组织化学显色，标尺＝100 μm

A、B 为幼鼠，C 为成年大鼠，幼鼠心脏外膜弹性纤维纵横交错，规则排列，但结构较疏松。成年鼠心外膜纵横交错，密集而交织。左心室小动脉壁各层均存在弹性纤维，较大的血管有明显的内弹力膜。成年鼠左心室小动脉壁内、外弹力膜明显，平滑肌之间也有少量弹性纤维分布，血管壁周围弹性纤维更加丰富，呈放射状向四周与心肌间的纤维相连。心内膜弹性纤维排列不规则，深层的纤维与心肌细胞之间的弹性纤维相连续

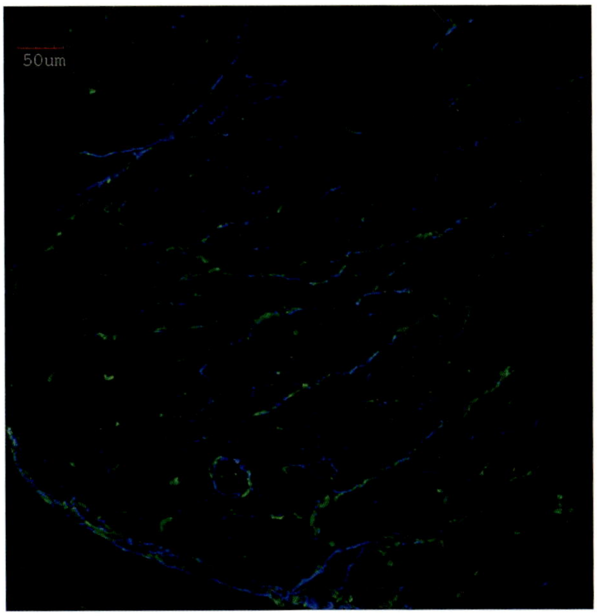

图 7-34　弹性纤维与Ⅰ型胶原纤维的关系 1　免疫荧光显色

蓝色为弹性纤维，绿色为Ⅰ型胶原，二者编织呈束，交织存在

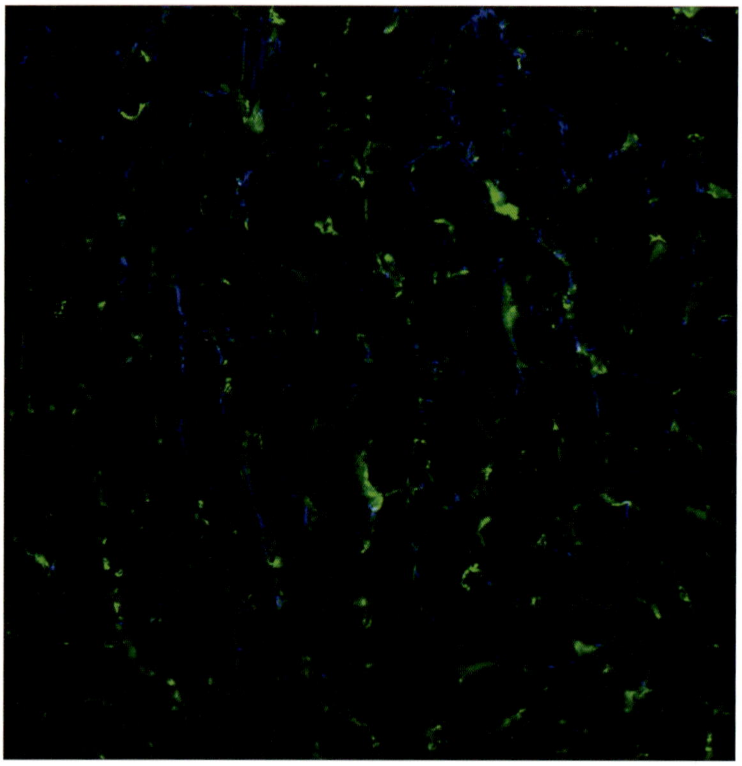

图 7-35　弹性纤维与Ⅰ型胶原纤维的关系 2　　免疫荧光显色，×400
蓝色为弹性纤维，绿色为Ⅰ型胶原。Ⅰ型胶原粗细不等，而弹性纤维粗细均匀

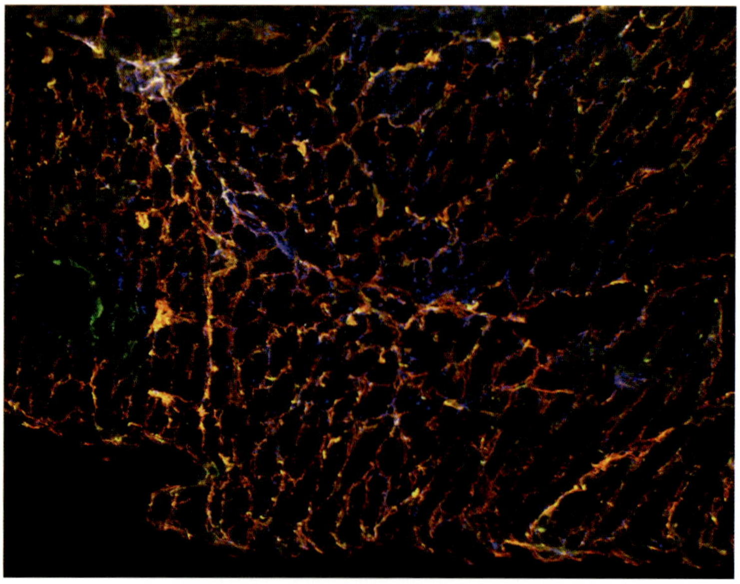

图 7-36　弹性纤维、Ⅰ和Ⅲ型胶原纤维共表达　　免疫荧光显色，×200
蓝色为弹性纤维，绿色为Ⅰ型胶原纤维，红色为Ⅲ型胶原纤维，黄色为Ⅰ和Ⅲ型胶原共表达。提示在一条胶原纤维中，大多是由Ⅰ和Ⅲ型胶原共同编织而成

第八章　心肌间质的细胞

Chapter 8　Cardiac Interstitial Cells

在心肌组织中，除了具有收缩功能的心肌细胞和具有兴奋传导功能的传导细胞外，还有成纤维细胞、脂肪细胞、Telo 细胞、神经细胞、浆细胞、肥大细胞、巨噬细胞、血管平滑肌细胞、内皮细胞、未分化的间充质细胞等，另外还有一些来自血液的细胞。广义上说它们都属于心脏间质细胞。这些细胞可随心脏的年龄、生理或病理变化而出现数量、形态和功能的改变，直接或间接地影响心脏的功能。

一、成纤维细胞

心脏内的成纤维细胞（fibroblast）数量十分丰富，占心脏总细胞的 60%，分布于心脏各部。在心外膜、纤维环、心瓣膜、腱索、左及右纤维三角内成纤维细胞较多，房室结和窦房结内次之，心肌间的成纤维细胞相对较少，神经末梢和神经节也可见到成纤维细胞。成纤维细胞的排列形式总是与心肌细胞一致。如心肌间、腱索内的成纤维细胞走向与心肌细胞和腱索长轴基本一致。

在光镜下成纤维细胞是一种多突起扁平细胞，心肌间一般为梭形。瓣膜和纤维三角内的成纤维细胞边界一般不清楚。细胞核深染，一般为梭形，胎儿瓣膜内的成纤维细胞核多为圆形，核仁明显，说明成纤维细胞有年龄变化。电镜下成纤维细胞表面有短突起，细胞质内有丰富的粗面内质网和较多的核糖体，Golgi 复合体提示成纤维细胞具有较强的合成蛋白质的能力。线粒体和溶酶体均较少。最近越来越多的研究证明成纤维细胞表达干细胞的标记物，具有干细胞的潜能，可分化成多种细胞。

功能休止时的成纤维细胞称为纤维细胞（fibrocyte）。这种细胞在心肌间、窦房结、房室结等存在较多。纤维细胞体积较小，呈梭形或扁平的星形，有少量的细长突起，细胞质少，常为嗜酸性，在 HE 切片上细胞边界不易辨认，但以铁苏木素染色后，较易见到。纤维细胞的核较小，呈扁椭圆形，染色较深，核仁较小。电镜下纤维细胞质内粗面内质网少，Golgi 复合体不发达，其他细胞器发育也差。在一定条件下，如创伤修复，结缔组织再生时，功能不活跃的纤维细胞可转化为功能活跃状态，又能积极合成和分泌蛋白质，形成纤维和基质。说明成纤维细胞和纤维细胞实际上是一种细胞的不同功能状态。

二、Telo 细胞

Telo 细胞（Telocyte）是一种有突起的细胞，占间质细胞 32%。细胞体的形态与突起的多少有关，1 个突起的多呈梨形，2 个突起的多呈梭形，3 个突起的多呈三角形或卫星形。在电镜下如果不进行全貌观察，不易与成纤维细胞区别。电镜下胞体长平均 9.39 μm，宽 3.26 μm。细胞核一般位于细胞中央，核一般占细胞容积的 25%，被少量的胞质所包绕，核膜下有少量的异染色质。近核膜的细胞质内有丰富的线粒体（约占胞体的 5%）。细胞突起名为 Telopode，通常为 2～5 个，Telopode 的长度可达数百微米，在细胞培养的情况下可以看到其全长。突起呈粗细相间的念珠样结构，且可有分叉，突起之间相连形成类似于迷宫的三维网络。Telo 细胞还与心肌细胞、心肌祖细胞、成纤维细胞、肥大细胞、巨噬细胞、血管内皮细胞、血管周细胞、神经鞘细胞等多种细胞存在广泛连接，而这些连接不属于间隙连接、紧密连接、黏着连接和桥粒中的任何一种。推测 Telo 细胞可能是细胞间信号（神经元、心肌细胞、血管等）和化学动力学感受器，可能参与了心脏修复和重构过程及心律失常发生。

Telo 细胞特异表达原癌基因 c－kit（CD117）和 CD34。几乎所有 Telo 细胞都表达 c－kit；CD34 是一种内源性心肌祖细胞和造血干细胞标记物，也可作为 Telo 细胞的免疫标志物。其他抗原（弹性蛋白、SMA、S－100、CD68、NK－1、Tau 或嗜铬粒蛋白 A）可能有助于鉴别 Telo 细胞。其他的检测方法还有原代细胞培养、活体染色（亚甲蓝）、传统染色、相差法和非常规光镜、立体学和分子探针免疫荧光等。

Telo 细胞广泛分布于人和小鼠心肌层、心内膜及内膜下层、心外膜及外膜下层的结缔组织间质及心肌干细胞池间质中。Telopode 细胞插入心内、心外膜内皮和心肌束之间及血管和神经末梢周围，形成三个分离而又紧密联系的网络：血管网、神经网和 telo 细胞网（Popescu，2010）。人心房肌 Telo 细胞可能具有起搏、分泌及促进细胞间联系的作用，在病理条件下及心房重构中 Telo 细胞可能起致心律失常的作用。

三、脂肪细胞

脂肪细胞主要位于心外膜下，随年龄的增长而增多。新生儿仅在主动脉、右心耳和右心室之间、房室沟、前室间沟、后室间沟及心尖部存在脂肪组织。成年以后这些脂肪组织沿冠状动脉和静脉沉积，到老年后可扩展到肺静脉、上腔静脉的背侧、心底部、上下腔静脉之间。进入老年期后，心外膜的脂肪组织明显增多，并从心外膜向心肌内浸润，浸润的程度存在明显的增龄变化。一般情况下，向心房肌内脂肪浸润程度大于心室肌，右心室大于左心室，心外膜大于心内膜。心肌内脂肪组织的形态、大小差别很大，可为不规则的脂肪组织团、脂肪细胞索，也可是单个脂肪细胞孤立存在。

光镜下脂肪细胞与其周围心肌的联系一般不甚密切。脂肪细胞一般体积较大，常为球形或多边形。细胞核被脂滴挤到细胞边缘，呈扁圆形。细胞质内充满脂滴，在 HE 染色过程中，由于其中的脂滴被溶解而成大空泡。脂肪组织有时不易与一些网状的间隙结构区别，在这种情况下，密切观察空泡周围是否有细胞核尤为重要。应用特殊染色能更好地将脂肪加以区别。随年龄的增长，在窦房结、房室结、房室束和左、右束支内都可见到脂肪浸润。另外，在房室结的深层有时可见到较多的脂肪组织，房间隔下部、瓣膜基部、中心纤维体、主动脉根部的壁内有时也见到脂肪细胞团存在。如果脂肪组织在心肌内堆积过多，很可能对心脏的收缩功能产生一定影响。如果在传导组织的脂肪过多，将干扰心脏的起搏和传导而导致心律失常。

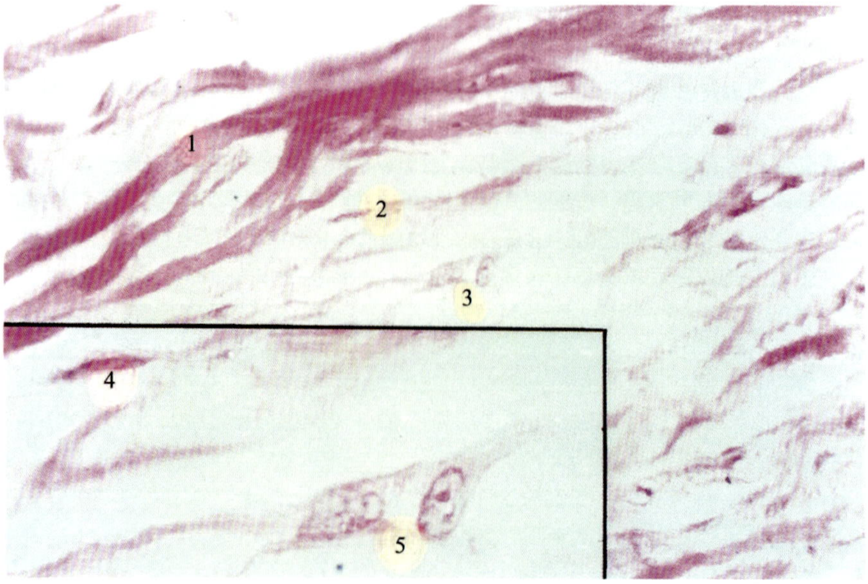

图 8－1　成人右心房肌间的成纤维细胞　HE 染色，×200

1. 心肌细胞　2. 纤维细胞　3. 成纤维细胞　4. 纤维细胞（×400）　5. 成纤维细胞高倍（×400）

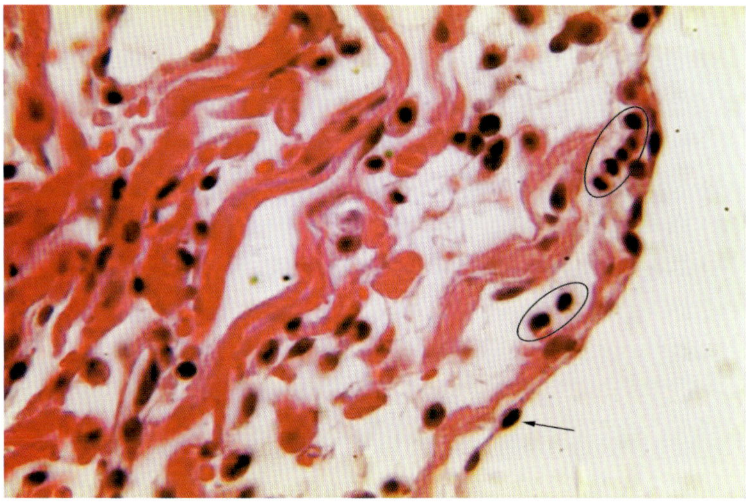

图 8－2　心内膜下成纤维细胞　　HE 染色，×100

位于心内膜下的成纤维细胞（线圈所示）常常聚集成群，而位于心肌细胞之间的大多分散存在

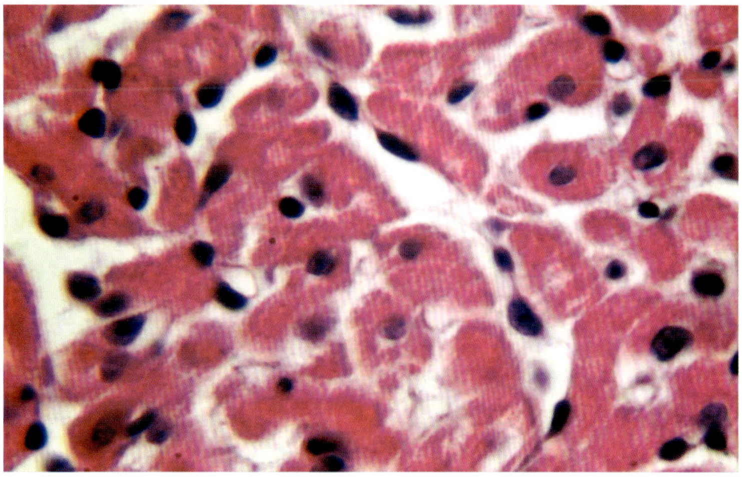

图 8－3　心肌细胞之间的成纤维细胞　　HE 染色，×400

红色为心肌细胞横断面，心肌细胞之间存在大量成纤维细胞，图中央有 4 个梭形的成纤维细胞排列成排。成纤维细胞的细胞核较心肌细胞核深染

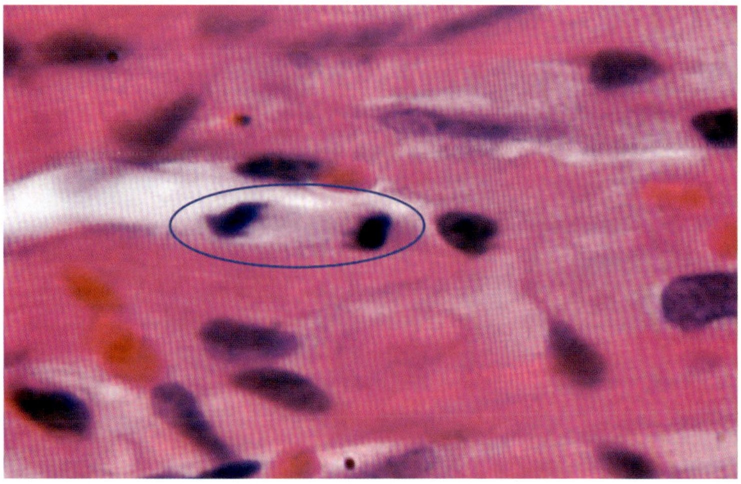

图 8－4　心肌之间成纤维细胞分裂象　　HE 染色，×600

图中圈内是处于分裂后期的成纤维细胞，细胞核已移向两极，即将分为两个细胞

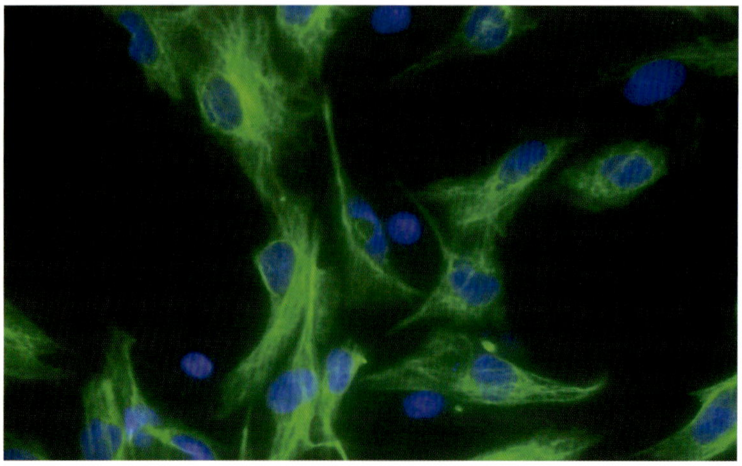

图8-5　体外培养的成纤维细胞　免疫荧光显色，×400

绿色为波形蛋白，是目前常用的鉴定成纤维细胞的标记物；蓝色为Dapi标记的细胞核

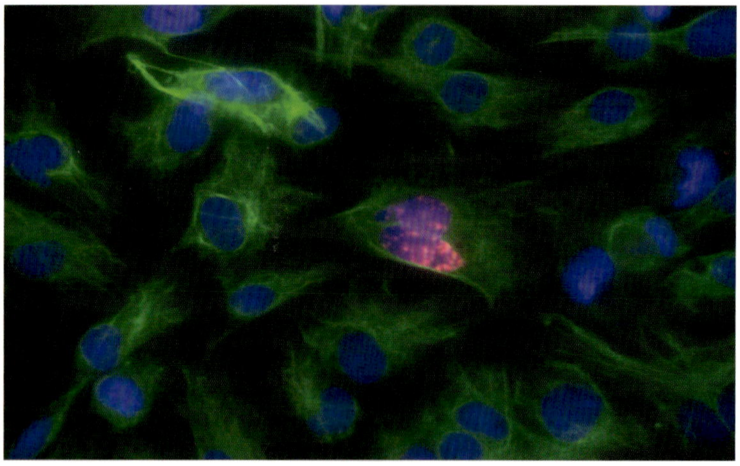

图8-6　成纤维细胞分裂象　免疫荧光显色，×400

绿色为波形蛋白，是目前常用的鉴定成纤维细胞的标记物；蓝色为Dapi标记的细胞核。红色为H3P，是DNA复制的标记物，提示细胞分裂。图中间两个红色的细胞核是处于分裂前期的两个成纤维细胞

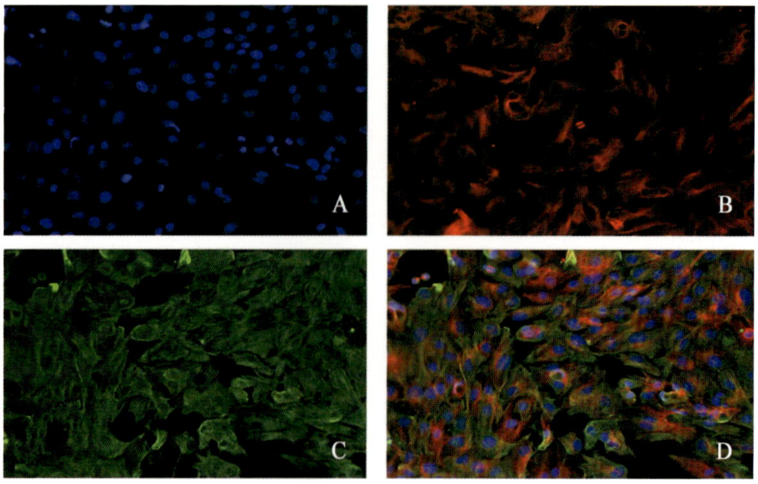

图8-7　成纤维细胞共表达波形蛋白和微管蛋白　免疫荧光显色，×400

A. Dapi标记的细胞核；B. 波形蛋白；C. 微管蛋白；D. A、B、C叠加，显示大多数成纤维细胞共表达波形蛋白和微管蛋白

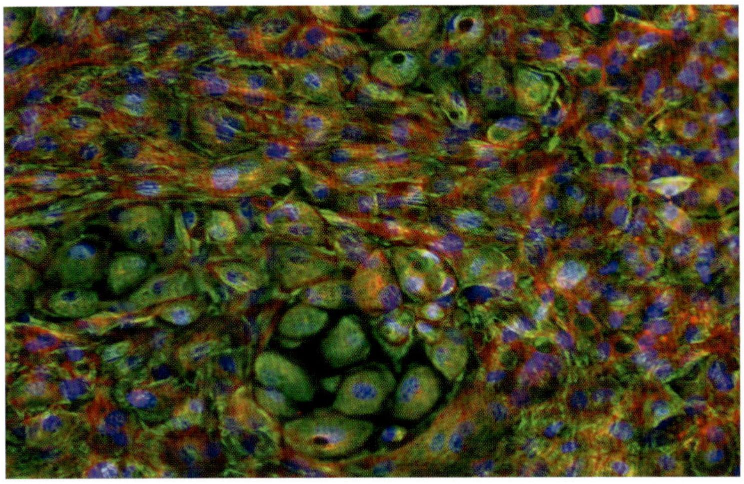

图 8 -8　成纤维细胞的波形蛋白和微管蛋白共表达 1　　×400

红色为波形蛋白，绿色为微管蛋白，蓝色为 Dapi 标记的细胞核。显示大部分成纤维细胞同时含有波形蛋白和微管蛋白。在左下方有两群体积较大，主要含微管蛋白（绿色）的细胞，聚集成群，细胞群周围有梭形细胞围成的龛样结构，为这群细胞提供了微环境

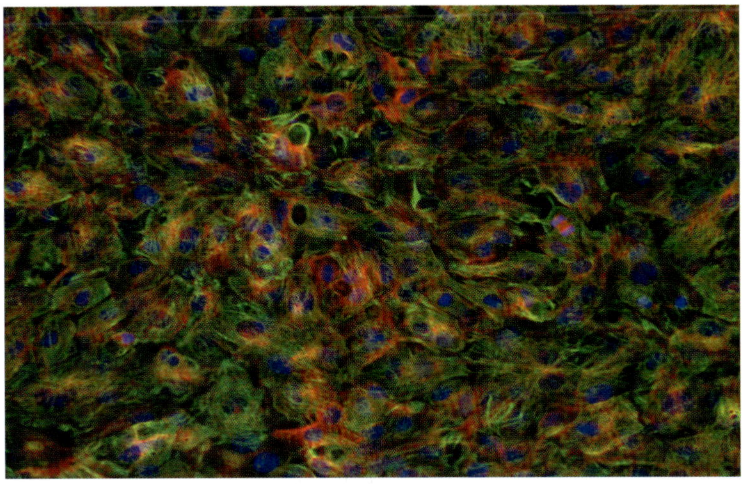

图 8 -9　成纤维细胞的波形蛋白和微管蛋白共表达 2　　×400

红色为波形蛋白，绿色为微管蛋白，蓝色为 Dapi 标记的细胞核。显示大部分成纤维细胞同时含有波形蛋白和微管蛋白。有一细胞处于分裂期的 Telo 细胞

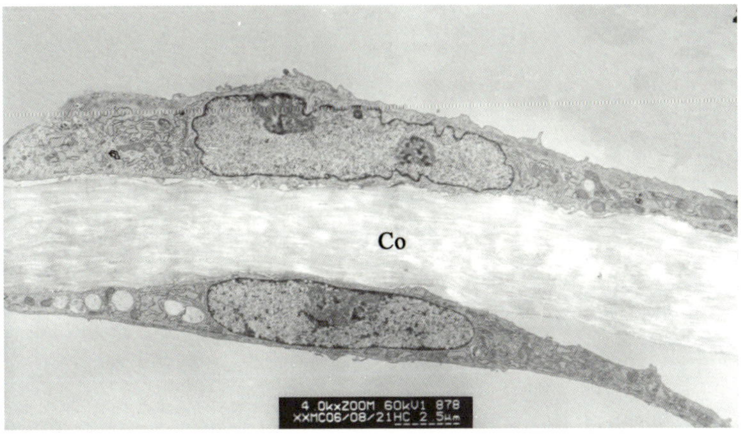

图 8 -10　体外培养的成纤维细胞 1　　×4 000

图示利用胶原支架培养的纤维细胞。两个纤维细胞呈梭形，贴附在胶原支架上生长。细胞之间为胶原支架（Co 指示）

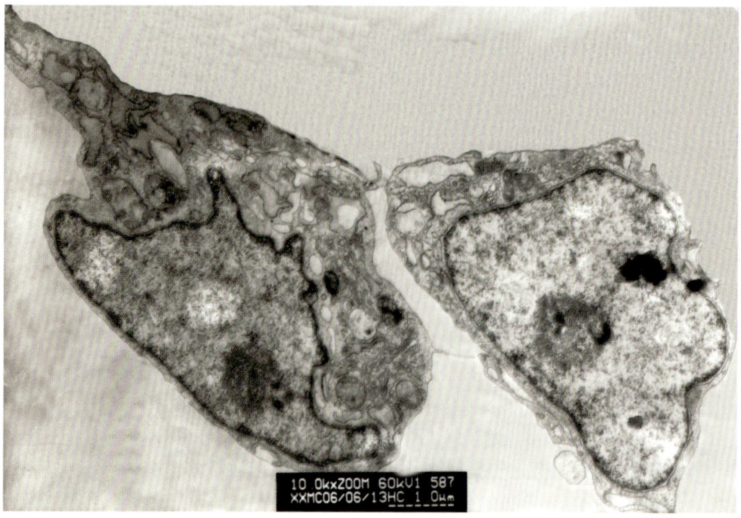

图8－11 体外培养的成纤维细胞2 ×4 000

两个成纤维细胞，细胞体比较丰满。细胞核偏于一侧，不规则，核仁清晰。细胞器丰富

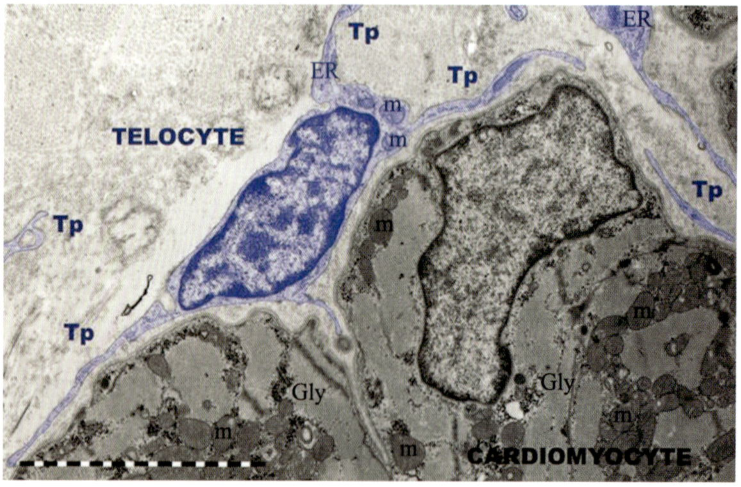

图8－12 人心肌Telo细胞的亚微形态 ×4 000

一个Telo细胞（蓝色）伸出几个长突起（Tp），包绕两个心肌细胞：Gly示糖原；m示线粒体；ER示内质网。标尺为10 μm

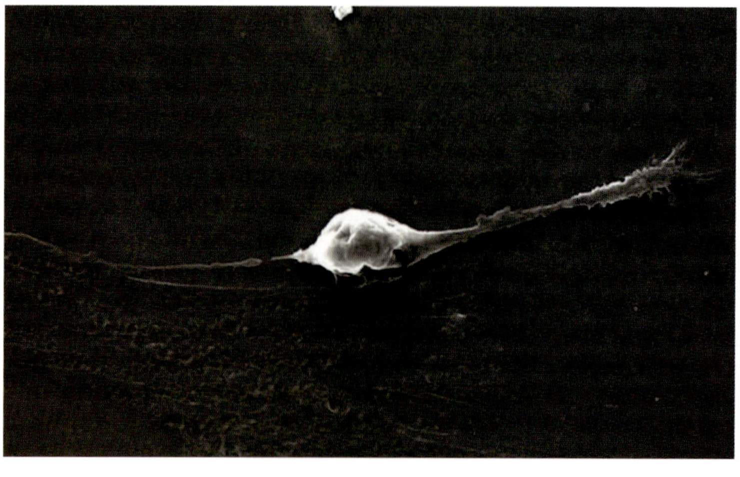

图8－13 Telo细胞扫描电镜观察 ×1 500

细胞呈现双极，伸向胞体的两侧，突起的末端分叉

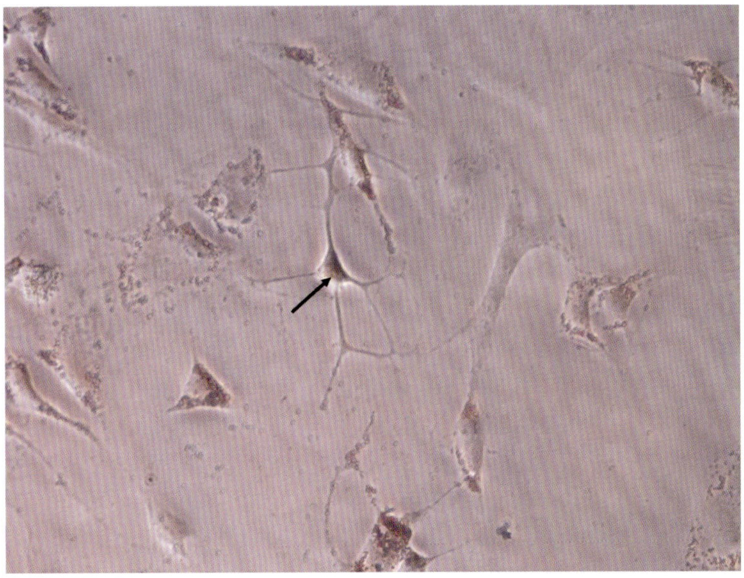

图 8－14　体外培养的 Telo 细胞　　倒置显微镜观察，×200

↑示 Telo 细胞的胞体，伸出 4 个突起，每个突起上又发出次级突起。有些突起的分支之间连接成网

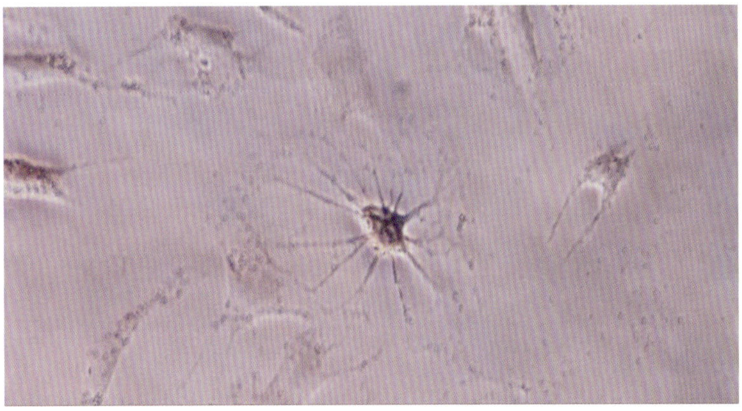

图 8－15　星形 Telo 细胞　　倒置显微镜观察，×200

由细胞体向四面八方伸出 13 个突起，突起上有膨大，末端有分支

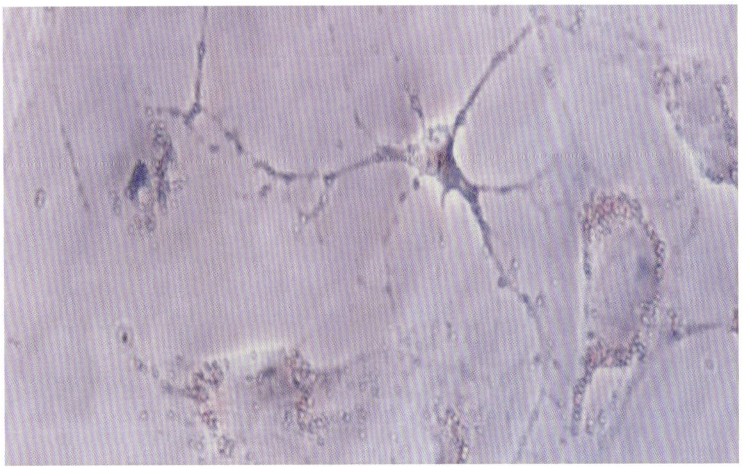

图 8－16　体外培养的 Telo 细胞　　倒置显微镜观察，×200

由细胞体向外伸出粗细不等的 6 个突起，突起上有念珠样膨大，突起末端有分叉

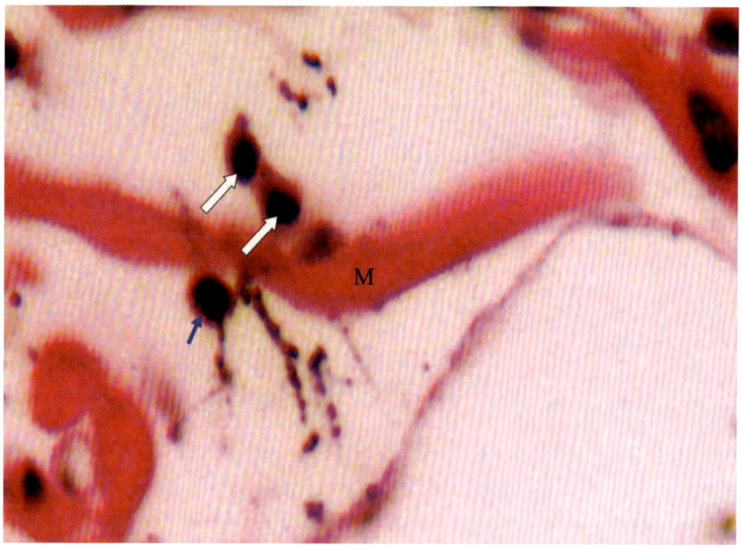

图8－17　心肌组织间的 Telo 细胞　HE 染色，×400

↑示位于心肌细胞一旁的 Telo 细胞，该细胞有 3 个突起，突起上有念珠样膨大。M 示心肌细胞，空心箭头示成纤维细胞

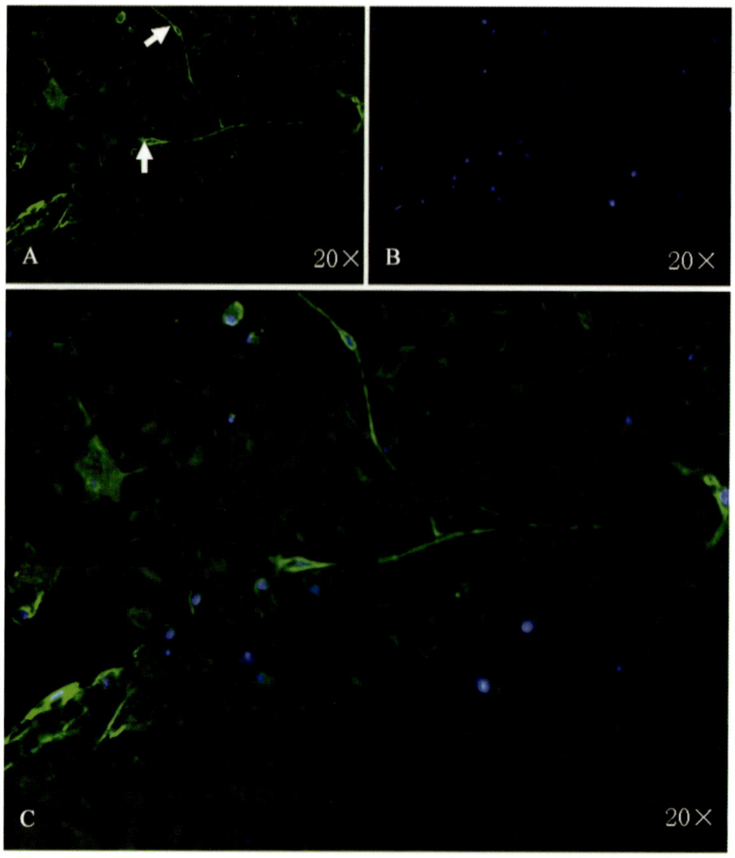

图8－18　Telo 细胞的波形蛋白表达　免疫荧光显色，×200

A. 波形蛋白；B. Dapi 标记细胞核；C. 图 A、B 的叠加。Telo 细胞（箭头指示）的胞体和突起均强阳性表达波形蛋白。其他细胞为成纤维细胞

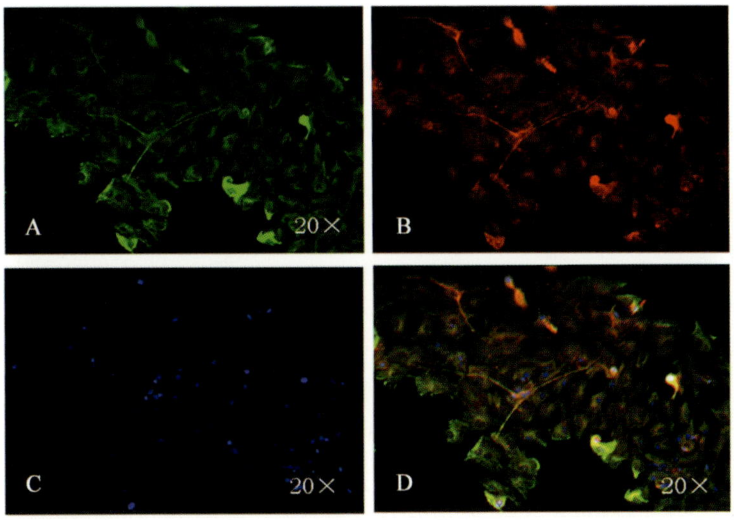

图 8－19　Telo 细胞 c－kit 蛋白表达　　免疫荧光显色，×200

A. 波形蛋白；B. c－kit；C. Dapi；D. 图 A、B、C 的叠加。显示 Telo 细胞既表达波形蛋白，也表达 c－kit，具有干细胞的特性

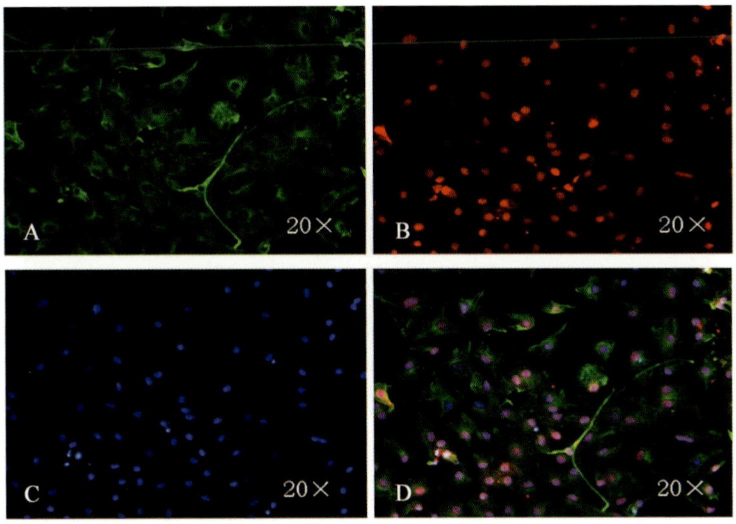

图 8－20　Telo 细胞的 Sca－1 表达　　免疫荧光显色，×200

A. 波形蛋白；B. Sca－1；C. Dapi；D. 图 A、B、C 的叠加。提示 Telo 细胞表达波形蛋白，但不表达 Sca－1

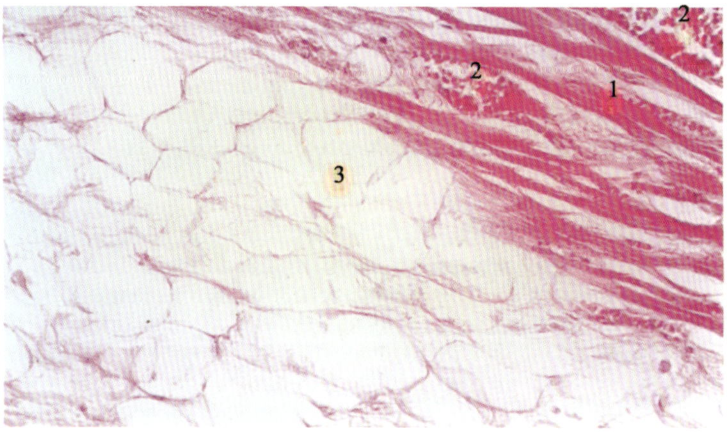

图 8－21　成年人右心房脂肪组织与心肌细胞之间接触关系　　HE 染色，×200

1. 心房肌纤维　2. 小血管，内有较多的红细胞　3. 脂肪细胞，呈大空泡样

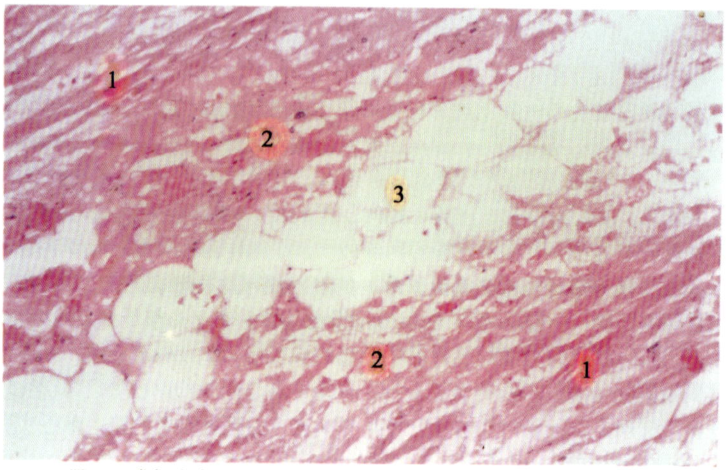

图8-22 成年人右心房肌间的脂肪细胞 HE染色，×100

1. 右心房肌纤维 2. 结缔组织 3. 脂肪细胞，排列呈索状。心房的脂肪组织很容易浸入心肌纤维之间。脂肪组织向心肌内浸润过多可造成脂肪心（Ethan J Rowin, Kent E Yucel, Robert Salomon, et al. An Uncommon Cardiomyopathy Identified by Cardiovascular Magnetic Resonance. Circulation, 2010, 122(21): 2212-2214.）

第九章　心的神经

Chapter 9　Cardiac Nerves

心的神经（cardiac nerves）来自心丛，包括交感神经、副交感神经和感觉神经。前两者为心脏运动神经，又称心脏传出神经，后者又名心脏传入神经。交感神经的节后纤维主要是肾上腺素能的，交感神经兴奋可加速窦房结的冲动发放，加快房室传导，增强心肌收缩力和扩张冠状动脉。副交感神经的节后纤维主要是胆碱能纤维，它的作用与交感神经相反，但对心室肌和冠状动脉的作用较小。感觉神经包括传导痛觉的传入纤维和传导压力、牵张等感觉的传入纤维。感觉神经的周围末梢分布于心壁各层，包括心外膜、心肌层、心内膜、心血管、腱索和心瓣膜等处。心肌中可能还有一种感受器对心肌缺氧敏感，这种感觉传入中枢以后可产生心绞痛。迷走神经中的感觉纤维末梢主要分布于大静脉和心附近的化学感受器，如颈动脉体等，参与反射活动。

心各部基本上都由交感神经和副交感神经双重支配，二者功能上相互拮抗、交互作用，维持心的动态平衡及其稳定性。但由于心脏各部的功能不同，其神经分布存在很大差异。心房比心室有较多的肾上腺素能神经分布，也有胆碱能神经分布。人右心耳胆碱能神经纤维较多，其次为肾上腺能神经纤维，少数为感觉神经纤维。在心室迷走神经穿过心室壁到达心内膜，在心内膜下由基底向心尖方向分布，然后再发出穿透支穿过心壁分布于心外膜（刘念，2002）。交感神经纤维首先分布于心外膜下，然后分布于心室肌之间。心室肌的传出神经分布比心房少，心室的基底部神经分布多于心尖部。

左、右冠状动脉的神经来源于心丛。来自迷走神经的传出纤维较粗，止于血管的外膜。分布于血管中膜的纤维主要为无髓较细的交感神经纤维。小的动脉支可能主要由副交感神经供应。冠状动脉的传出神经纤维主要经脊神经传入中枢。窦房结内有丰富的交感和副交感神经分布。在结的周围有许多交感神经的神经节细胞，在结的前、后缘和上端更丰富，结内偶见节细胞。节细胞发出的节后纤维穿入结内，可沿结的长轴走行，发细支与结细胞交织。一般认为，供应窦房结的迷走神经和交感神经以右侧者占优势。窦房结区也有 NPY、CGRP、SP、VIP、NT 等肽能神经分布。

心外膜下近心肌层处广泛分布心内神经节（intrinsic cardiac ganglia），心房的外膜下分布多于心室。在心房又以心房后壁、房间隔和冠状沟等处多见（王健本等，1987）。豚鼠心内神经节主要分布于右心房上、下腔静脉之间的心外膜下和房间隔背侧部至左肺静脉根部之间的心外膜下（Steele，1994）。Singh 等（1996）证明成人心内神经节全部位于心房，其中较大的神经节分布在窦房结和房室结周围，较小的神经节存在于心房上表面、房间隔和心耳心房交界处。在大血管根部和心室基底部即冠状沟附近也有神经节分布，而心室和右心房游离缘、心耳及大血管上未见神经节存在。

心神经节的大小差异很大，小的只由几个细胞构成，大者可达上百个细胞，密集排列在心外膜下，没有完整的包膜，多位于心内神经丛或神经纤维束经过之处或其附近。心内神经节细胞多呈圆形、椭圆形、多角形或梨形，核多偏位于细胞的一端，极个别的细胞有双核。细胞直径 15 ~ 56 μm，以 20 ~ 40 μm 者最多（72%），少数大于 40 μm（22%）、小于 20 μm（6%）（王健本等，1987）。Galiardi 等

（1988）的研究结果是：犬的心内神经节有双核的占 36%，个别出现多核现象。

心神经节和神经元在心表面的分布不均，相对分散，且每一个脂肪垫内位置很不恒定，给组织学观察带来一定难度。赵志英等（2000）发现犬心房表面的右心房侧壁、左心房背侧、房间隔区脂肪垫内和心室表面位于主动脉和肺动脉之间、主动脉右侧、左冠状动脉根部周围脂肪垫内有许多神经节和神经纤维交织成的神经丛。心房和心室表面各神经丛内神经节和神经元分布不均衡。右心房左侧壁、左心房背侧、主动脉与肺动脉之间的神经元和神经节较多。犬心各部脂肪垫内和心肌间隙等处均有大量的神经纤维，聚集成束或丛，有的与神经节相连。

心内神经节是副交感神经换神经元的地方，神经节细胞的轴突分布到心脏的窦房结、房室结和心肌等。心内神经节细胞存在广泛的纤维联系，不但接受副交感神经的节前纤维，还接受交感神经节后纤维；不仅有心外神经纤维来源，还接受大量心内神经纤维的支配。并且心内神经节存在感觉性神经元发出中枢突到中枢感觉性核团、外周神经节及心内其他神经节细胞，参与心脏功能的中枢调节、外周短程反射环路和心内局部反射环路的构成。

过去认为，心内神经节的细胞有两类：主细胞（副交感神经节后神经元）和小强荧光细胞（嗜铬细胞）。前者乙酰胆碱酯酶组织化学染色呈阳性反应；后者分布于神经节细胞之间或心内神经节旁，儿茶酚胺荧光组织化学反应阳性。1995 年 Edwards 利用电生理和形态学相结合方法将神经节细胞分为 3 种。①S 细胞（Synaptic cyte）：体积小，为单极细胞，很少接受迷走神经的突触传递，而接受来自心脏自身投射纤维的影响，所以该细胞可能与心脏功能调节的外周反射活动有关。②SAH 细胞（Synaptic after hyper polarization cyte）：体积较大，一半以上的细胞属于多极神经元，其余是单极神经元或双极神经元。接受副交感神经的突触传递，产生超极化后延迟的动作电位，因而认为该类细胞可能是中枢神经系统支配心脏的神经的中继神经元。这类细胞也接受心内投射纤维的兴奋性突触而产生阈下兴奋，当阈下兴奋叠加达到阈电位时，也可产生动作电位，因而，该细胞也可能参与心脏功能调节的外周反射。③P 细胞（Pacemaker cyte）：在形态上近似 SAH 细胞，比 S 细胞大，多为双极神经元或假单极神经元。功能上可能属于感觉神经元，并有突起投射到 S 细胞和 SAH 细胞，对其活动进行调节。

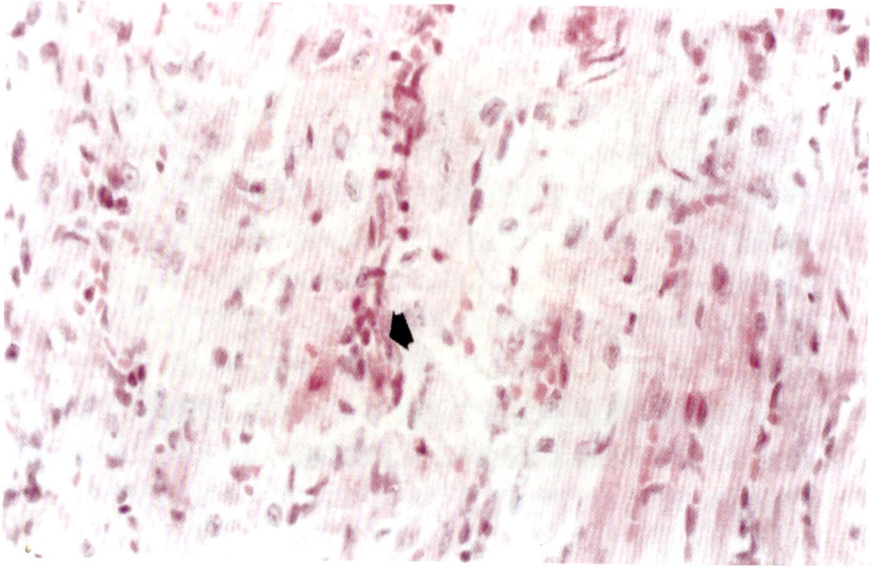

图 9－1　大鼠窦房结内神经末梢　HE 染色，×200

神经末梢染成紫色，细胞纵横交织，末端稍膨大。图右下角为相互平行的普通心房肌纤维，其间夹有毛细血管。图左侧 2/3 部分为窦房结组织，细胞杂乱，含大量 P 细胞、胶原纤维和毛细血管

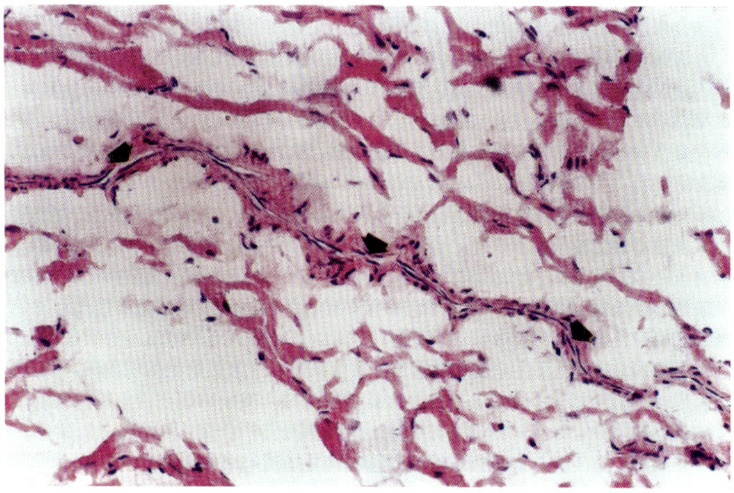

图 9-2 成年人心房内神经纤维 恒冷切片机切片，HE 染色，×200

箭头示一条纵切的神经纤维，轴心部位有细索形的施万细胞核，深蓝色。施万细胞周围有许多纤维细胞。图其余部分为心肌细胞。心肌细胞排列松散，是冰冻切片的特征之一

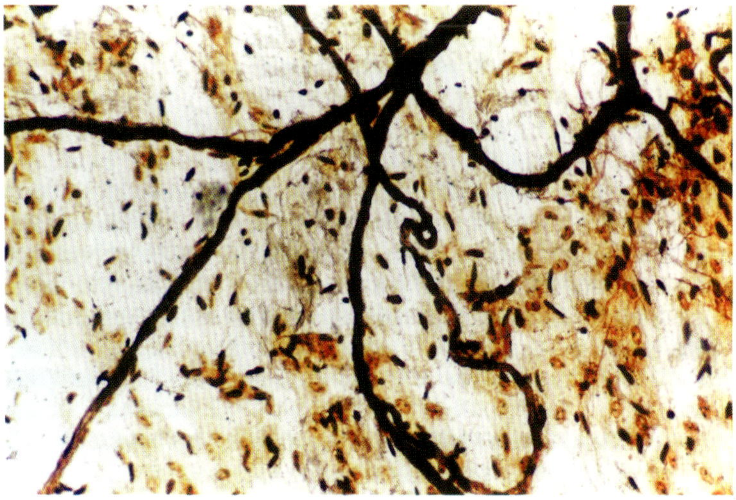

图 9-3 成年人心室内神经纤维 银染色，×200

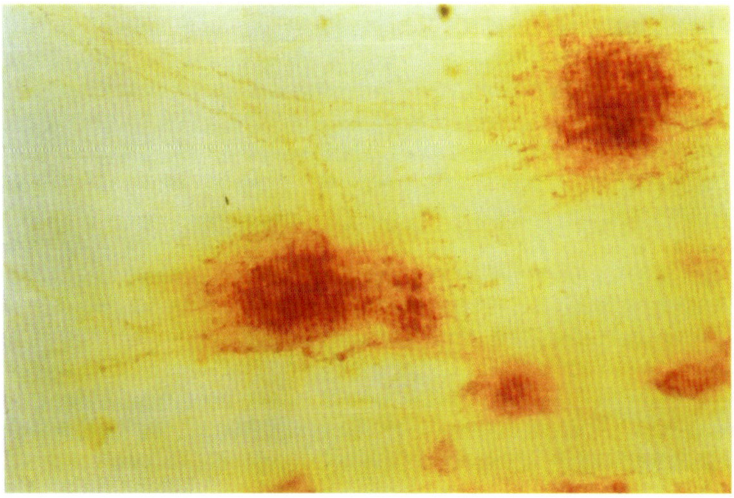

图 9-4 幼猪左心房心内膜下神经末梢 Lewis-Shute 染色，×40

（翻拍自 Robert 等著的 *Cardiac Anatomy*）

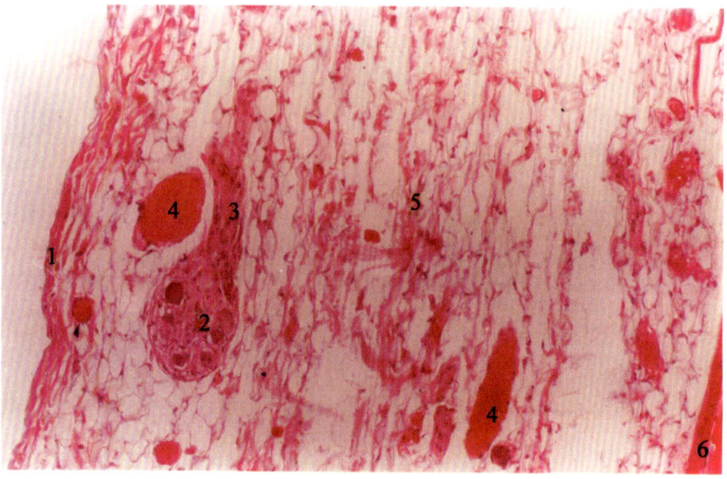

图9-5　成年人心外膜下神经节　　HE染色，×66

1. 心外膜　2. 神经节　3. 神经纤维　4. 血管，其中的血细胞已溶解　5. 外膜下组织，有大量疏松结缔组织构成　6. 心房肌纤维

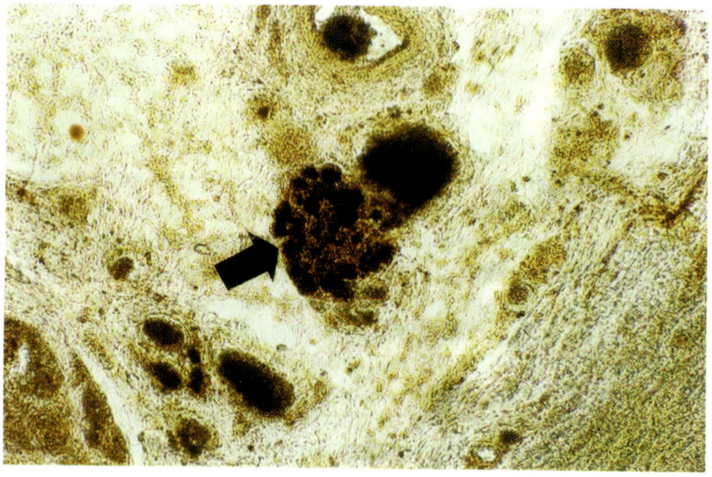

图9-6　胎儿心外膜下神经节　　乙酰胆碱酯酶显色，Koelle染色，×200

此染色法为硫代胆碱法显示乙酰胆碱酯酶。箭头示神经节染成棕黑色，其余圆和椭圆形的棕色区为血管断面，右下方为心房肌

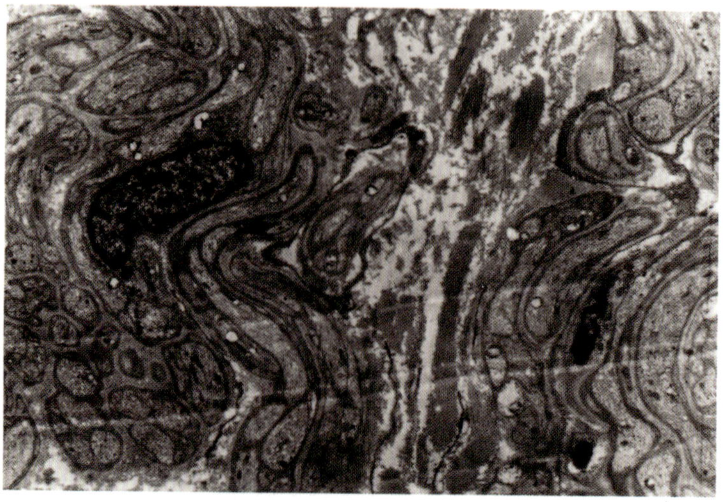

图9-7　山羊心内神经纤维　　×2 500

左侧和右上角为神经纤维横断面，其余多为纵切面，有两个带核的神经胶质细胞

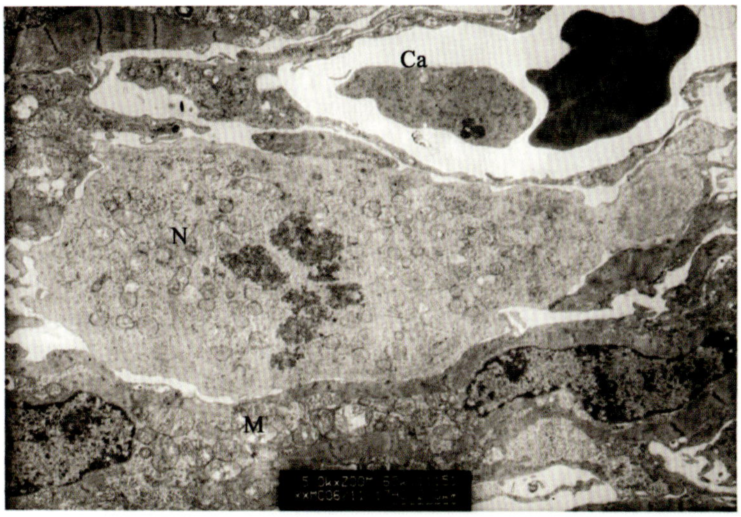

图 9－8　心肌细胞之间的神经末梢　　×5 000

N 示神经末梢；Ca 示毛细血管，其中有两个血细胞；M 示心肌细胞

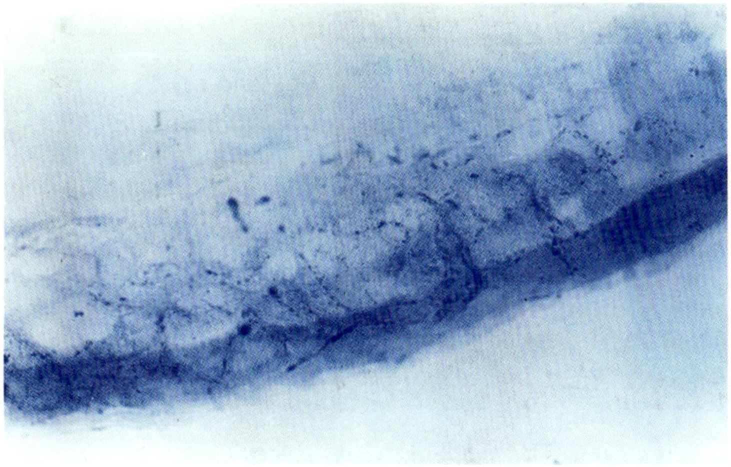

图 9－9　豚鼠窦房结一氧化碳合酶阳性神经纤维　　酶组织化学染色，×40

窦房结内的神经纤维呈串珠样相互连接成网

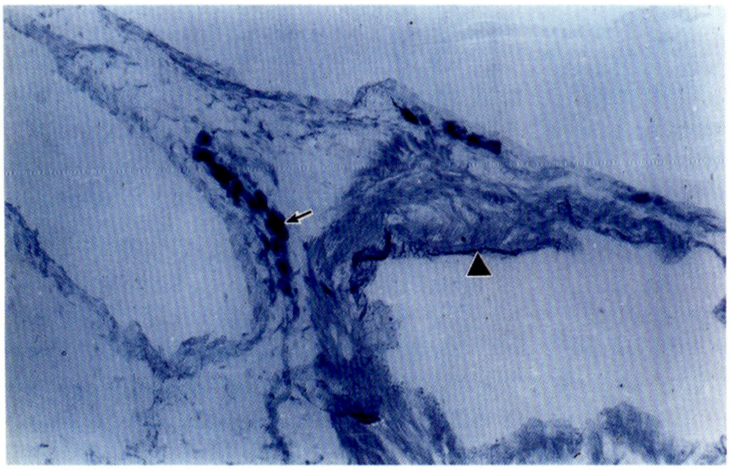

图 9－10　豚鼠窦房结区一氧化碳合酶阳性神经元和神经纤维

酶组织化学染色，×200

箭头（↑）示神经元，三角（▲）示神经纤维

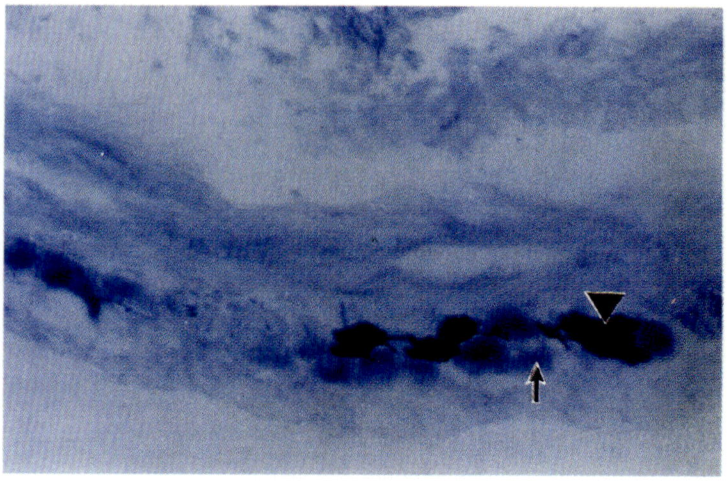

图 9－11　豚鼠窦房结一氧化碳合酶阳性神经元　　酶组织化学染色，×400

三角示一氧化碳合酶强阳性神经细胞，箭头示弱阳性神经细胞

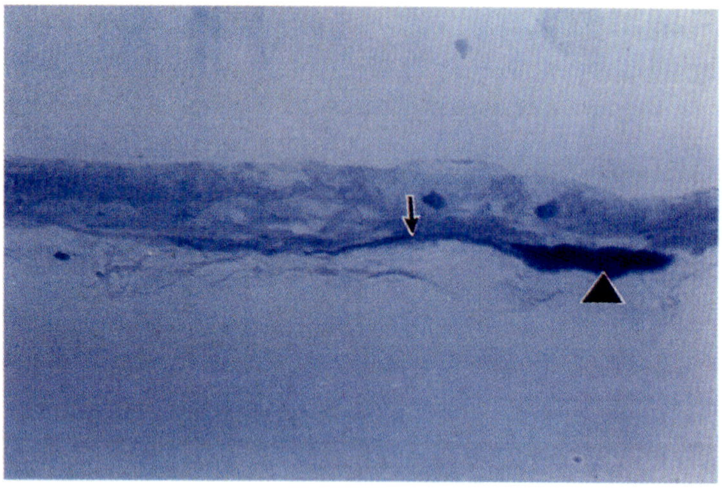

图 9－12　豚鼠窦房结一氧化碳合酶阳性神经元和神经纤维

酶组织化学染色，×200

显示窦房结内一个完整的神经元，三角示神经元胞体，箭头示神经元突起

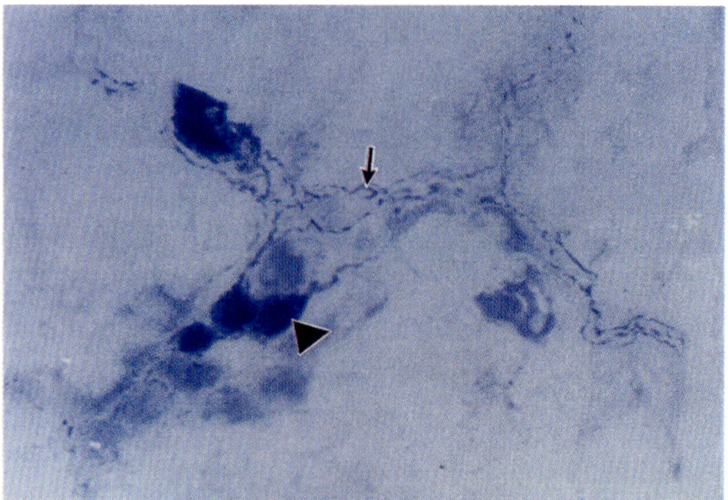

图 9－13　豚鼠右心房后壁一氧化碳合酶阳性神经元和神经纤维

酶组织化学染色，×200

三角（▲）示神经元，箭头（↑）示神经纤维

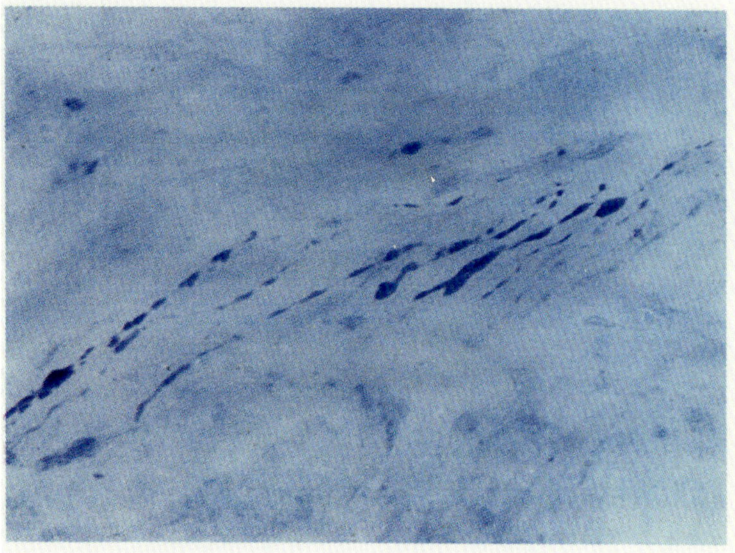

图 9－14　豚鼠室间隔一氧化碳合酶阳性神经纤维　　酶组织化学染色，×200

第十章　心的淋巴管

Chapter 10　Cardiac Lymphatic Vessels

心脏的淋巴管道包括毛细淋巴管、淋巴管和淋巴干。吸收、运输组织液中不能由静脉回流的大分子物质，是对静脉回流的重要补充，对维持心肌正常代谢、心肌细胞内环境的稳定起着重要作用。

心脏淋巴网络广泛分布于心内膜、心肌层和心外膜下及房室各瓣膜的尖端、窦房结及房室传导系统，而且心室的密度远大于心房，这些结构特点在维持心脏微环境的动态平衡方面起着重要作用（Chumakov ，1996）。有关动物心脏的淋巴研究较多，人的较少。不同哺乳动物之间、哺乳动物与人之间的心脏淋巴解剖有许多相似之处，但也存在着细微的差别。

毛细淋巴管（lymphatic capillary）是淋巴管道的起始段，位于心组织间隙内，以膨大的盲端起始，相互吻合成网。一般组织切片很难清楚地显示其完整结构，并不易与心肌细胞间隙区别。用免疫组织化学或免疫荧光技术可以清楚地显示出心肌毛细淋巴管和淋巴管。毛细淋巴管管壁由内皮细胞构成，无基膜，管壁上无周细胞，但有锚丝。毛细淋巴管的管径粗细不等，比毛细血管粗，通透性比毛细血管大。毛细淋巴管的分支和吻合丰富，再生能力较强，其口径可随功能状态和年龄而变化，幼儿期或淋巴生成活跃时口径增加。心肌细胞周围的毛细淋巴管和毛细血管的比例为 1∶1（Guo，2013）。一些大分子物质，如蛋白质、细菌和癌细胞等比较容易进入毛细淋巴管。

淋巴管（lymphatic vessel）由毛细淋巴管汇集而成，管壁的组织结构似静脉，也分为内、中、外 3 层，但管壁较薄，瓣膜较多，瓣膜附近的管腔略扩张呈窦状，使充盈的淋巴管呈串珠样。淋巴管之间交通吻合十分广泛，为建立侧支奠定了基础。毛细淋巴管和淋巴管用一般 HE 染色，光镜下不易辨认，不易与毛细血管鉴别。采用 5′－核苷酸酶－碱性磷酸酶组织化学双重染色法，使毛细淋巴管呈现褐色或棕褐色，毛细血管呈现蓝色，使二者明显有别。

淋巴管内膜由内皮和薄层的内皮下层组成。相邻内皮细胞由桥粒相连，基膜完整。内皮下层为一层菲薄的弹性纤维网。中膜由不完整的一层或数层平滑肌组成。平滑肌排列不规则，呈螺旋状，平滑肌间有少量的弹性纤维。外膜比较厚，含纵行的胶原纤维束，束间有弹性纤维。外膜分布有营养血管和神经。

淋巴管的瓣膜多成对配布，是内膜向管腔内褶皱而成，其表面为内皮，中间为薄层结缔组织。瓣膜基部的淋巴管壁常轻度缩窄，使淋巴管壁呈现周期性的梭形扩张，外观呈现串珠样。瓣膜的功能是防止淋巴液逆流。

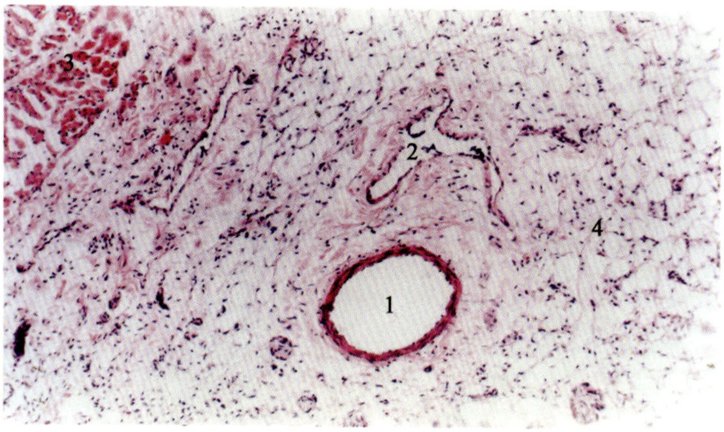

图 10－1　山羊心外膜淋巴管　HE 染色，×100

1. 小静脉　2. 淋巴管，有两条，右侧者形态不规则，内有 3 个瓣膜；左侧者扁长，内有两个瓣膜，一大一小　3. 心肌　4. 结缔组织，内含脂肪细胞

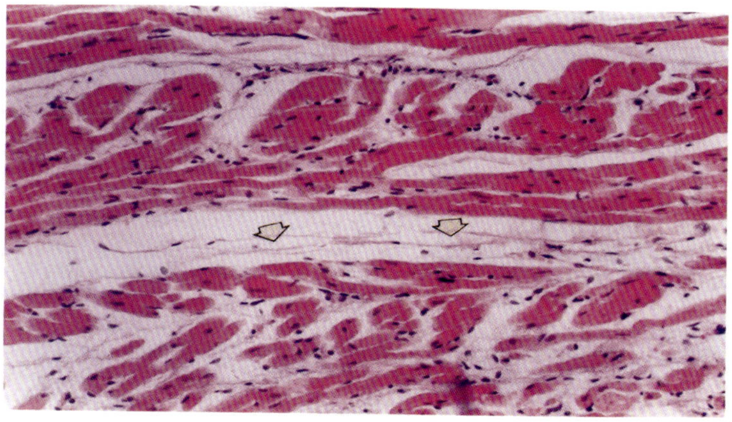

图 10－2　山羊心肌间的淋巴管纵切面　HE 染色，×200

箭头为淋巴管，其余（红色）为心室肌

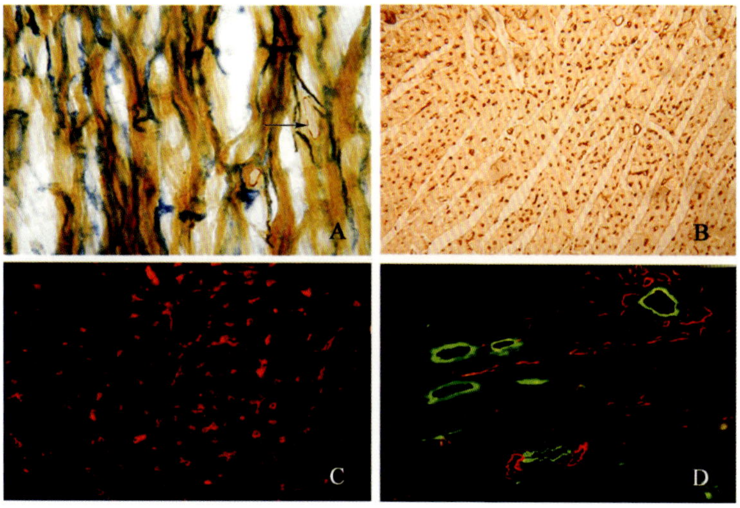

图 10－3　心肌淋巴管道的分布　A. 酶组织化学染色；B. 免疫组织化学显色；C. D. 免疫荧光显色，×200

A. 蓝色为碱性磷酸酶活性所在部位，示毛细血管；棕色为 5－核苷酸酶活性部位，示淋巴管（↑指示）。B. 免疫组织化学显示心肌间布满了大小不等的淋巴管横切面，提示心肌淋巴管十分丰富。C. 红色为粗细不等的淋巴管切面。D. 为小血管（绿色）和淋巴管（红色）共表达

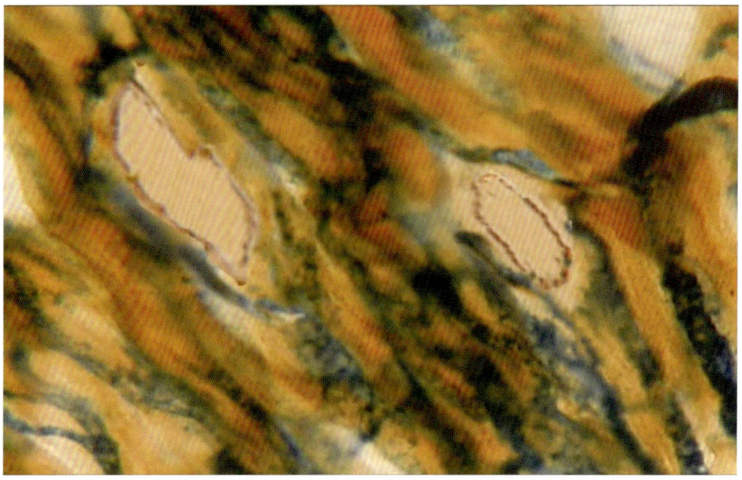

图10－4　心肌间的淋巴管和毛细血管　酶组织化学染色，×400
蓝色为碱性磷酸酶的活性部位，示毛细血管；棕色为5－核苷酸酶的活性部位，示淋巴管

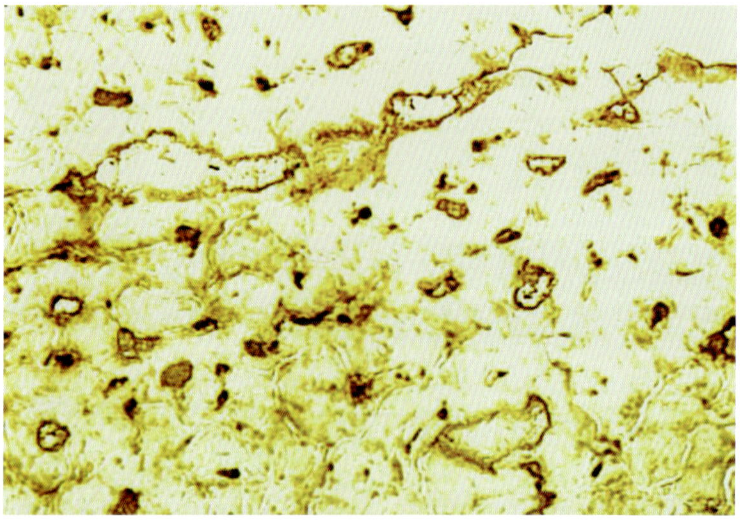

图10－5　心肌淋巴管道的横切面　免疫组织化学显色，×400

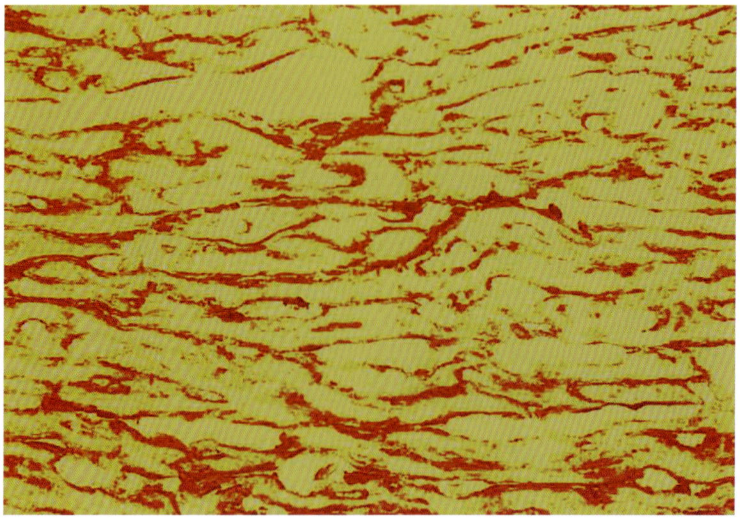

图10－6　心肌淋巴管道纵切面　免疫组织化学显色，×400
纵行的淋巴管粗细不等，相互平行，并交织成网。提示心肌间的毛细淋巴管和淋巴管十分丰富

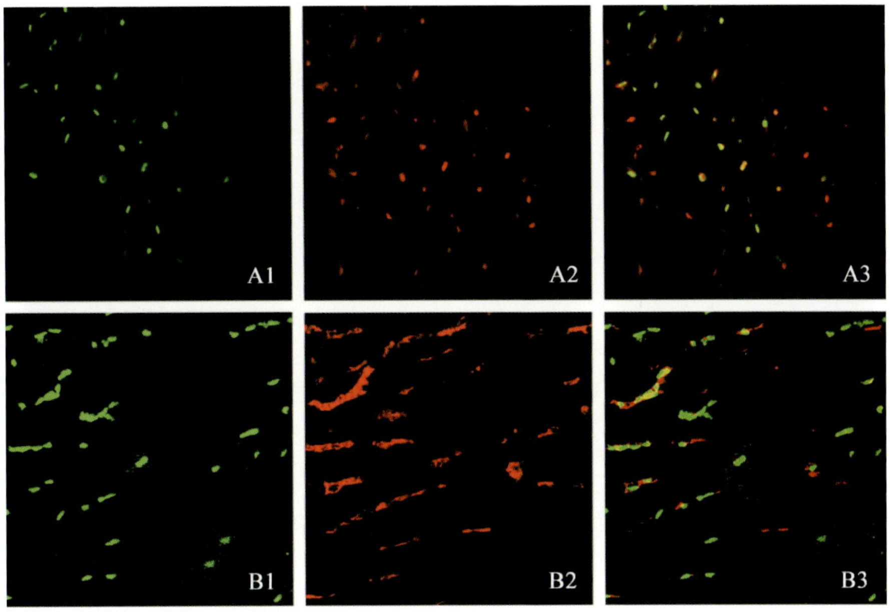

图 10－7　心肌淋巴管和毛细血管的关系　　免疫荧光显色，×400

绿色示毛细血管，红色为淋巴管道。图 A 为淋巴管和毛细血管横切面，图 B 为纵切面。图 A3 和 B3 示图 A1、A2 和图 B1、B2 的叠加，显示淋巴管和毛细血管相间分布，二者均十分丰富

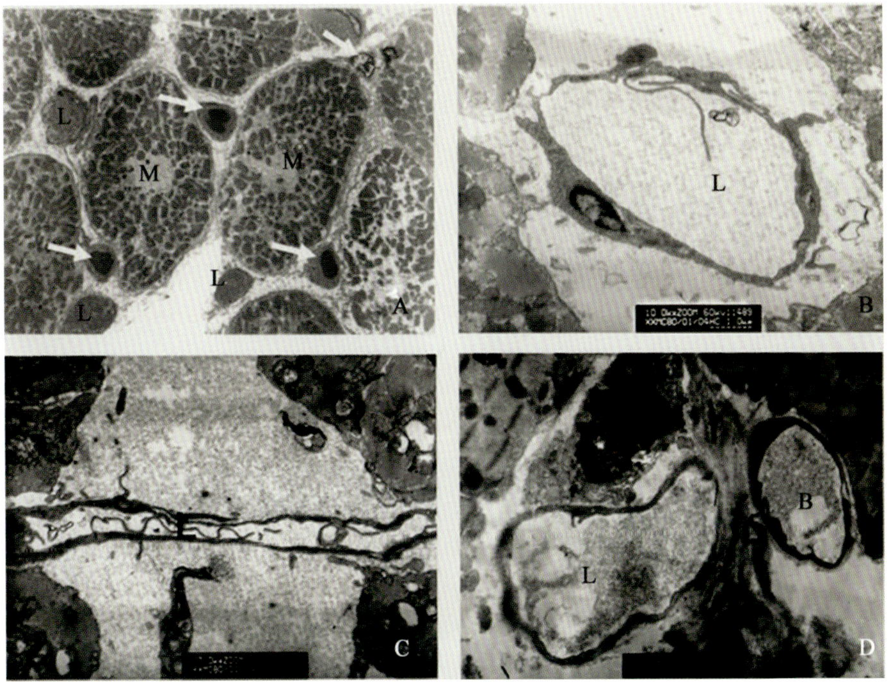

图 10－8　心肌毛细淋巴管的亚微结构

A. 毛细淋巴管和毛细血管横切面，箭头示毛细血管。此图显示毛细淋巴管与毛细血管1∶1的比例关系。B. 淋巴管横切面。C. 淋巴管纵切面。D. 毛细淋巴管和毛细血管并列存在

L 示毛细淋巴管；M 示心肌细胞；B 示毛细血管

第十一章　心瓣膜和中心纤维体

Chapter 11　Cardiac Valves and Central Fibrous Body

心瓣膜包括左房室瓣、右房室瓣、主动脉瓣、肺动脉瓣、下腔静脉瓣、冠状窦瓣等，分别位于左右房室口、主动脉口、肺动脉口、下腔静脉口和冠状窦口。这些瓣膜顺血流开启，逆血流关闭，是决定血液在心腔内定向流动的重要结构。

一、房室瓣

房室瓣（atrioventricular valves）包括位于左房室口的二尖瓣和右房室口的三尖瓣。二尖瓣分为前瓣和后瓣，瓣膜的游离缘垂入左心室腔，通过左心室的腱索附着于左心室腔的乳头肌上。三尖瓣分为前瓣、后瓣和隔侧瓣，瓣膜游离缘垂入右心室腔，并通过右心室的腱索附着于右心腔的乳头肌上。

房室瓣由心内膜折叠而成。瓣膜内有薄层致密结缔组织，基部与纤维环相连。有些成年动物瓣叶的深层（靠边心壁侧）有从纤维环下行的胶原纤维层（板），一直向下延伸到瓣叶的中部。它和致密结缔组织一起对瓣膜起加固作用。在瓣膜近基部，通常有少许平滑肌和巨噬细胞。瓣膜各部位均布满纤细的胶原纤维和弹性纤维，纤维细胞散布于纤维网之中。瓣膜的游离缘由腱索和乳头肌相连，以防止心室收缩压力增高时瓣膜反转。

在三尖瓣隔侧瓣和二尖瓣前瓣的后份，于瓣膜心腔面的内膜下常见到典型的心肌纤维。这些肌纤维上方起源于房间隔肌，向下延伸入隔侧瓣和前瓣内。在犬隔侧瓣内最远伸至 2. 00 mm，前瓣最远达3. 70 mm。这些心肌具有典型的横纹和闰盘，与普通心肌完全相同。瓣膜内的心肌收缩，可使瓣膜主动上提，对房室口的关闭起一定的动力作用。

二、动脉瓣

动脉瓣（artery valves）包括主动脉瓣（aortic valves）和肺动脉瓣（pulmonary valves）。两组瓣膜均呈半月形，故又称半月瓣。瓣膜的基部分别附着于主动脉和肺动脉壁，瓣膜与动脉壁之间形成开口向上的袋状。动脉瓣的主要功能是心室舒张时阻止血液向心室反流。

动脉瓣也是由内膜折叠而成。在瓣膜游离缘的中心，每瓣有一小椭圆形的加厚部，名小结。动脉瓣向动脉壁的一面，内有胶原纤维和弹性纤维，起加强作用，以承受瓣膜关闭时逆流的血液压力。在纤维之间分布有大量的纤维细胞和成纤维细胞。主动脉瓣和肺动脉瓣正常时没有血管，但动脉瓣的基部可见小血管和平滑肌细胞，瓣膜内一般不含淋巴管，在动脉瓣的基部分布有极微弱的神经网。在长期的较大的机械压力作用下，尤其是在高血压状态下，主动脉瓣内的胶原纤维易断裂形成间隙，有利于钙盐沉着而发生钙化。钙化斑除发生于瓣膜本身外，常同时累及主动脉壁和瓣膜下心室壁、二尖瓣前瓣和室间隔膜部。

三、中心纤维体

中心纤维体（central fibrous body）又名右纤维三角（right fibrous trigon），位于左、右房室口与主动脉口之间，是心纤维骨骼的一部分。中心纤维体前方与室间隔膜部延续，向后发出一圆形纤维束称为

Todaro 腱。

人的中心纤维体是由致密结缔组织构成的，其中含有较多的胶原纤维和纤维细胞。成人的胶原纤维上下纵行，小儿的胶原纤维杂乱、无规律。这与心肌收缩所产生的力学有关。胎儿中心纤维体的中心部成纤维细胞和基质较多，胶原纤维较少，后者主要分布于周边部分。胎儿时期中心纤维体的细胞的密度较高，细胞核较大，核仁清晰，细胞之间可见较多的小血管，而成人的细胞相对稀疏，中心部有许多细胞的细胞质呈现大亮区，细胞核比较小。说明胎儿期中心纤维体是一种不成熟的组织，正处于迅速发育阶段。胎儿中心纤维体几乎呈水平位，成人近乎矢状位。在中心纤维体心房面较为平坦，在室间隔面中心纤维体向下呈树根状伸入室间隔内，向两侧伸入三尖瓣隔侧瓣和二尖瓣前瓣形成瓣膜的胶原纤维层。在室间隔收缩时，这种树根样结构，使中心纤维体和室间隔连接得更加牢固。老年人的中心纤维体可钙化，甚至骨化。由于房室束穿行于中心纤维体之中，中心纤维体的异常可能会造成房室传导阻滞，因此，对此的研究甚多。

不同动物的中心纤维体在组织结构上存在差异。牛、羊为骨组织，犬、猫和猪为软骨组织，兔的中心纤维体内有类似软骨样的细胞。小鼠的中心纤维体小而不明显，由结缔组织构成，有人发现骆驼的心脏不存在中心纤维体。犬和猪中心纤维体的软骨组织，主要见于中心纤维体的中部，也见于心脏骨骼的其他部位，如主动脉基部、室间隔膜部上方等。狗和兔中心纤维体后部常见到脂肪浸入。羊中心纤维体中心部存在典型而又丰富的骨髓组织。

四、房室结细胞岛

房室结细胞岛（archipelagos of atrioventricular node）是指房室结深层深入中心纤维体内的结细胞群。这些细胞群大小不等，一般位于中心纤维体的右侧部（浅部细胞岛），也有少部分深达左侧部（深部细胞岛）。在水平切面和矢状切面上偶见到细胞岛呈纵向细胞束，形似襻状。因此，从三维角度考虑，细胞前后端均与房室结主体相连。实际上，它们是房室结向中心纤维体内岔入的细胞束。细胞岛在胎儿时期多见，随年龄增长，细胞岛逐渐减少。结细胞岛随年龄变化减少，属于正常结构，很可能结细胞岛是人类心脏所独有。

五、Todaro 腱

Todaro 腱为前端附着于中心纤维体、后端在冠状窦嵴处连于下腔静脉瓣的腱性组织。此腱在儿童心脏易从心腔内表面上确认并解剖出来。随年龄增加，腱的后部为肌性组织所代替。Todaro 腱有少数分为两股，一股延伸入下腔静脉瓣，另一股延伸入冠状窦瓣。

Todaro 腱的长度儿童平均为 10. 36 mm，成人平均为 15. 47 mm，但成人大多数腱性部只占前 2/3。腱宽一般不到 1 mm。腱的粗细程度似与下腔静脉瓣残留部分的大小有关。房间隔一些纤维也连于此腱上，因此，Todaro 腱的作用除了支持和牵拉下腔静脉瓣和冠状窦瓣，以防止血液倒流或引导血流方向外，对房间隔下部的心肌也有一定的支持和固定作用，使此区心肌收缩时，尽量减少对房室结的牵拉影响。

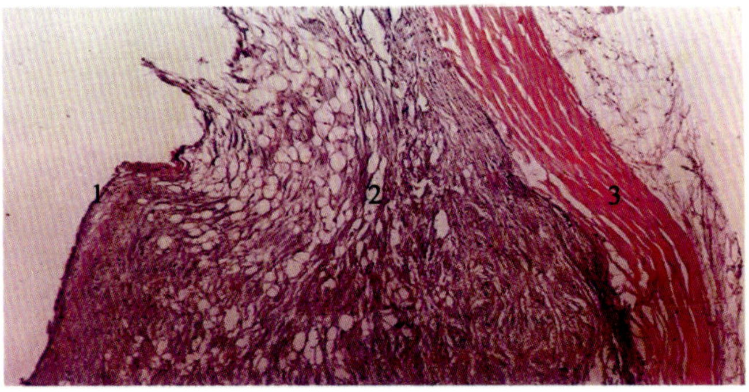

图 11 -1　犬三尖瓣后瓣（中部）纵切面　　HE 染色，×100

1. 心内膜　2. 致密结缔组织，其中有散在的脂肪细胞　3. 胶原纤维束（板），靠近瓣膜基部的胶原纤维束较厚，越向尖部越薄

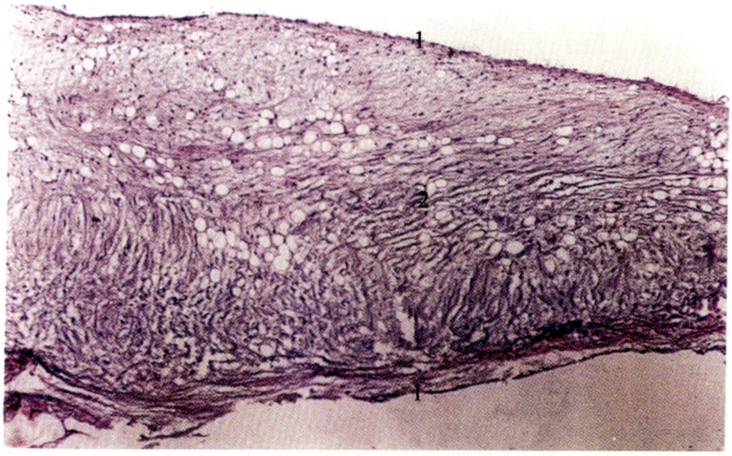

图11-2　犬三尖瓣后瓣（尖部）纵切面　　HE染色，×100

1. 心内膜　2. 致密结缔组织，其中有散在的脂肪细胞　3. 胶原纤维束（板），靠近瓣膜基部的胶原纤维束较厚，越向尖部越薄

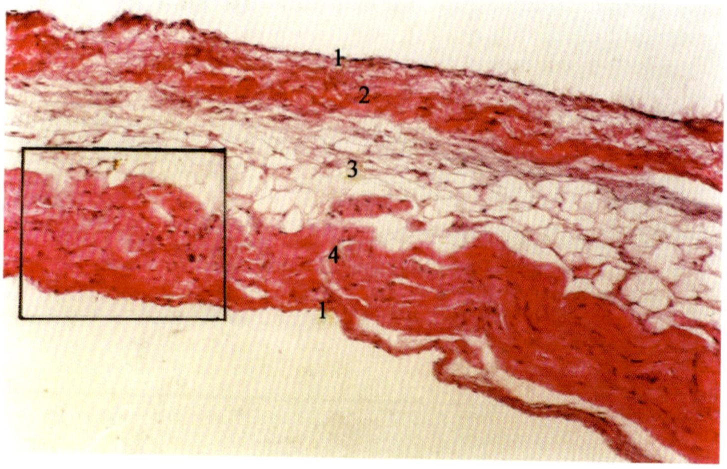

图11-3　犬二尖瓣纵切面　　HE染色，×40

1. 心内膜　2. 瓣膜内的心肌组织，心肌位于心内膜下，心肌细胞走向与心瓣膜长轴一致　3. 结缔组织，其中含有较多的脂肪细胞　4. 心肌层，为典型的心肌细胞，细胞之间有闰盘存在

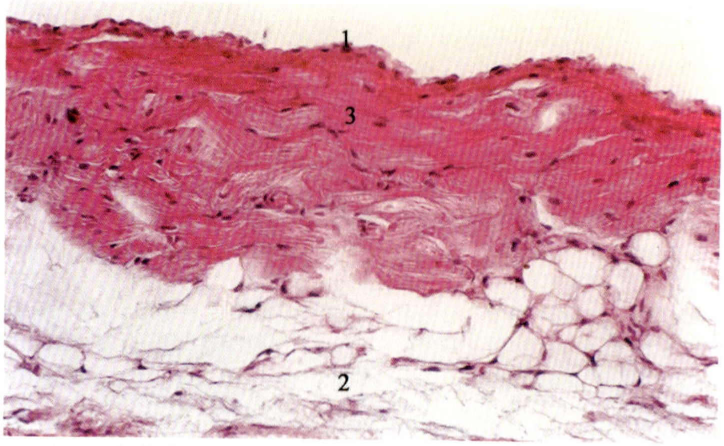

图11-4　二尖瓣内心肌高倍图　　图11-3方框的放大，HE染色，×400

1. 心内膜，内皮细胞排列规则，细胞核呈深蓝色　2. 结缔组织层，其中含有较多的脂肪细胞　3. 心肌层，为典型的心肌细胞，细胞之间有闰盘存在

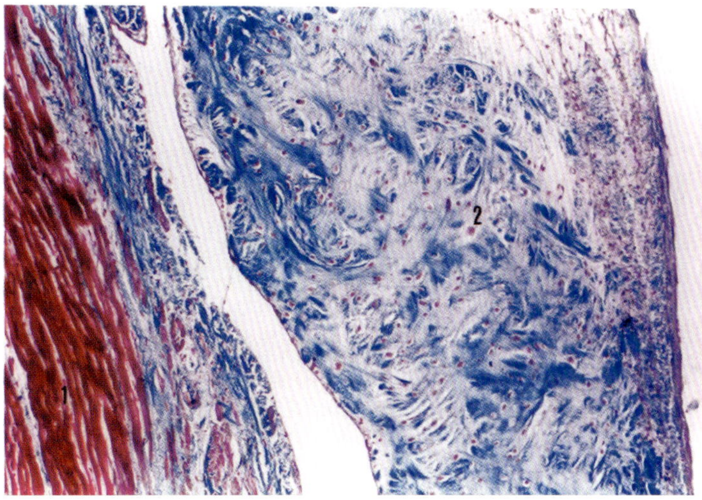

图 11-5　山羊三尖瓣的胶原纤维　　Masson 染色，×40

1. 室间隔肌，呈深红色　2. 二尖瓣前瓣，绿色为胶原纤维

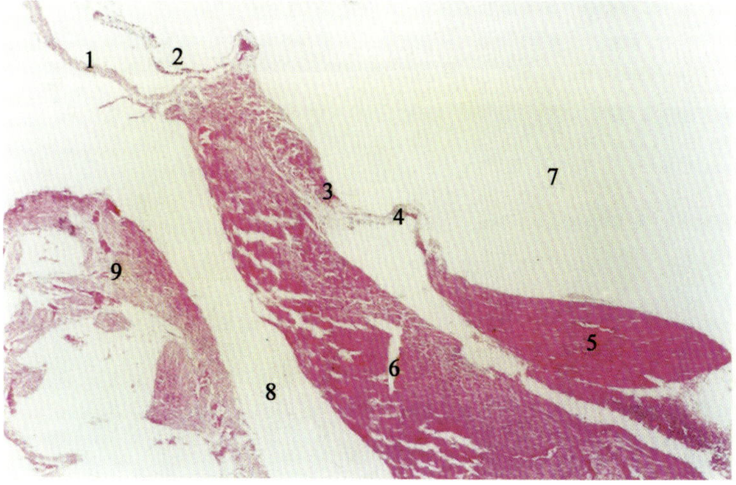

图 11-6　大鼠二尖瓣复合体　　HE 染色，×40

1. 主动脉壁　2. 主动脉瓣　3. 二尖瓣，瓣膜内有心肌纤维　4. 腱索　5. 乳头肌　6. 室间隔　7. 左心室腔　8. 右心室腔　9. 右心室壁

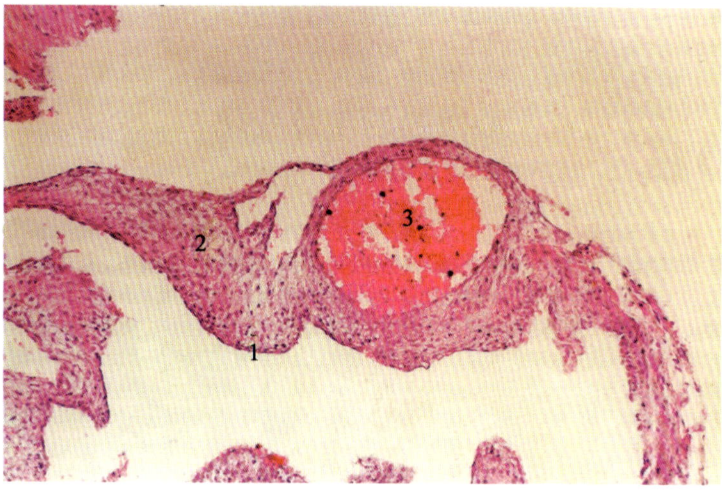

图 11-7　胎儿三尖瓣隔侧瓣内的小血管　　HE 染色，×100

1. 内皮　2. 致密结缔组织　3. 小血管，其中含有较多的红细胞

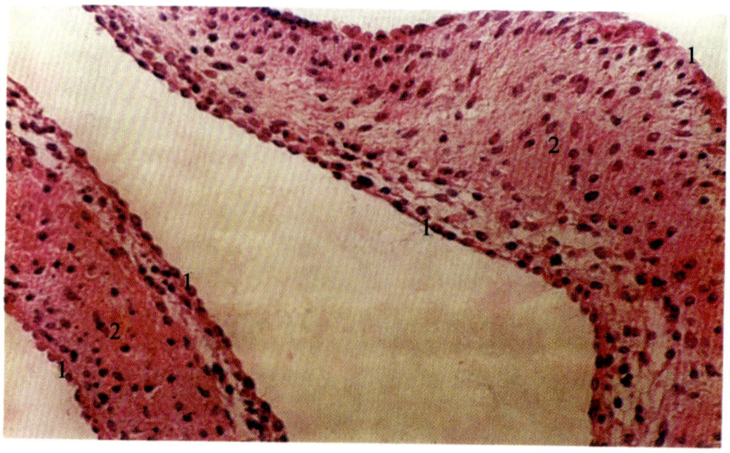

图 11－8　胎儿主动脉瓣纵切面　　HE 染色，×100

1. 内皮层，内皮细胞核大，椭圆形　2. 致密结缔组织，靠近内皮部分的细胞平行排列

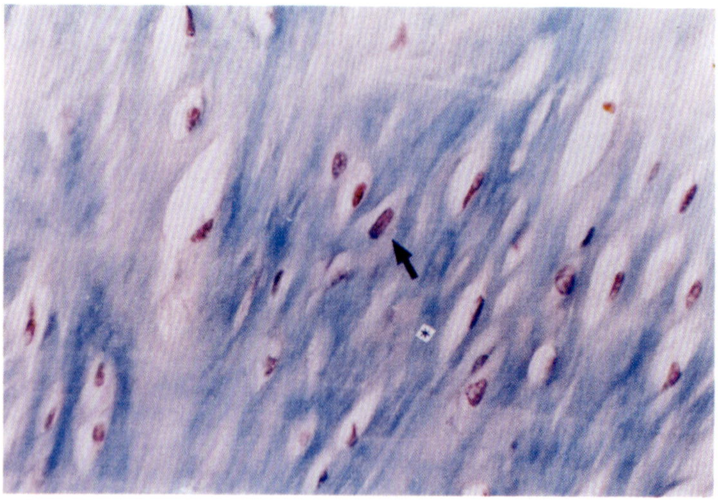

图 11－9　成年人中心纤维体（中部）冠状切面　　Masson 染色，×400

浅蓝色为胶原纤维（＊指示），↑示成纤维细胞，分散于纵行的胶原纤维束之间。细胞核染成红色，在细胞核周围呈现大亮区

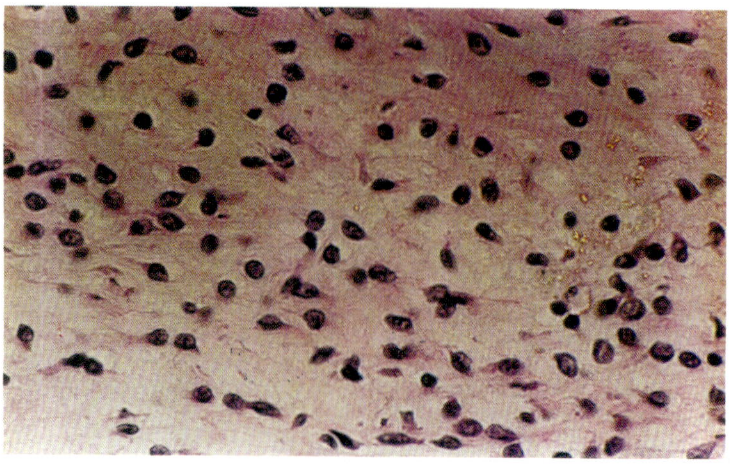

图 11－10　胎儿中心纤维体（中部）冠状切面　　HE 染色，×400

图中可见大量的成纤维细胞，细胞核大，核仁清楚。细胞间有粉红色胶原纤维，排列杂乱。与图 11－9 比较，胎儿中心纤维体内细胞相对较多，细胞核较大，胶原纤维较少

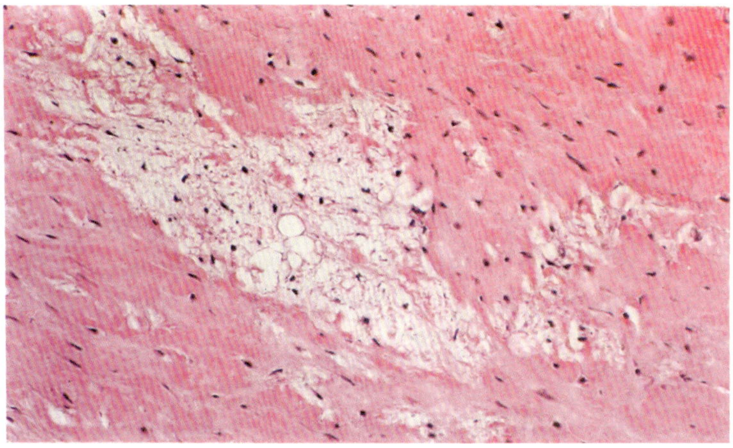

图 11－11　犬中心纤维体（后部）冠状切面　　HE 染色，×100

图中央部分出现大片疏松区域，该区域内胶原纤维明显减少，并出现大空泡结构。周边为致密结缔组织

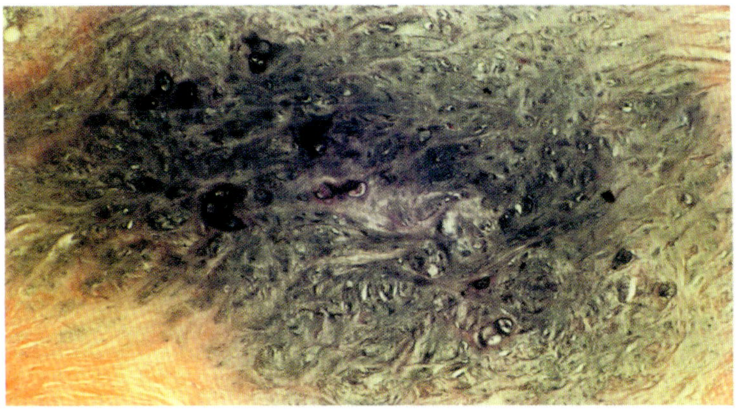

图 11－12　犬中心纤维体冠状切面　　HE 染色，×400

图中央部分蓝色区域为软骨化区，其中散布有软骨细胞群，细胞间的基质强嗜碱性。图周边红色区主要为胶原纤维

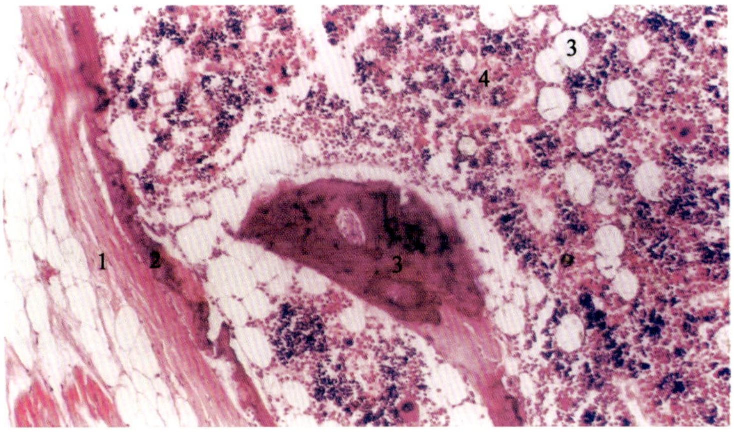

图 11－13　山羊中心纤维体的造血组织　　美蓝－天青－伊红染色，×40

1. 胶原纤维　2. 骨组织　3. 骨小梁　4. 骨髓组织

中心纤维体的骨小梁分两类，一是由骨细胞和间质构成的典型的骨小梁；二是由钙盐沉积形成的针样结构。小梁交织成网，骨髓组织散在其中。骨髓组织中有不同发育阶段的血细胞、巨噬细胞、少量网状细胞和内皮细胞。在中心纤维体外围有一薄骨组织壳环绕。骨壳的外围是相互平行的胶原纤维。目前尚不能肯定中心纤维体的造血组织是否为山羊所独有

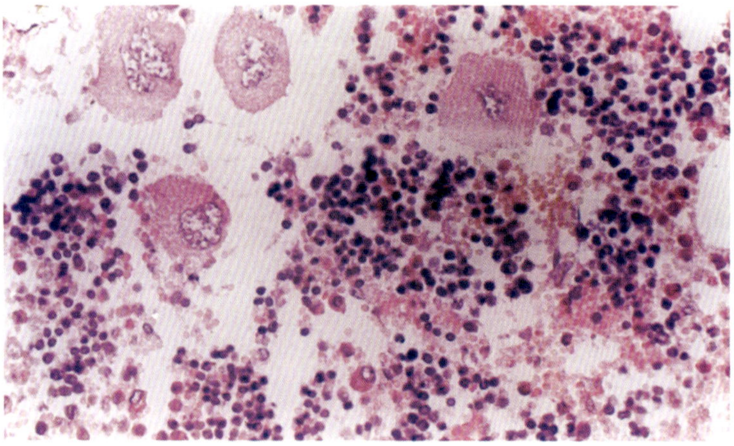

图 11－14　山羊中心纤维体的骨髓组织　　美蓝－天青－伊红染色，×400

为图 11－13 的放大，图中可见较大的巨核细胞、网状细胞和不同发育时期的血细胞

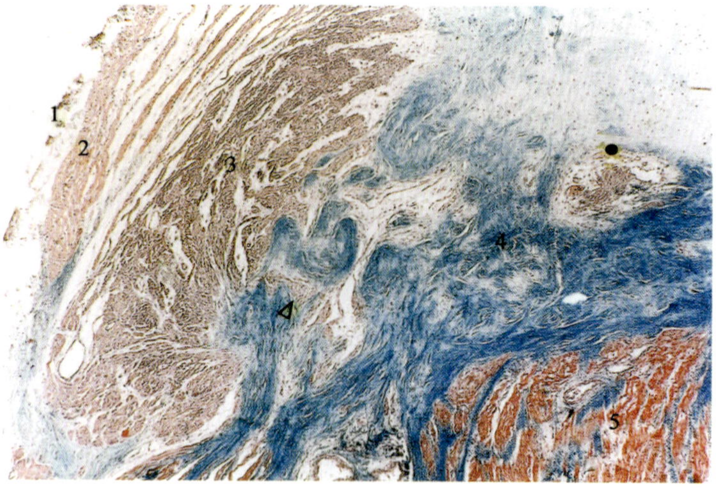

图 11－15　胎儿中心纤维体和房室结的冠状切面　　Masson 染色，×40

1．心内膜　2．房室结的覆盖层　3．房室结　4．中心纤维体，△示浅部结细胞岛，●示深部结细胞岛　5．室间隔（广西医科大学劳明提供）

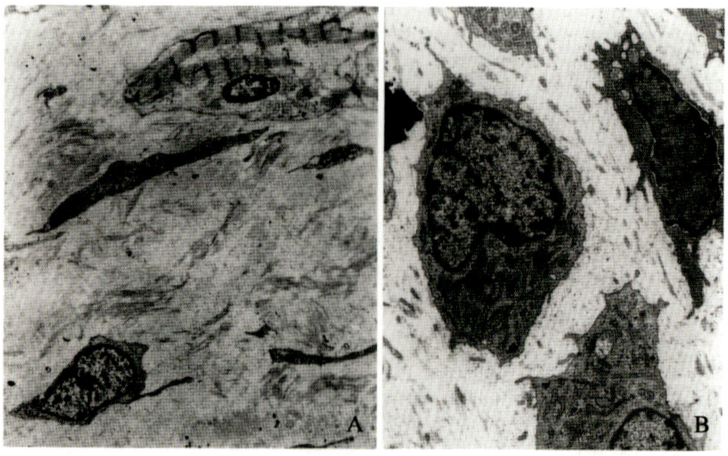

图 11－16　成年人中心纤维体的亚微结构　　A×3 000，B×3 500

A．中心纤维体近房室结处。上方为房室结深层进入中心纤维体的孤立的移行细胞，左下为典型的成纤维细胞，3 个深色条索状结构为没有切到细胞核的纤维细胞，细胞间有疏松的胶原纤维。B．中心纤维体深部的纤维细胞和成纤维细胞（广西医科大学劳明提供）

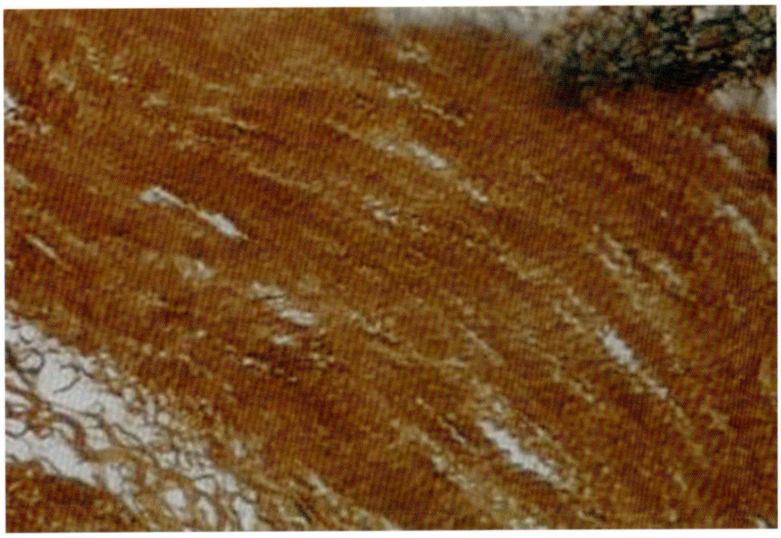

图 11－17　中心纤维体深入室间隔的胶原纤维　　Gomori 银染色，×400

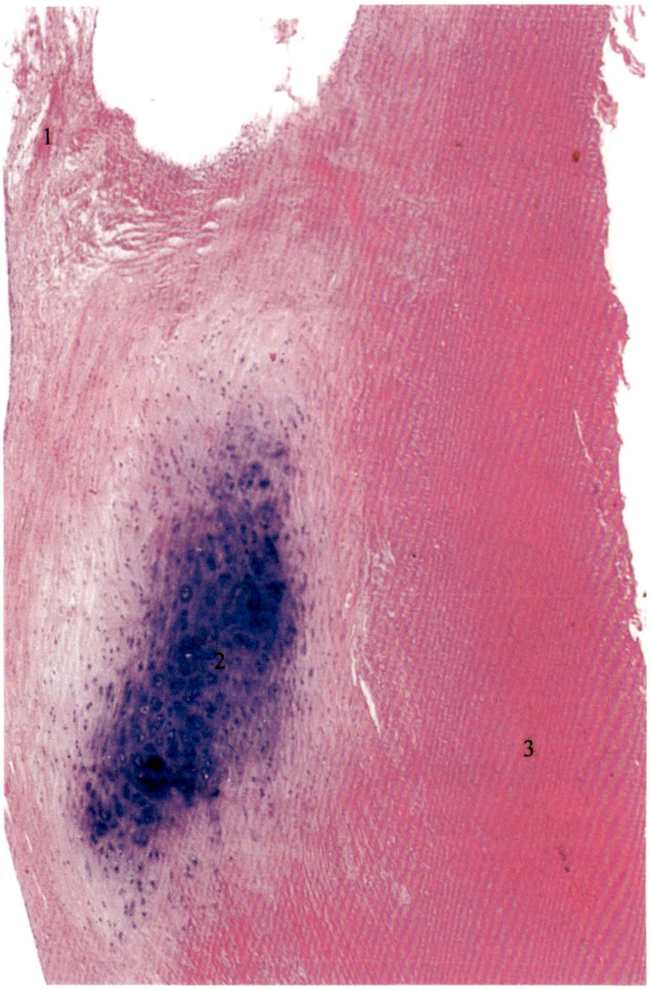

图 11－18　犬升主动脉瓣膜基部纵切面　　HE 染色，×40

1. 主动脉瓣　2. 主动脉瓣基部的动脉壁中层出现软骨化区　3. 主动脉壁

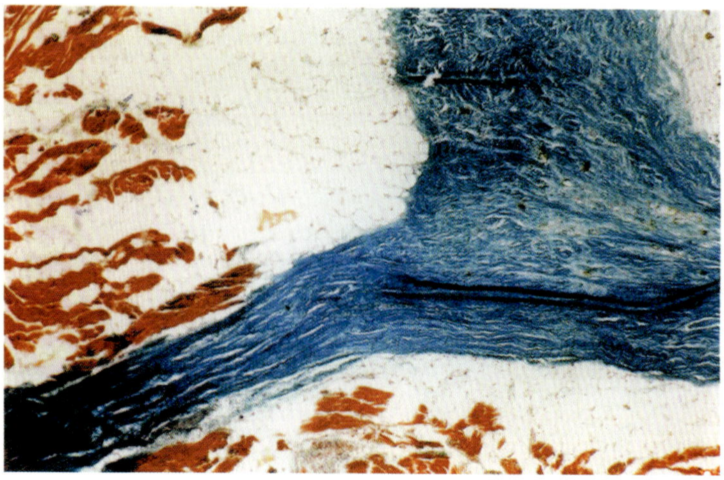

图11－19　犬 Todaro 腱前部的水平切面　　Masson 染色，×40

右侧绿色部分为中心纤维体，由此向左（后）延伸的绿色条束为 Todaro 腱的起始部，红色部分为心肌组织

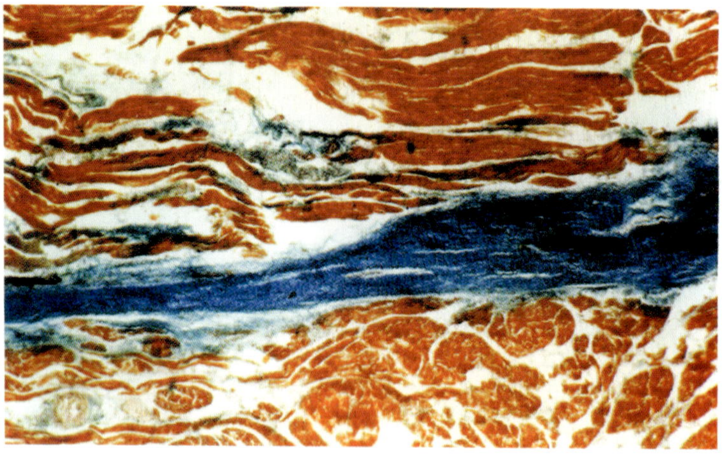

图11－20　犬 Todaro 腱中部的水平切面　　Masson 染色，×40

（图11－19～图11－21由西安医科大学凌凤东教授提供）

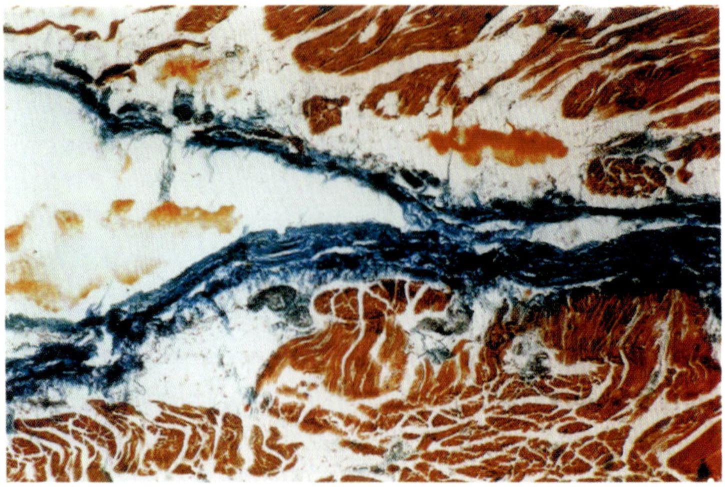

图11－21　犬 Todaro 腱后端的水平切面　　Masson 染色，×40

绿色条索为 Todaro 腱，左侧（后端）分为两束与心外膜的上皮相连，附近有神经节细胞，此处在房室交界点处形成心外膜的小凹。红色部分为心肌组织

第十二章　腱索和心室条索

Chapter 12　Tendinous Cords and Ventricular Bands

腱索是连于瓣膜和乳头肌之间的腱性结构，心室条索为左、右心室腔内的肌性或传导性结构，少数为腱性组织。二者容易混淆。前者的主要功能是在心室收缩时牵拉房室瓣，及时关闭房室口；后者主要为心室内传导通路。

腱索（tendinous cord）在光镜下的主要特征是胶原纤维特别丰富，成束，沿腱索长轴排列，与腱索承受的机械负荷相适应。纤维间借少量无定形的基质相连接。有许多成纤维细胞和纤维细胞散在于胶原纤维束间，其细胞核长形或椭圆形，顺纤维的方向成行排列。在切面上，胶原纤维呈波浪状，可能是在制片过程中组织收缩所致。腱索外面包裹一层内皮细胞，与心内膜相同（图 12 - 1、图 12 - 2）。腱索内未见到小血管和神经末梢。

心室条索（ventricular band）又名假腱索（false tendon）、节制索（moderator band）、异常条索（anomalous or aberrant band）、异常腱索（anomalous chordae tendineae）和左室条束（left ventricular band），是一种连接室间隔和乳头肌跨越心室腔，且不附着于二尖瓣的条索状结构。一般认为心室条索仅局限于左心室，实际上左、右心室均存在此结构，但右心室的出现率明显低于左心室，故我们认为称为心室条索为妥（郭志坤，2004）。心室条索肉眼可分为乳白色和暗红色两种，前者多于后者。

显微镜下发现条索大多为扁圆形。根据组织结构，左室条索分为肌性束、腱性束和混合性束 3 种类型（图 12 - 6 ~ 图 12 - 8）。肌性束主要由心肌细胞构成，腱性束主要由结缔组织构成，混合性束主要由结缔组织和 Purkinje 细胞构成。暗红色心室条索主要由心肌纤维构成，结缔组织少而疏松。乳白色者主要由致密结缔组织构成，心肌纤维少或无。除少数较细的乳白色者全部由致密结缔组织构成外，心室条索内一般都含有传导组织。所有条索外周都有致密结缔组织鞘包裹。山羊条索的轴心部分主要由 Purkinje 细胞构成，极少数含普通心肌细胞，偶尔可见到一半为心肌、另一半为 Purkinje 细胞。横切面上 Purkinje 细胞的多少一般与条索的直径成正比。索外周的结缔组织常深入索内把 Purkinje 细胞分隔为 2 ~ 5 个大小不等的细胞束，最多达 10 条。每个小束有其束膜包绕（图 12 - 5）。

心室条索内的 Purkinje 细胞质的肌原纤维稀疏、松散，细胞中肌原纤维 I 带常缩短或消失，Z 带向 A 带靠近，肌节较短，表明肌节可能处于收缩状态，提示 Purkinje 细胞不仅具有兴奋传导功能，可能还有收缩功能。免疫组织化学显示，胎儿肌性条索 Cx43 的表达不如心房和心室丰富，呈斑点状分布于心肌细胞质内和细胞膜表面。位于条索中央的传导细胞 Cx43 表达阴性，周边部的 Cx43 低水平表达，周围心肌细胞 Cx43 的表达呈阳性表达，腱性条索和条带状条索均无 Cx43 的表达。Cx43 分布密度规律是心室索 < 心房 < 心室。

山羊心室条索的细胞之间存在端 - 端和侧 - 侧细胞特化连接。大多特化连接未形成典型的闰盘结构，有些地方呈斑块样，非常局限。闰盘大多为直线状或锯齿状（图 12 - 18、图 12 - 19），阶梯样闰盘较少。特化连接的成分复杂，包括中间连接、黏着小带、缝隙连接、桥粒、半桥粒等。细胞侧面非特化区的接触面一般比较平滑。细胞之间含有大量的胶原纤维和密度不均的丝状物质。无髓神经纤维和神经末梢非常丰富。神经末梢与 Purkinje 细胞形成神经肌突触，并可见到较多的突触小泡。细胞间毛细血管丰富，穿行于 Purkinje 细胞之间（吕风华等，2005）。

人的心室条索和动物之间存在显著性差异。人和犬的 Purkinje 细胞体积密度较低，牛、羊和猪的较高。提示人条索内细胞之间的结缔组织含量较多。人和犬的 Purkinje 细胞体积较小，形态与心肌细胞相近；牛、羊和猪的 Purkinje 细胞体积较大，呈圆形或不规则形。条索内 Purkinje 细胞比心内膜下的细胞面积、核周长、核面积小，杆状细胞多见。除此之外，二者几乎无太大差异。

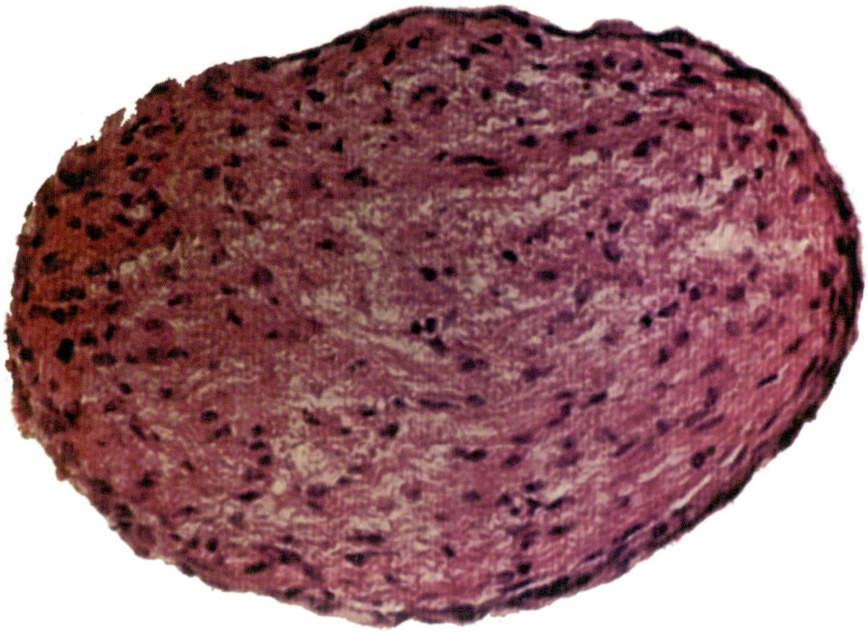

图 12－1　胎儿腱索横切面　　HE 染色，×100

腱索表面包裹一层内皮细胞。腱索浅层细胞较多，近乎同心圆排列，中心部细胞相对较少，纤维和细胞的排列规律性不明显

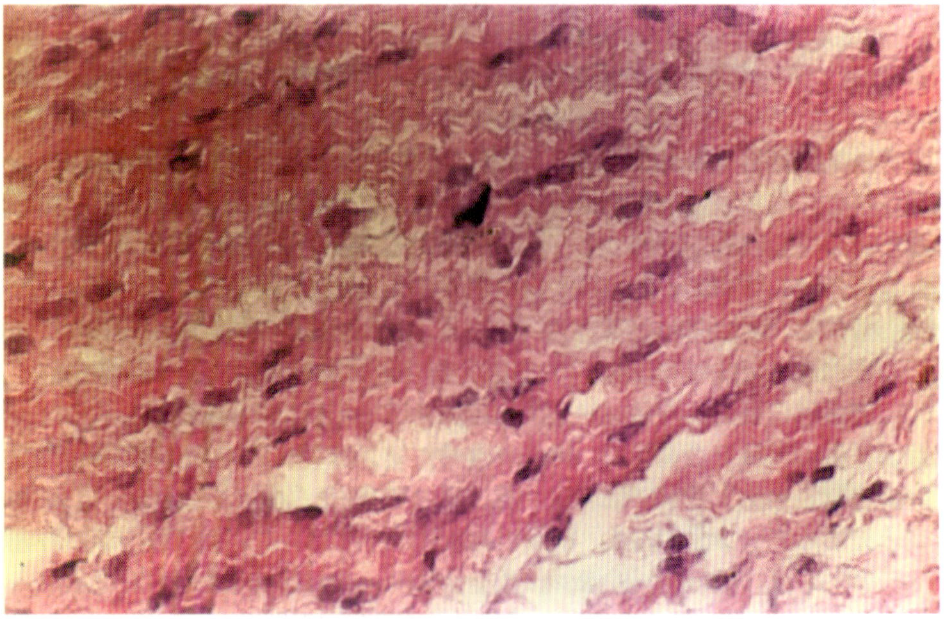

图 12－2　胎儿腱索纵切面　　HE 染色，×400

胶原纤维相互平行排列，较规则，呈波浪状，较大的成纤维细胞和较小的纤维细胞散在其中

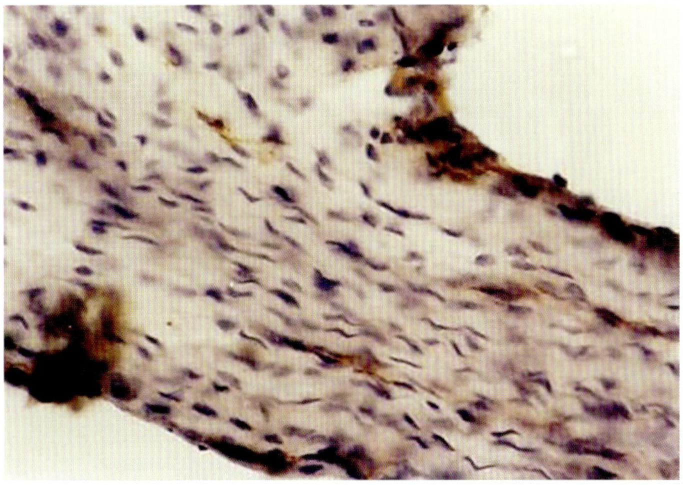

图 12-3　胎儿腱性右心室条索纵切面　　苏木素染色，×100

条索内分布大小不等的成纤维细胞和纤维细胞，较小纤维细胞的细胞核细长、弯曲，有些呈波浪样

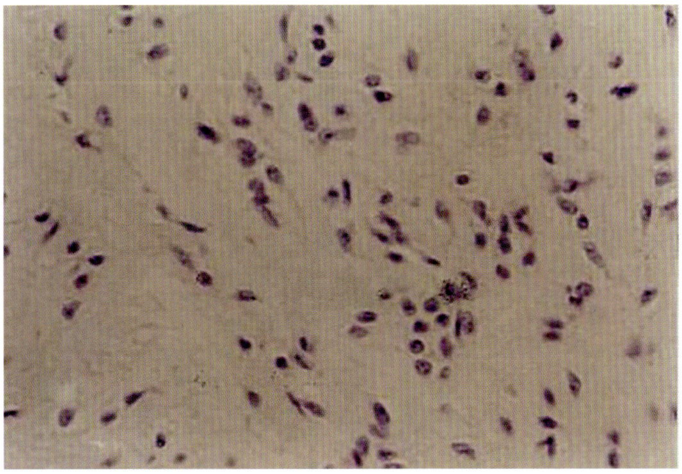

图 12-4　胎儿腱性右心室条索的细胞分布　　HE 染色，×400

条索内分布大小不等的成纤维细胞和纤维细胞，细胞间质丰富，细胞稀疏

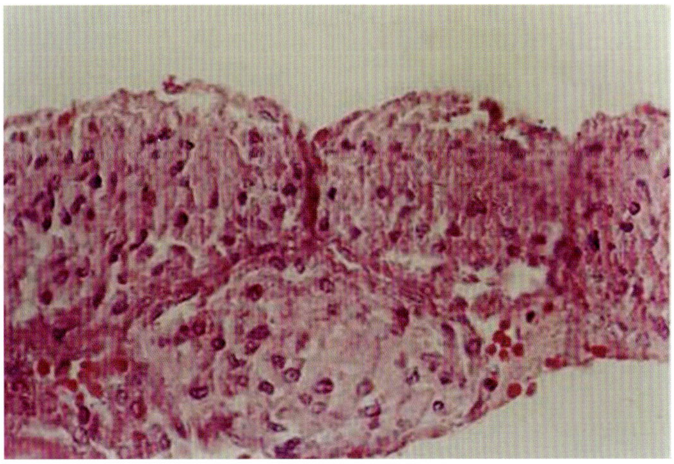

图 12-5　扁形左心室条索横切面　　HE 染色，×400

该条索是肌性的，被结缔组织分隔成若干个细胞束。其成分大多为心肌细胞横切面

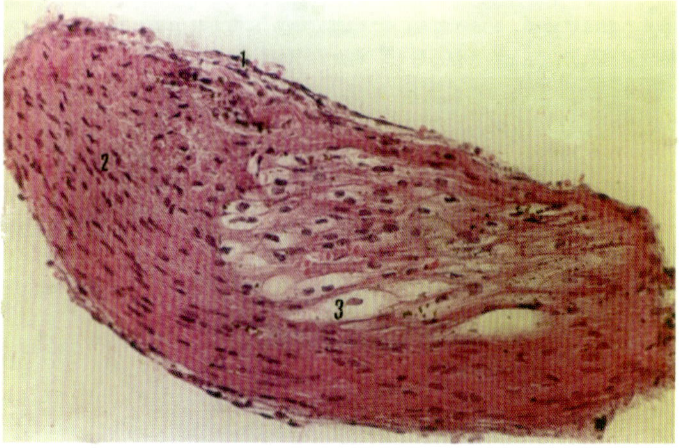

图 12-6　胎儿左心室条索横切面　　HE 染色，×100

1. 内皮　2. 腱性组织，胶原纤维和成纤维细胞环层排列　3. 传导组织。细胞大，细胞质清亮，有几个细胞质呈空泡状，有些细胞有横纹

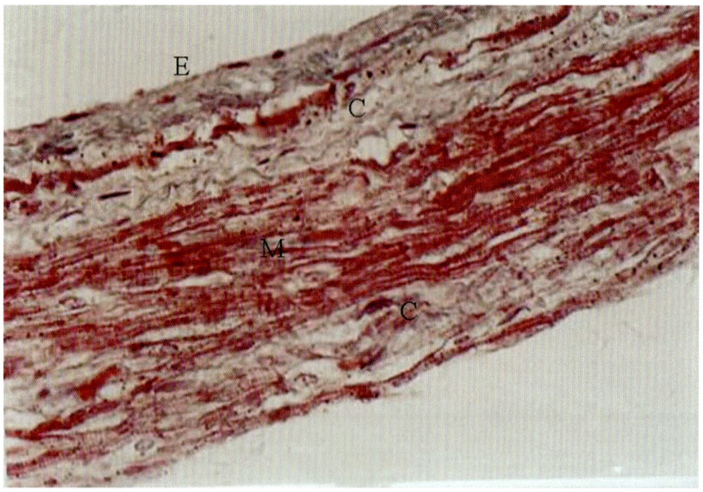

图 12-7　左室肌性条索纵切面　　HE 染色，×400

E 示内膜层；C 示结缔组织；M 示典型的心肌细胞，横纹清晰，相互平行排列

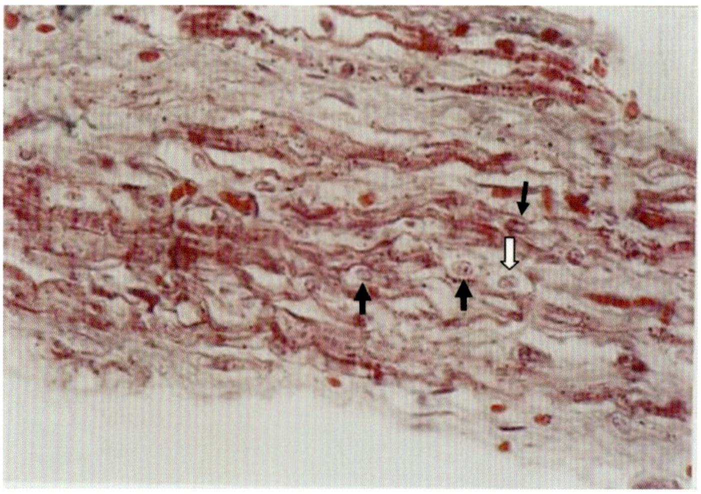

图 12-8　左室混合性条索纵切面　　HE 染色，×400

条索内分布有典型的心肌细胞、起搏细胞和 Purkinje 细胞

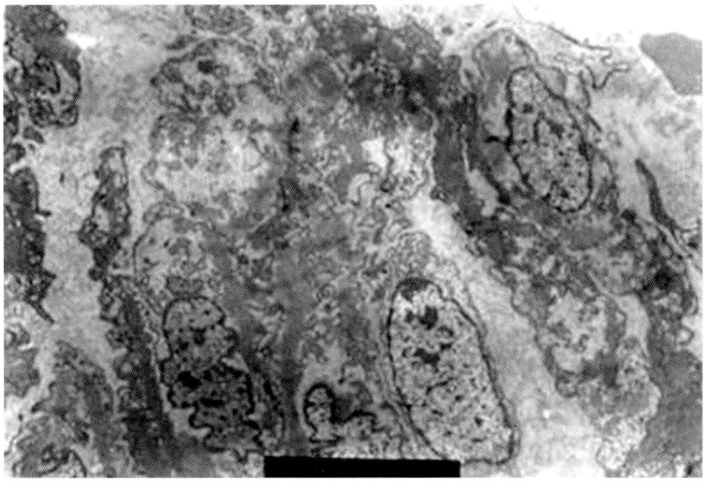

图 12-9 左心室条索细胞群 ×3 000

此图是细胞纵切面，显示短柱状的心肌细胞群。中间两个细胞之间存在特化连接

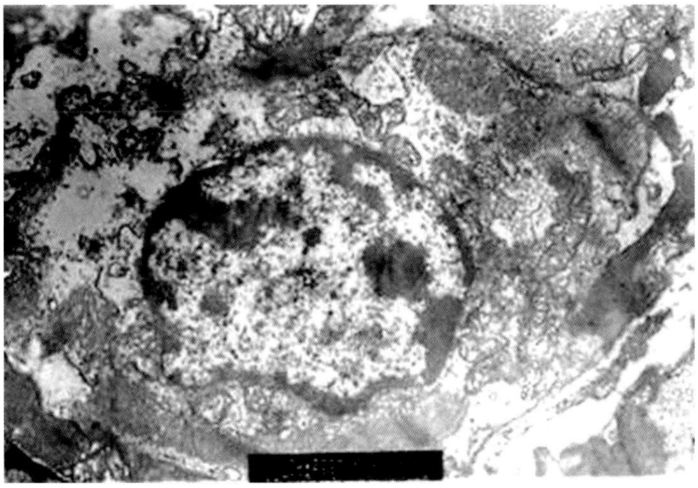

图 12-10 左室条索中起搏细胞 ×6 000

细胞核相对较大，圆形，细胞质有散在的肌原纤维，细胞质相对空旷，符合起搏细胞的特点

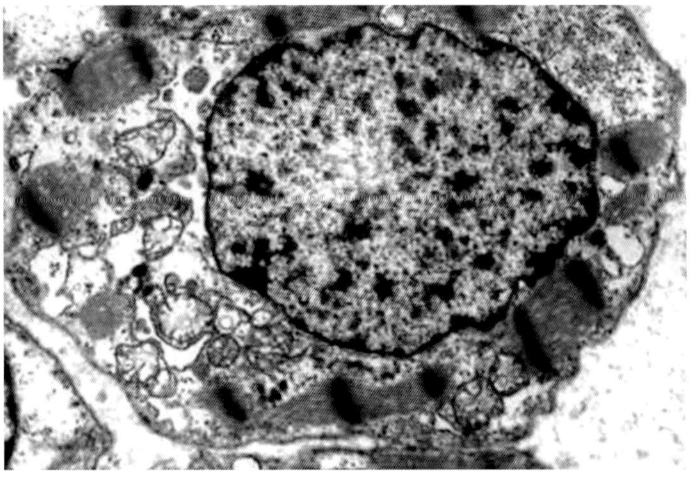

图 12-11 左室条索内典型的起搏细胞 ×6 000

细胞为椭圆形，细胞核相对较大，略偏于右侧，细胞的右下侧有一条肌原纤维，Z 线清晰。上方的肌原纤维不连续。左侧分布大小不等的线粒体，右上方存在密集的糖原颗粒

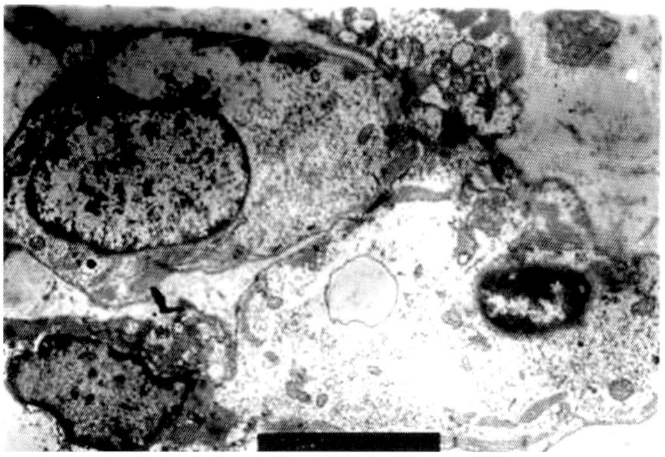

图 12－12　左心室条索 Purkinje 细胞 1　　×6 000

左上是一典型的 Purkinje 细胞，细胞核大而圆，细胞器少，细胞和左侧的细胞质内充满大量的糖原颗粒。右下为一凋亡的传导细胞，细胞核固缩，细胞核内的染色体出现边集。左下角为一纤维细胞

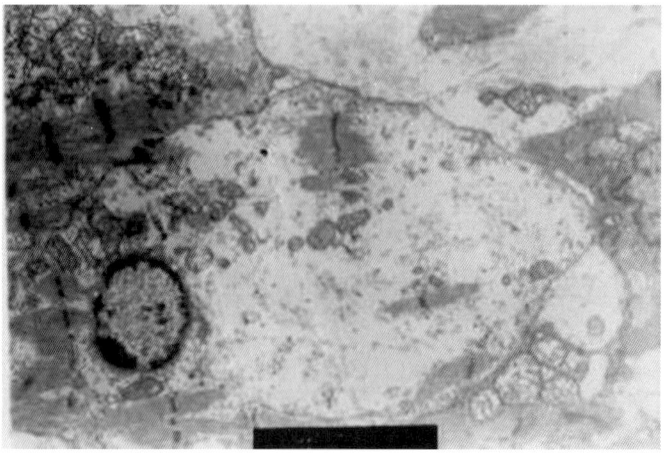

图 12－13　左心室条索 Purkinje 细胞 2　　×6 000

细胞核小而偏于一侧，细胞质右侧细胞器极少，呈现大面积亮区，左侧有少量肌原纤维，细胞核上方有线粒体聚集

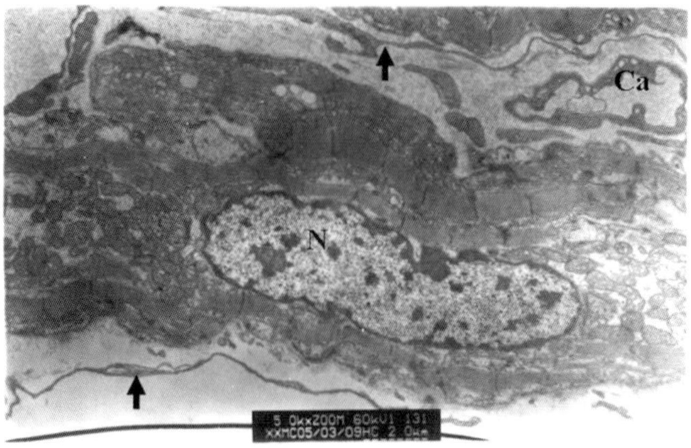

图 12－14　左室条索心肌细胞纵切面　　×5 000

N 示心肌细胞核，核的上下有肌原纤维，核两端聚集较多的线粒体；Ca 示毛细淋巴管，其内皮细胞向腔内突起；箭头示 Telo 细胞

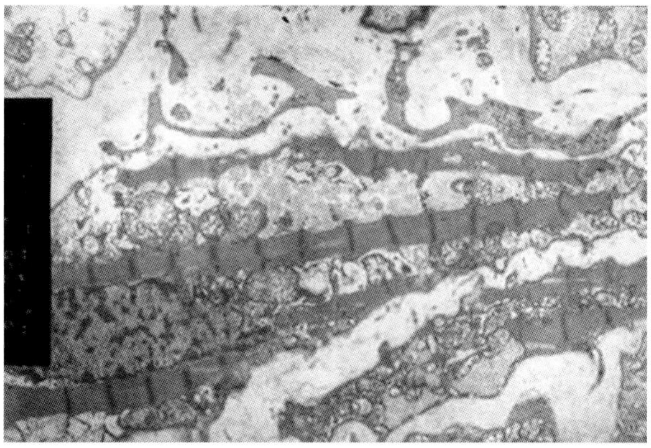

图 12－15　左心室条索的 Purkinje 细胞　×3 500

Purkinje 细胞呈梭形，细胞核椭圆形，细胞质内有三条纵行的肌原纤维

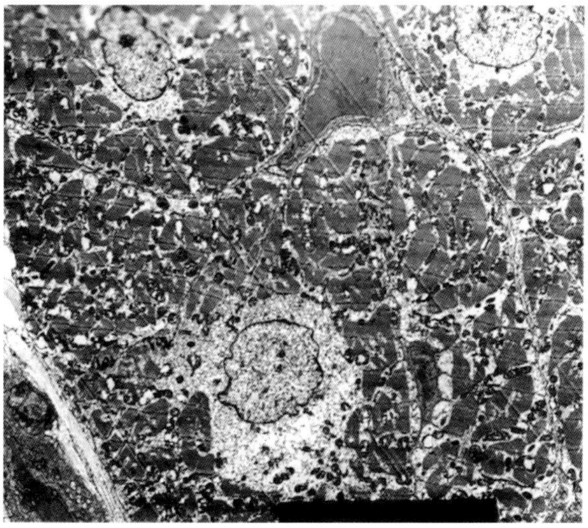

图 12－16　左心室条索内心肌细胞群横切面　×4 000

此条索是一肌性条索，显示一群普通心肌细胞横切面，其中 3 个细胞切到了细胞核，在上方两个带核的细胞之间有一毛细血管横切面

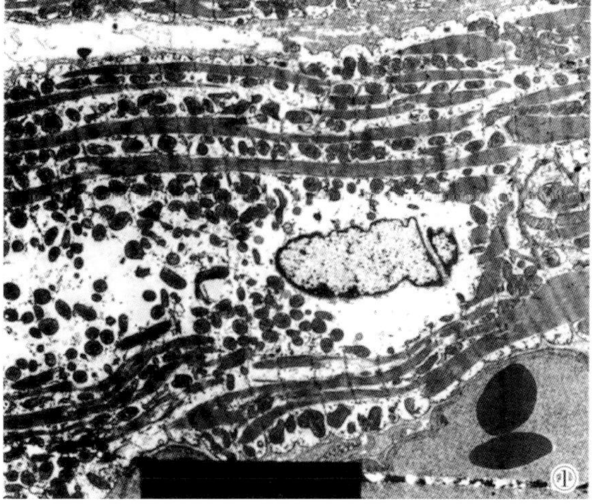

图 12－17　山羊左心室条索 Purkinje 细胞纵切面　×5 000

一个 Purkinje 细胞的局部，细胞核较小位于中部，肌原纤维稀疏，其间散在大小不等的线粒体，在核的左侧无肌原纤维，聚集较多的线粒体

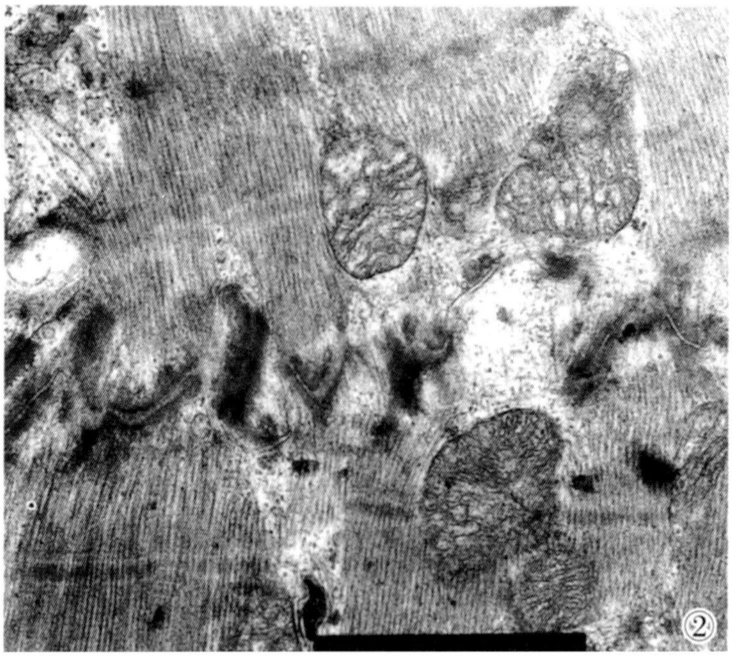

图 12－18　左心室条索的端－端闰盘　×10 000

两个细胞之间的闰盘折叠迂曲，包括中间连接、间隙连接和半桥粒

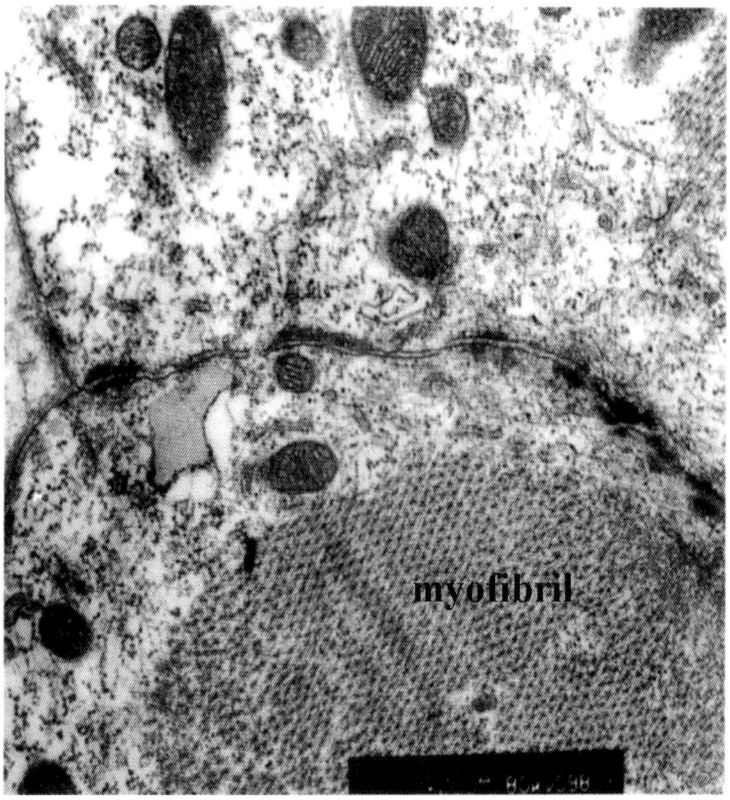

图 12－19　左心室条索内细胞的侧－侧连接　×7 000

此图是两个横断的心肌细胞，在两个相邻的细胞膜之间形成特化的闰盘结构。此闰盘平直，无折叠交错现象，主要是中间连接和一般性接触。下面的细胞内肌原纤维横切面是细胞横断的证据

第十三章　心传导系统

Chapter 13　Conductive System of the Heart

心脏传导系统（conductive system of the heart）包括窦房结、房间束、结间束、房室结、房室束（His 束）、左束支、右束支和位于心室内膜下的 Purkinje 细胞等。正常情况下心脏的起搏始于窦房结，由此传向左、右心房，向下经结间束传向房室结，由房室结经房室束、左束支、右束支、Purkinje 细胞最终到达左、右心室肌，引起心肌细胞激动。在整个心脏传导路中，任何部位出现兴奋异常、传导阻滞或各部分活动的顺序出现紊乱等，均可导致心律失常或称为心律紊乱。

一、窦房结

1. 窦房结的形态位置和细胞成分

窦房结（sinoatrial node，SAN）又称窦结（sinus node），是心脏的起搏点。窦房结位于上腔静脉和右心耳交界处的界沟上端。结的长轴与界沟平行，其前上方的“头”可达界沟与右心耳嵴连接处，后下方的“尾”位置略低。窦房结位于心外膜下 1 mm 的心房壁内，表面无心肌覆盖。结的深面（除“尾”的尖端一小区接触心内膜组织外）一般不邻接心内膜，与心内膜之间常隔以右心房的心肌。窦房结表面常可见到神经纤维、神经末梢和神经节。窦房结一般肉眼不易察见，需用组织学切片观察。大动物的窦房结也可用大体解剖法察见，但边界不甚清晰。

窦房结的形态大多呈两端尖、中间粗的梭形或半月形，有的被描述成形如带壳的蜗牛。但其形态多变，或粗短，或细长，或呈分叉形，或中间变窄。结的边缘不整齐，由其边缘向外周发出指状突起，与普通心房肌之间相互穿插。窦房结长 10 ~ 15 mm，最宽处 3 ~ 5 mm，最厚处 1 ~ 2 mm，呈扁平状态，结的长为宽的 2 ~ 3 倍。窦房结下缘较厚，横切面呈三角形，尖向心内膜侧。窦房结的中央有一条较粗的窦房结动脉，围绕该动脉周围细小的肌纤维（结细胞）构成窦房结的主体。

一般认为人窦房结内的细胞成分主要由 P 细胞和 T 细胞组成，也有人认为还包含 Purkinje 细胞和少量的心房肌细胞。有人把 P 细胞称为结细胞。严格意义上讲，结细胞应是结内所有的主要细胞，而不应是某一特定种类细胞。

P 细胞又称起搏细胞（pacemaker cell），主要位于窦房结的中央部位，以头部更多。P 细胞一般呈椭圆形或多边形，常聚集成团或成行。细胞核相对较大，呈圆形或椭圆形，位于细胞中央，核仁清楚，一般为1 ~ 2个，偶见有双核像和中心粒。细胞内线粒体较少，糖原丰富。细胞内常有许多小泡，肌浆网不发达，肌原纤维很少且排列比较杂乱，因此，P 细胞不具有收缩功能。细胞膜表面有许多小凹，使细胞表面面积增大了许多。小凹长约 100 nm，宽约 85 nm。细胞间的连接比较简单，有少数桥粒和中间连接。P 细胞常三五成群，共同被一基膜包裹。有人认为，窦房结的自律性起搏达 100 次/min，实际上正常人心率仅 60 ~ 80 次/min，可能 P 细胞的有些冲动未能传到 T 细胞之故。

T 细胞又名过渡细胞（transitive cell）和移行细胞。多位于窦房结的周边部，其形态介于 P 细胞和一般心肌细胞之间。此种细胞一般为细长形，圆柱形或分枝状，长 4 ~ 10 μm。T 细胞是 P 细胞和一般心肌细胞之间的连接细胞，光镜和电镜下均较易识别。T细胞由窦房结周边至心房肌细胞体积逐渐增大，肌原纤维逐渐增多。T细胞与P细胞相比，肌原纤维较多，常呈束纵向平行排列，线粒体位于肌原纤维之间，肌浆网较发达，排列有规律。细胞与P细胞的连接面较简单，与心肌细胞的相邻面则较复杂，可形成较发达的闰盘。T细胞主要连接P细胞和普通心房肌细胞，主要功能是把P细胞的冲动传向心房肌。T细胞受损易发生传导阻滞（窦房传导阻滞）。

2. 窦房结间质

结的细胞间存在大量的胶原纤维和少量的网状纤维、弹性纤维，这些纤维构成窦房结的主要支架。胶原纤维相互连接成网，窦房结细胞位于纤维网眼之中。致密的纤维支架为窦房结提供了一个相对稳定的微环境。窦房结的实质细胞可通过纤维网之间的通道相互连接，可能会使窦房结起搏细胞的节律冲动沿这些特定连接方向传导。新生儿窦房结内胶原纤维含量较少，胶原网架不够稳固，窦房结实质细胞与心房肌细胞分隔不完全，从而导致窦房结内不同节律的冲动沿多途径直接传递给心房肌。这可能是新生儿心率较快且不稳定的原因之一。窦房结内含有大量的纤维细胞和成纤维细胞，这些细胞位于P细胞和T细胞之间。窦房结的成纤维细胞对牵拉等机械性刺激敏感，对电刺激不敏感。

3. 窦房结动脉

窦房结动脉因一般穿经结的中央，故又名中央动脉。此动脉在进入结前的外径约0.13 mm，入结后分为一粗一细两支，粗者系主干的延续，即中央动脉。成人窦房结动脉的中膜分为内环、外纵两层平滑肌。也有人认为窦房结动脉入结后管壁中膜完全消失。窦房结动脉内弹力膜明显，环形肌在断面上大多似柱状。窦房结动脉的外膜明显增厚，并有大量的胶原纤维组织。在外膜中弹力纤维也明显增加，并有丰富的神经，可能是压力感受器。老年人的窦房结动脉内膜及整个管壁增厚，但中膜萎缩变性，对管腔内血液压力的抵抗力减低，致使管腔显著扩大。

二、结间束

20世纪60年代初，James提出了窦房结和房室结之间存在前、中、后3条结间束（internodal tract）。①前结间束：从窦房结前缘起始，经上腔静脉口前面分为两支。房间支（Bachmann束）是一束横行的纤维束，连于左、右心耳的基底部之间；降支在房间隔中向后下斜行，经主动脉后窦的后方进入房室结的上缘。此束较恒定，发育良好。②中结间束（Wenckebach束）：从窦房结的后上缘发出，经上腔静脉口的后上方，然后进入房间隔，下行止于房室结的上端。在房间隔上部可分出少量纤维至左心房，但这部分纤维是不恒定的，不是所有心脏都存在。③后结间束（Thorel束）：自窦房结后缘发出，经界嵴下降至下腔静脉瓣，越冠状窦口上方进入房室结的后上端。这3条束传导兴奋的速度比一般心肌快，窦房结的兴奋沿此3束快速传至房室结。但多年来，对窦房结和房室结之间是否存在形态上不同于心房（工作）肌细胞的特化的传导纤维组成的独立束，一直存在争议。大多数作者认为，结间束并非完全由特化的Purkinje纤维组成，而只是部分Purkinje样细胞与一般心肌并行排列构成。有的作者提出结间存在“优势传导通路”，认为这个通路是由右房心肌的特殊几何构筑所决定的。

除了James描述的3条通路外，凌凤东教授发现（1997）从右心房经界嵴至房间隔和房室结还有3条传导兴奋的传导通路：①从冠状窦下壁至房室结后缘；②从冠状窦口周围沿右心房心内膜下至房室结浅层；③在冠状窦口下方，沿三尖瓣隔侧瓣上方右心房心内膜下至房室结下缘。这3条通路在解剖形态上较为明确，均主要由过渡性肌纤维组成。其中第二条通路把冠状窦周围的心房肌纤维与房室结连通，在病理情况下，兴奋可在此折返形成环路，临床上在此束上进行消融术治疗等能取得疗效。

三、房室结

房室结（atrioventricular node，AVN）位于冠状窦口前上方，三尖瓣隔瓣附着缘上方的心内膜下，即Koch三角内。房室结深面贴附于右纤维三角的右房侧斜面上，浅面朝向心内膜面，距心内膜平均不超过1 mm。成人房室结后端距冠状窦口前缘平均约3.7 mm，胎儿0.4 mm。在冠状切片上，房室结为半卵圆形，并且向上、下方延伸。房室结的右侧面有心房肌纤维覆盖，称为覆盖层。此层纤维上方来源于房间隔右侧的心房肌，下行至三尖瓣隔瓣的基部。冠状切面上，房室结分为浅部和深部两部分。浅部位于结的浅层，纤维细长，相互平行，排列松散，一般有4～8层，以结的中部最厚。浅部纤维上方来自房间隔，呈半弧状环绕房室结的右侧面，终止于房室结的下端。深部细胞密集，杂乱无规律，有许多胶原纤维束将结细胞分隔成大小不等的细胞团。胎儿阶段深部主要由两种细胞组成：一种为大亮细胞；一种为较小的暗细胞（郭志坤，2004）。前者很可能是一种较幼稚细胞，后者可能是一种分化较成熟的细胞，二者也许是起搏细胞的不同功能状态。由于胎儿时期房室结在中心纤维体内形成许多结细胞岛，以致很难确切地描述出房室结三维空间上的形态特征。

电镜下可见到房室结内有3种细胞：P细胞、T细胞和Purkinje细胞。前两类细胞的形态基本与窦房结内的P细胞和T细胞相同，只是P细胞少，主要是T细胞。P细胞位于结的深部，在结细胞岛内也有P细胞和T细胞。Purkinje细胞主要位于结的周围和前下部。通过不同切面，可以观察到结的细胞构筑特点。在水平切面上，房室结可分为3层：①后上部为移行细胞，交织成网；②中部由较短小的细胞形成更致密的束，组成致密结；③前下部为贴于中心纤维体上的一束纤维，前连房室束，后伸至冠状窦口下方，这3层结构可能与生理上分为房结区、结区和结束区基本一致。约有1/2的人房室结的后端呈分叉状。房室结的左上缘朝向二尖瓣的根部，即二尖瓣环；右下缘伸向右下，指向三尖瓣隔瓣的附着缘，房室结的大小各家统计不一，一般为8 mm×4 mm×1 mm。房室结的大小、细胞构筑和年龄变化存在物种差异。

房室交界（连接）区（atrioventricular junction area）或称房室结区，是指传导系统在心房与心室之间的连接部分。传统的房室结只是房室交界区的一小部分，即与房室束相连的膨大部分。交界区是根据形态和功能相结合的原则，将房室结的范围向后方（冠状窦口方向）扩大，而称为功能性房室结。结合光学显微镜、电子显微镜及电生理的研究，大多数学者认为房室交界区应包括以下3部分：①房室结；②结间束进入房室结的终末部，或称为房室结向心房的扩展；③房室束（His束）近侧部，即指房室束穿过中心纤维体的部分和未分叉前的部分（未分叉部）。房室结与另两部分之间相连接的区域可分别称为房结区和结束区。有人根据微电极研究将传统的房室结分为3部分，即房-结区、结区和结-束区。综合起来整个区域可共分5区，即房（A）区，房结（A-N）区，结（N）区，结-束（N-H）区和束（H）区。

房室结的主要功能是：①传导作用；②延搁作用；③过滤作用；④起搏作用等。除行使正常功能外，房室结是心脏自律传导系统中最易发生隐匿传导、超常传导、文氏现象、裂隙现象、单向阻滞、纵行分离、折返、干扰和脱节的部位，加上自主神经的影响，使房室传导成为心律失常分析中最复杂的部分。

四、房室束

房室束（atrioventricular bundle）又名His束，起于房室结的前端，穿中心纤维体进入心室再行一段很短的距离即向左分出扁带状的左束支，先分出的纤维形成左束支后组（左后分支），再分出的形成前组（左前分支），最前端分开的左束支前组与右束支分叉处，称为分叉点。因此，房室束的室内部分可分为未分叉部和分叉部。房室束未分叉部一般归入房室交界区的一部分，而分叉部实为左、右束支的起始部。

房室束的细胞介于P细胞和Purkinje细胞之间，比一般心肌细胞宽短，肌原纤维少，核周有较大的清亮区。细胞纵向排列，并为结缔组织所分隔，有相对较少的横向联系。房室束外包有完整的致密结缔组织鞘，可保持房室束传导冲动时的绝缘性。房室束主要功能包括传导和起搏。房室结的冲动经房室束传向左、右束支。在房室结冲动不能下传的情况下，房室束也能表现出一定的起搏功能，但频率较低。

五、左、右束支

构成左束支全干及右束支上部的细胞与房室束的细胞相似，比较小，越向外周则逐渐变大而成为典型的Purkinje细胞，直径可达一般心肌细胞的数倍。构成束支的细胞有3种，即典型的Purkinje细胞、移行细胞（过渡细胞、T细胞）和一般心肌细胞。左、右束支接受房室束的冲动下传至心室的Purkinje纤维。

六、心室内 Purkinje 细胞

Purkinje 细胞又称 Pukinje 纤维，大多位于心内膜下，相互呈网状，以直角或钝角进入心室肌内，放射状向心外膜面分布，构成心肌内网，在行走中再与心室肌相连。心室肌内的 Purkinje 细胞网穿入的深度在不同的动物不一样，猪和羊可穿至外膜面，犬和猴只穿入约 2 mm，人一般认为穿入很浅。

Purkinje 细胞大多比心肌细胞短而宽，横径为 10 ~ 30 μm，长为 20 ~ 50 μm，此种细胞内肌原纤维比心肌细胞少，呈较松散的细丝状，且大多呈纵行排列；线粒体小而少，但核周较多，富含糖原颗粒和中间丝。细胞核位于中央，核周围有较大的清亮区。细胞侧面有较大的缝管连接。推测 Purkinje 细胞宽短，端 - 端之间由发达的闰盘相连，数个细胞相互集成一束，细胞内无横小管等形态特征皆有利于它的快速传导。不同动物 Purkinje 细胞的构造亦不相同，偶蹄类的典型，人和犬的不典型。

七、心传导系统的变异传导束

心脏传导系统的变异传导束又称副束。副束常位于房室沟和房室隔后部的心房与心室肌之间、房间隔与房室结和房室束之间、结间束与结之间、房室结和房室束与心室肌之间等。副束可使心肌提前激动而出现预激综合征，在临床诊断和治疗上有重要意义。

1. Mahaim 束（纤维）

Mahaim 束（纤维）为房室结、房室束或束支主干上发出的纤维连于室间隔肌，分别称结室束或束室束，又笼统地称为 Mahaim 束。在胚胎、新生儿和儿童心脏常见此种束（图 13 - 100、图 13 - 101），少数成年人亦可见到。随年龄增加而减少或消失。Mahaim 纤维可使经房室结下传的冲动先激动一部分间隔心室肌，从而出现心电图上 P - R 间期正常而 QRS 波群初始有顿挫的变异型预激综合征。

2. Kenth 束

Kenth 束又称房室副束，为直接连于心房肌和心室肌之间的一般心肌纤维。房室副束一般很细，直径为 1 ~ 3 mm，起于房室环附近的心房肌，经过房室环的浅面，止于心室肌，长 3 ~ 10 mm。少数位置较表浅，位于心外膜下的脂肪组织内。

房室副束可出现在左、右房室环的任何部分，也可出现在间隔内，以左房室环的后外侧、右房室环的外侧和后间隔区较多见（图 13 - 102），房室副束在一个心脏可不止一条，也可分别在不同部位。

3. James 束

当初 James 认为后结间束的小部分纤维绕过房室结止于结的下部或止于房室束的近侧部。后来有人认为前、中结间束的小部分止于房室结下部的纤维也称为 James 束，也有人把室结右侧心房肌覆盖层的一些连于结表面的纤维也列为 James 束的范畴。甚至有人认为 James 束的出现率很低。

除上述变异传导束外，越来越多的发现证实心传导组织以外存在起搏细胞。在人后室间隔近冠状窦口处、肺静脉根部肌层、兔房间隔前下部、心室肌内、界嵴、下腔静脉瓣内、心耳组织、右心房组织内均发现有起搏细胞存在。这些细胞的存在对于探讨心律失常的发病机制可能具有重要意义。

八、常见动物心传导系统

几乎所有哺乳动物的心脏都具有不同形式的传导系统。不同动物的心传导系统尽管在功能上非常相似，但在形态位置、组织结构、细胞特点等方面存在很多差异。如大鼠的窦房结位于上腔静脉入口处的静脉壁内，豚鼠的窦房结位于界嵴的上端和上腔静脉壁一侧，兔和猫的窦房结没有典型的窦房结动脉，家猪房室结内的 P 细胞不具有一般起搏细胞的典型特征等。了解这些物种之间的差异对正确判断各动物之间的实验结果、确定正确的电镜取材部位和判定传导系统的细胞培养结果均有积极意义。因此，在利用动物进行心脏实验时，不能用一种动物代替另一种动物，更不宜代替人。为了给心脏实验研究提供更全面的形态学资料，本章将提供大量常见的实验动物心传导系统的图片。但有些动物由于物种的稀少，或者研究难度较大等多种因素，以致造成传导系统的资料不系统、不完整，甚至空缺。本章就现有掌握的图片资料，尽可能多地提供给读者，试图为进一步进行相关研究奠定基础。由于动物物种较多，本章不再做过多的文字介绍，详细内容可参考《现代心脏组织学》。

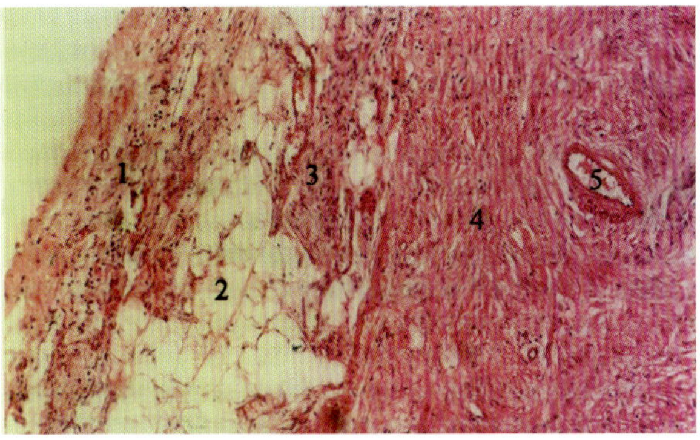

图 13－1　成年人窦房结纵切面　　HE 染色，×100

1. 心外膜　2. 心外膜下组织，较疏松，内含脂肪细胞　3. 神经纤维纵切面　4. 窦房结　5. 窦房结动脉横断面（西安医科大学杨月鲜教授提供）

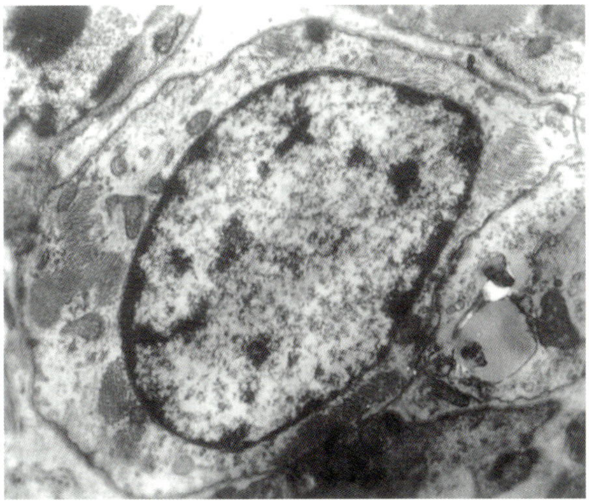

图 13－2　胎儿窦房结内典型的 P 细胞　　×10 000

细胞核相对大，椭圆形，核周围有散在的肌原纤维，其他细胞器少。左下方的细胞膜有膜小凹，与左上角的细胞之间存在不典型的特化连接（西安医科大学陈金典教授提供）

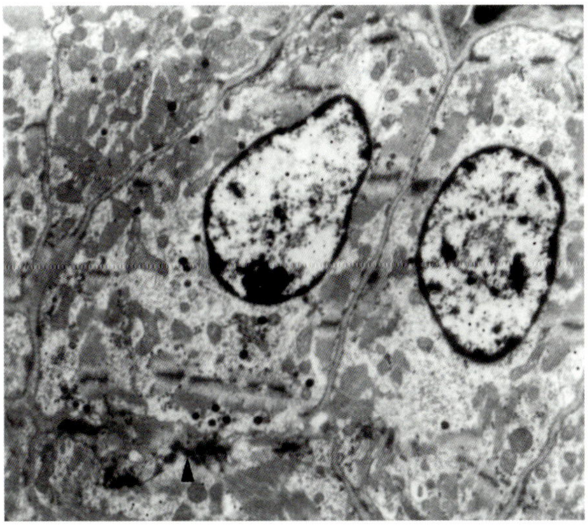

图 13－3　新生儿窦房结内典型的 P 细胞群　　×5 000

图中为两个典型的 P 细胞并列存在，细胞器少，细胞质亮。细胞质内有散在的圆形电子致密颗粒。细胞核椭圆形。相邻的细胞面相互平行，保留窄隙。▲示细胞间的特化连接。图左侧或下方为没有切到细胞核的 P 细胞的一部分（西安医科大学梁鸾仙教授提供）

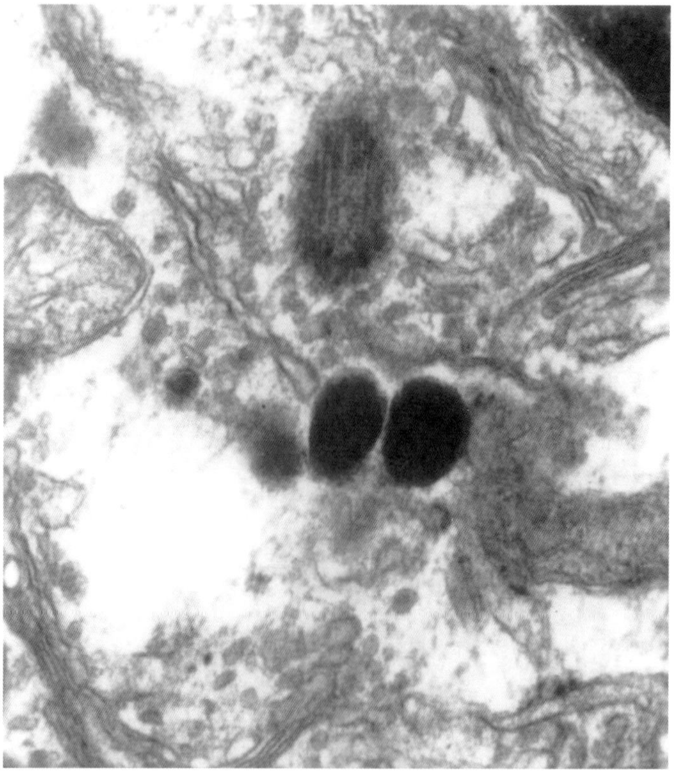

图 13－4　新生儿 P 细胞的一部分　　×4 000

图中上部椭圆结构为斜切的中心粒，其中心浅淡，周围色深，可见管状结构。中心粒下方有 4 个电子致密颗粒，两大两小，其中 3 个颗粒有外膜包裹。有 5 个典型的高尔基复合体，上方 3 个，下方 2 个。右上角为细胞核的一部分（西安医科大学梁鸾仙教授提供）

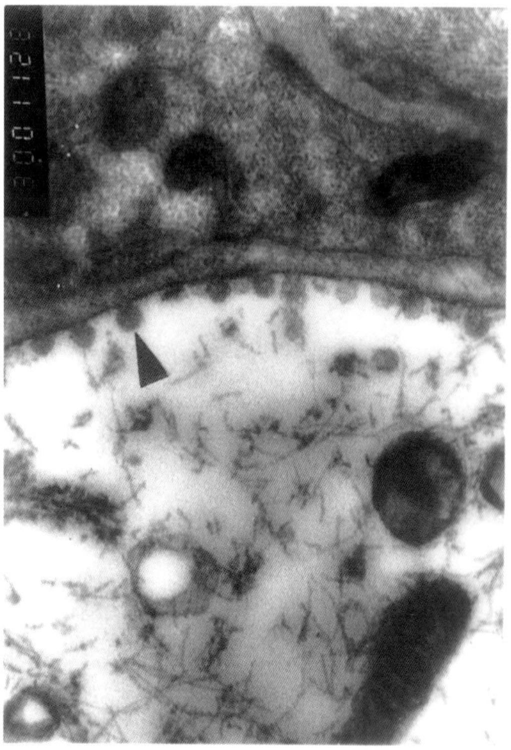

图 13－5　兔 P 细胞膜小凹　　×30 000

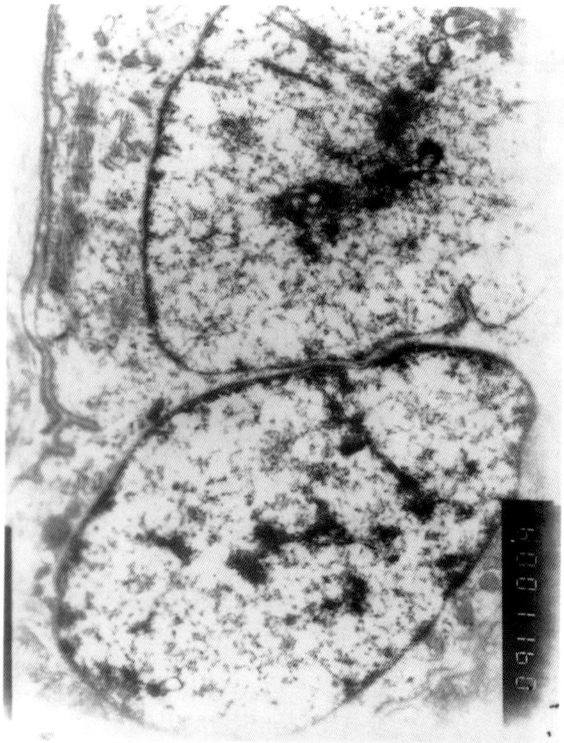

图 13－6　兔典型的双核 P 细胞　　×6 000

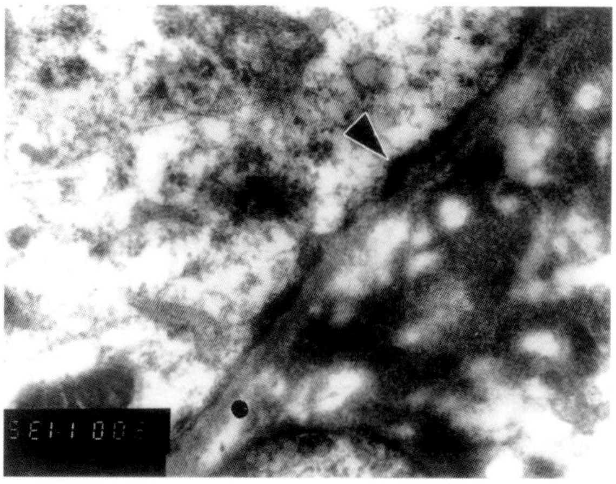

图13－7　兔窦房结内P细胞膜内面的致密物质带和完整的细胞膜　×8 000

三角指示为致密物质带，圆点指示为完整的细胞膜

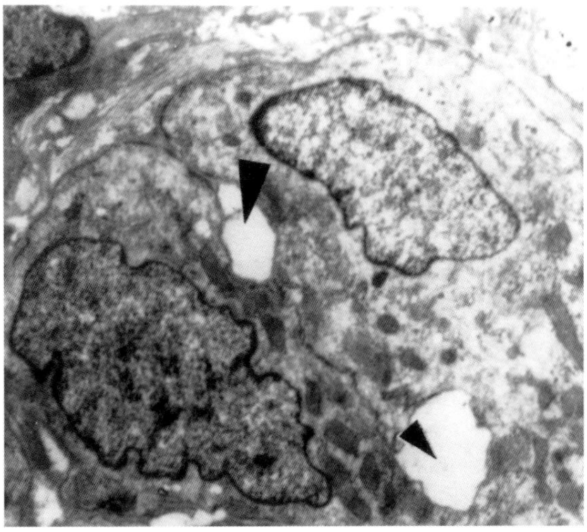

图13－8　兔P细胞间细胞膜相互内凹呈管状　×6 000

图中▲指示细胞膜内凹

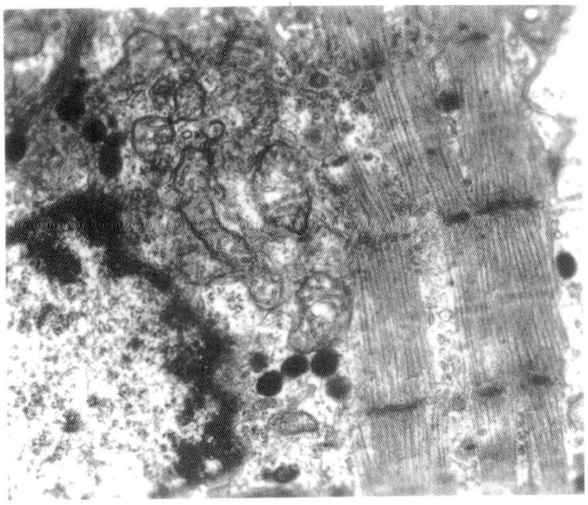

图13－9　新生儿窦房结内的T细胞　×2 000

左下方是细胞核，核膜下异染色质明显；右侧为肌原纤维，肌节明显，Z线清楚。细胞核和肌原纤维间有线粒体群。细胞核上方和核右下方为电子致密颗粒（西安医科大学陈金典教授提供）

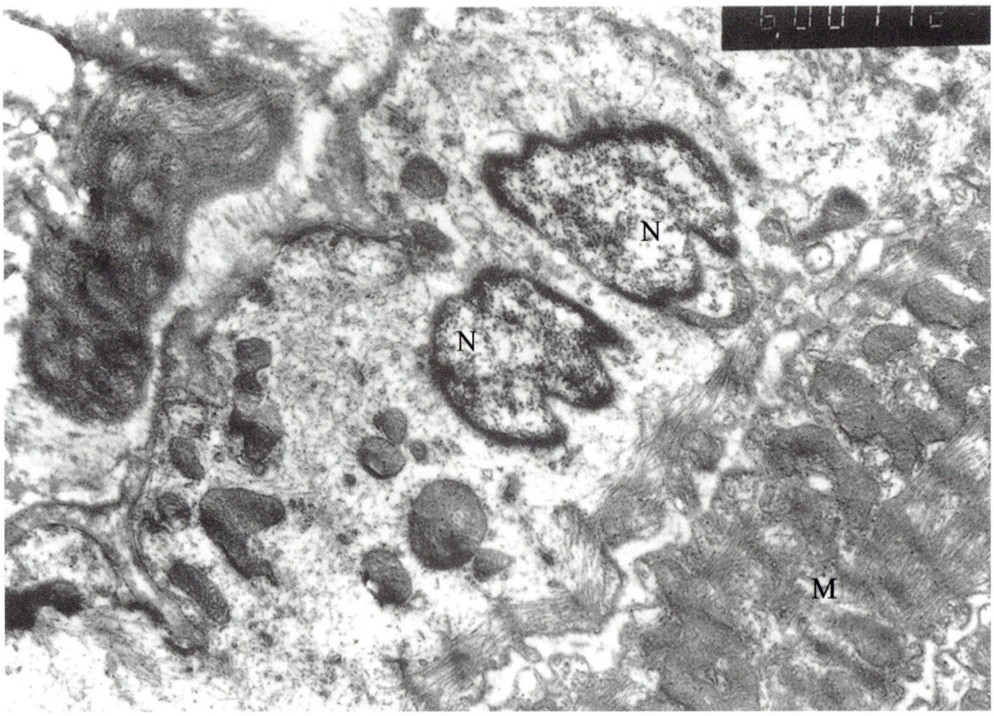

图13－10　兔窦房结内的P－T细胞纵切面　×6 000

细胞左侧细胞质清亮，细胞器较少，具有P细胞的特点。右侧肌原纤维（M指示）和线粒体较密，具有T细胞的特点。细胞核（N指示）由于不规则，被切成两部分

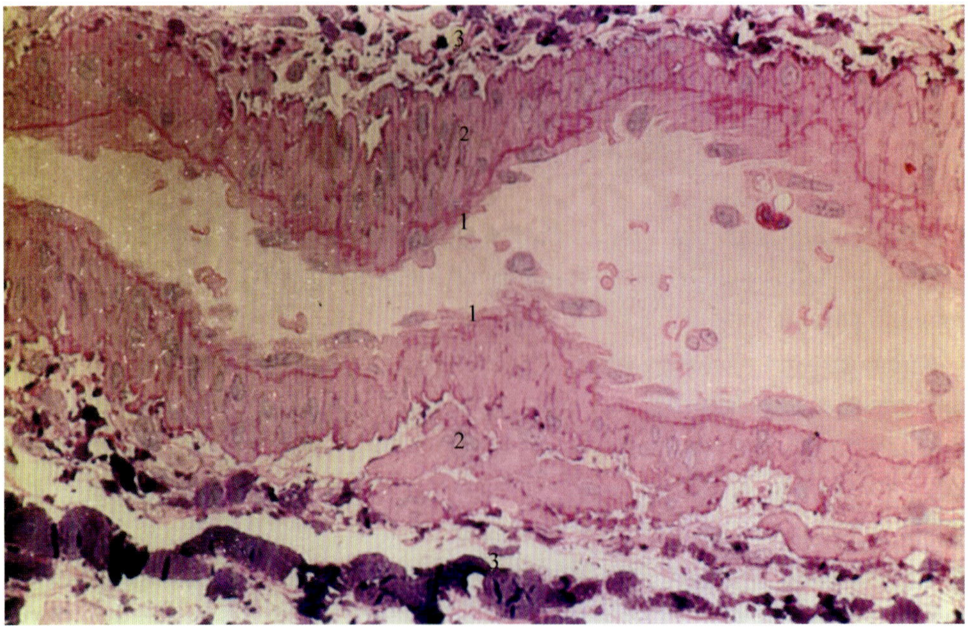

图13－11　犬窦房结动脉纵切面　半薄切片，亚甲蓝染色，×400

1．内皮细胞，排列不规则，内皮下的红色线条为内弹力膜　2．中膜环层平滑肌细胞，呈柱状，在环层平滑肌的外侧存在少量纵行平滑肌细胞　3．外膜

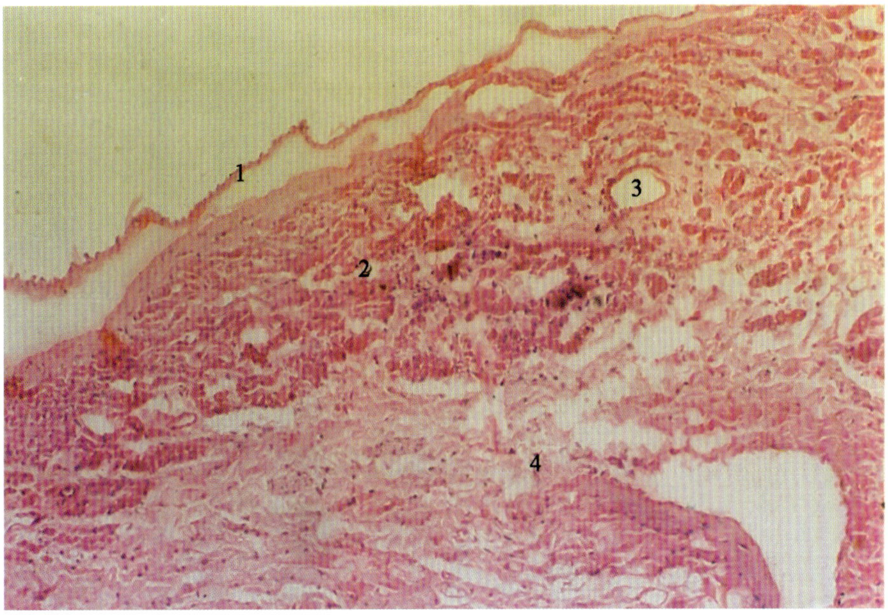

图 13－12　猴窦房结纵切面　　HE 染色，×40

1. 心外膜（与外膜下组织分离，系切片不当所致）　2. 窦房结，结构较为致密　3. 窦房结动脉　4. 普通心房肌组织

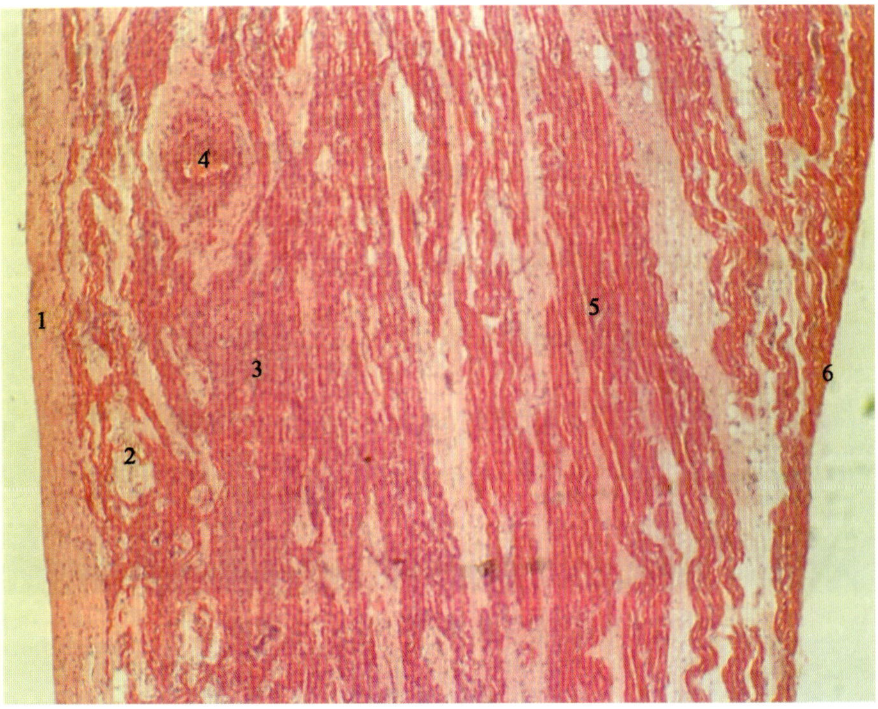

图 13－13　犬窦房结纵切面　　HE 染色，×40

1. 心外膜，致密，较厚　2. 窦房结表面的覆盖层　3. 窦房结，此区染色淡，致密　4. 窦房结动脉　5. 心房肌，细胞成束，排列规则　6. 心内膜（西安医科大学赵根然教授提供）

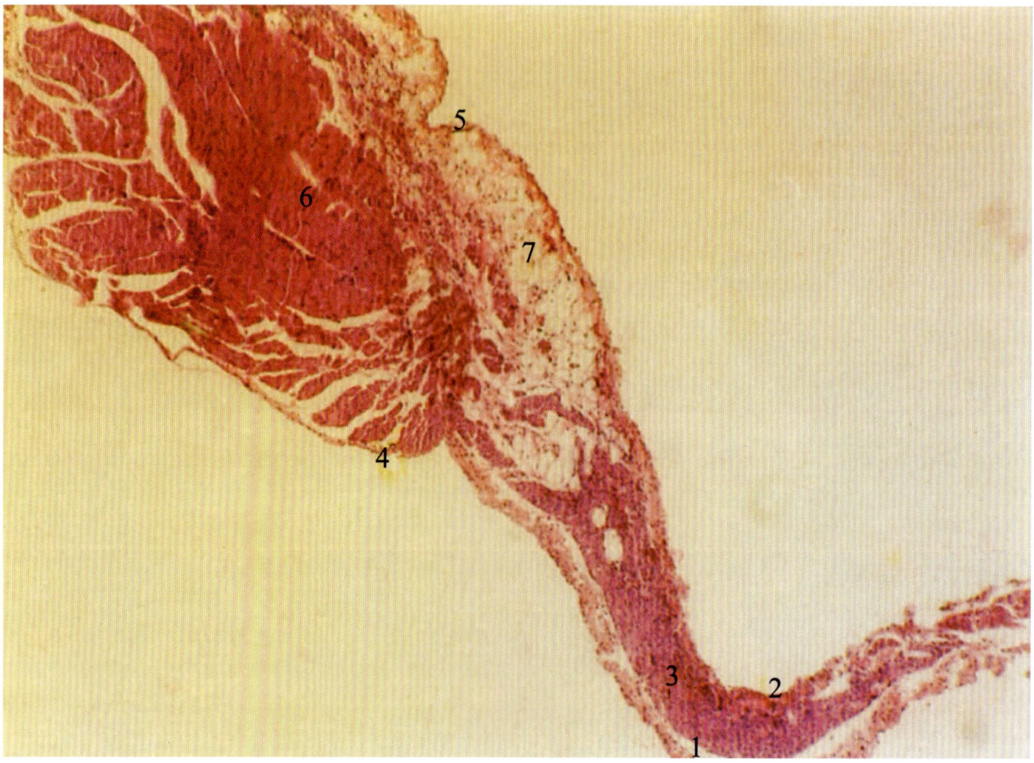

图 13－14　兔窦房结横切面　　HE 染色，×40

1. 心内膜　2. 心外膜　3. 窦房结组织，位于心内外膜之间，结的浅深层均无心房肌覆盖　4. 界嵴　5. 界沟　6. 心房肌　7. 心外膜下脂肪组织，部分浸入结组织内

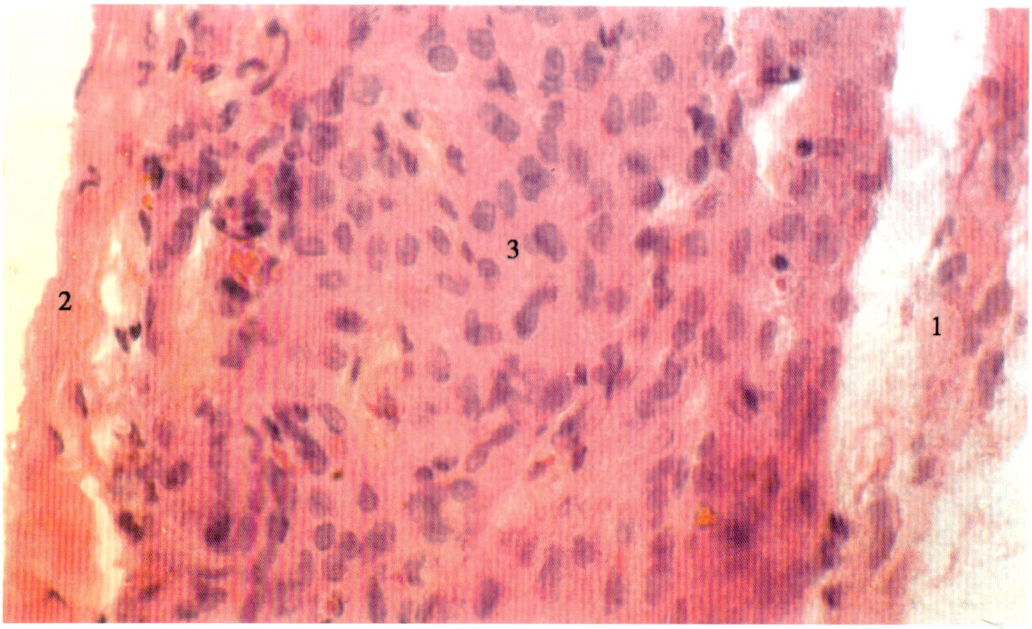

图 13－15　兔窦房结中部纵切面　　HE 染色，×400

1. 心内膜　2. 心外膜　3. 窦房结组织，位于心内外膜之间，结内有大量 P 细胞，细胞核大，圆或椭圆形，细胞质清亮，细胞界线不清楚。这些细胞主要位于图的中央部，两侧（即周边）有少量细长形的 T 细胞。心外膜下（图左侧）可见一些纤维细胞，细胞核小，长形，染色较深

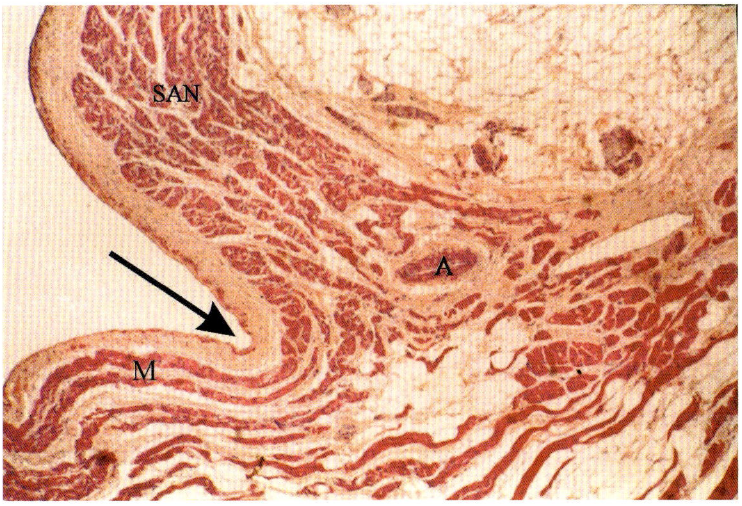

图 13－16　山羊窦房结横切面　　HE 染色，×40

SAN 示窦房结组织；M 示心耳肌；A 示窦房结动脉；↑示界沟

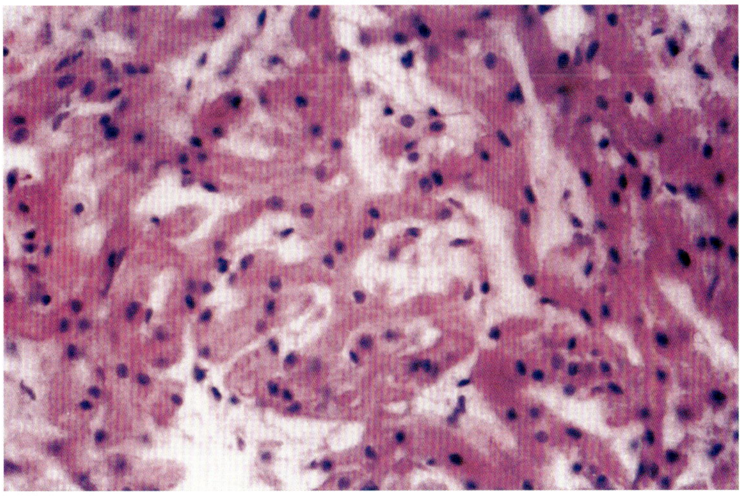

图 13－17　山羊窦房结的组织结构　　HE 染色，×400

窦房结由 P 细胞、T 细胞和成纤维细胞等构成。细胞排列杂乱无规律

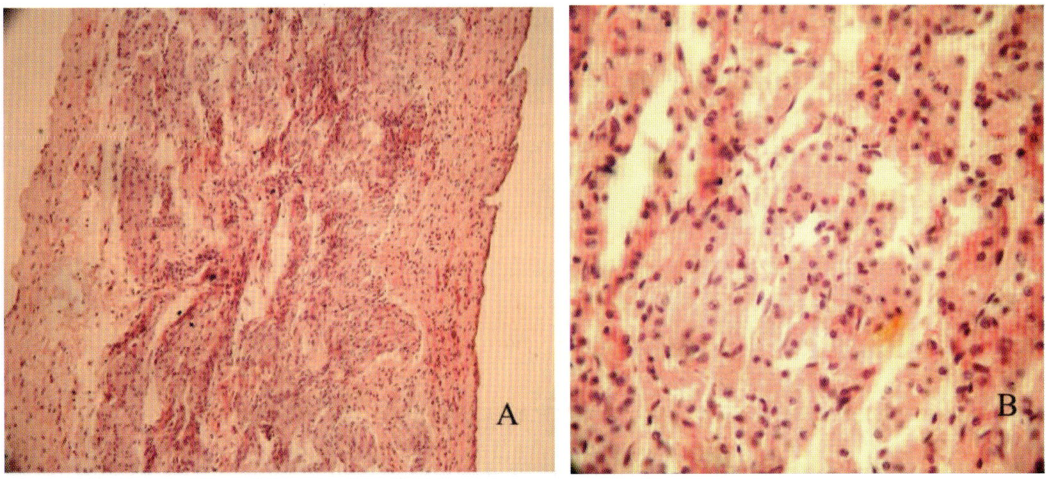

图 13－18　山羊窦房结纵切面　　HE 染色，A×40，B×200

A. 窦房结位置，结组织位于整个心内外膜之间，心内膜下与结组织之间无心肌纤维。B. 结细胞成分与横切面所见相似

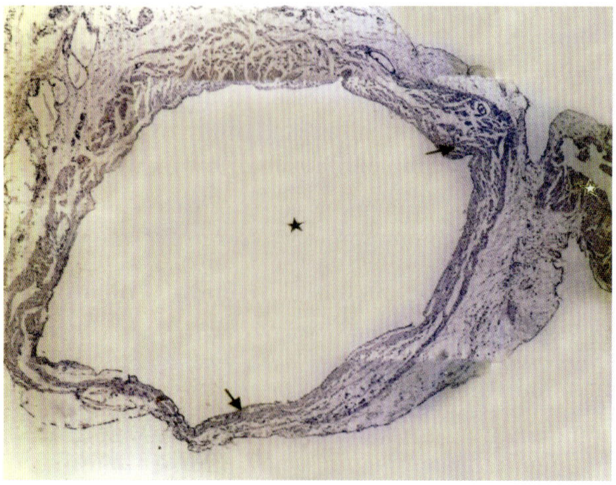

图 13－19　豚鼠窦房结水平切面　　HE 染色，×40

豚鼠窦房结位于上腔静脉口的右侧，呈半环状环绕静脉壁。中间为上腔静脉腔，两箭头之间为半环形结组织区域。注：此图是多张照片合成的

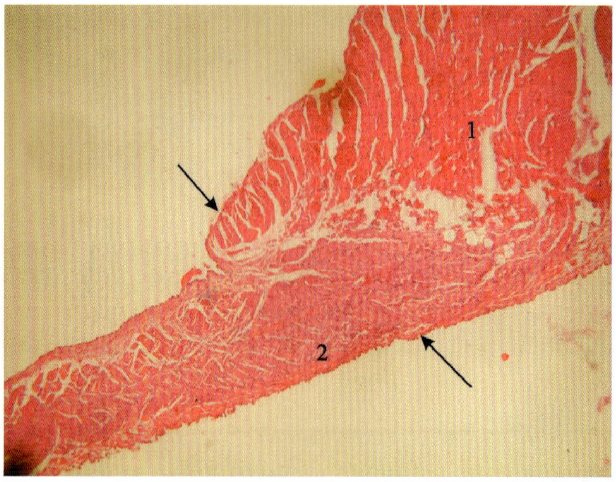

图 13－20　家猫的窦房结　　HE 染色，×40

1. 界嵴深层的心房肌　2. 窦房结组织，在结组织和心内膜之间有普通心房肌分隔；黑箭头示心内膜侧；蓝箭头示心外膜侧

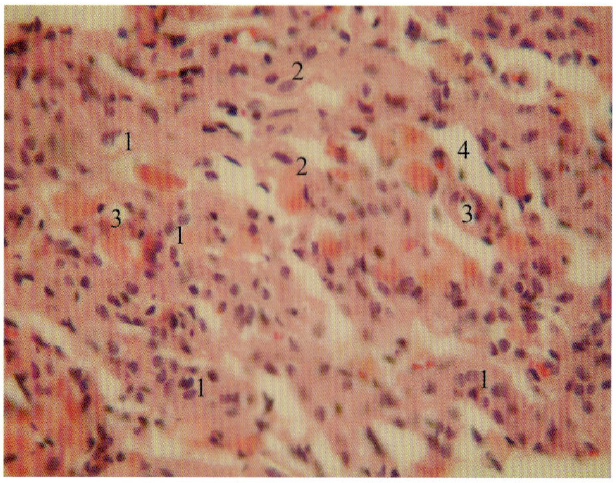

图 13－21　家猫窦房结的组织结构　　HE 染色，×400

家猫窦房结的中心部位分布有 P 细胞（1 指示）、T 细胞（2 指示）；存在丰富的血窦隙（4 指示）和小血管（3 指示），窦隙内残存较多的红细胞

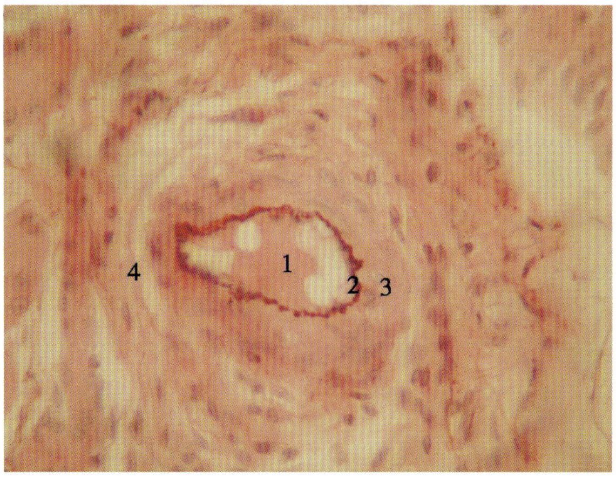

图 13－22　家猫窦房结动脉（横切面）　　地衣红染色，×400

1. 动脉腔　2. 内膜　3. 中膜　4. 外膜。家猫窦房结动脉内皮细胞清晰，内弹力膜明显，中膜由 2～3 层平滑肌细胞环绕，平滑肌细胞梭形或椭圆形。外弹力膜缺如。外膜相对疏松，存在较多的成纤维细胞

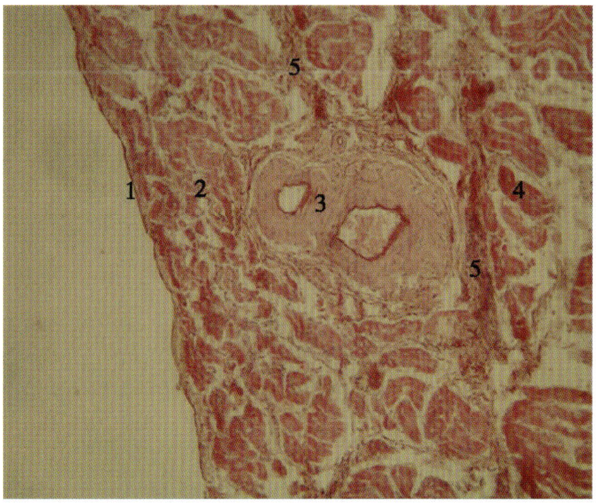

图 13－23　家猫窦房结双动脉（横切面）　　地衣红染色，×400

1. 心外膜　2. 窦房结组织　3. 两条窦房结动脉。窦房结动脉一般为一条，偶见两条或多条。动脉的组织构造与图 13－22 相似。在两条动脉周围有一薄层的弹性纤维，两动脉之间的上方存在一小动脉　4. 普通心房肌　5. 心肌间的弹性纤维束

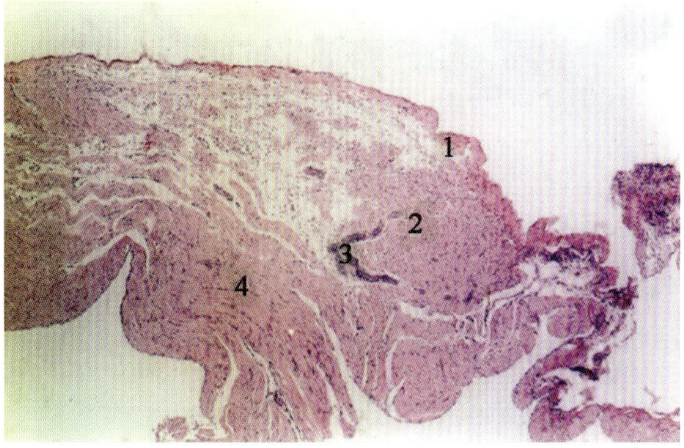

图 13－24　豚鼠窦房结横切面　　HE 染色，×40

1. 心外膜　2. 窦房结组织　3. 窦房结动脉　4. 心房肌，证明在心内膜与结组织之间存在较厚的普通心肌组织

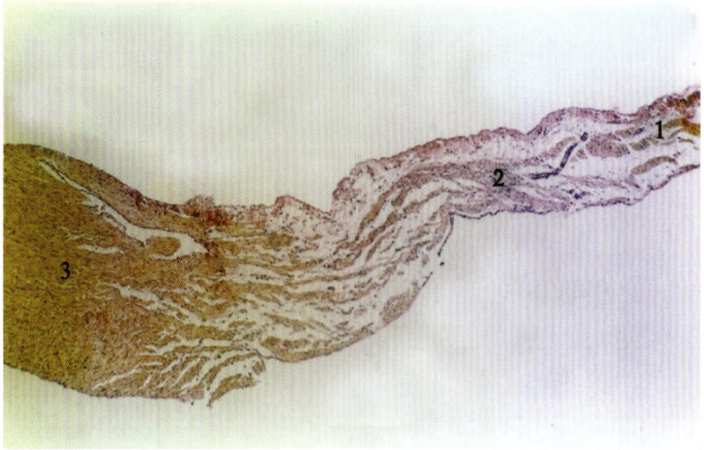

图13－25　豚鼠窦房结纵切面　　van Gieson 染色，×40

1. 上腔静脉　2. 结动脉　3. 心房肌

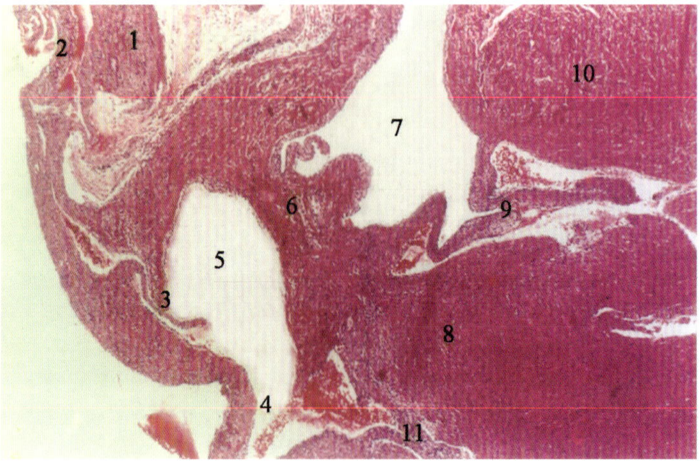

图13－26　4 d SD 大鼠窦房结冠状切面　　HE 染色，×40

1. 窦房结，中间为窦房结动脉横切面　2. 上（前）腔静脉　3. 上（前）腔静脉瓣　4. 下（前）腔静脉口　5. 右心房　6. 房间隔　7. 左心房　8. 室间隔　9. 二尖瓣　10. 左心室壁　11. 三尖瓣

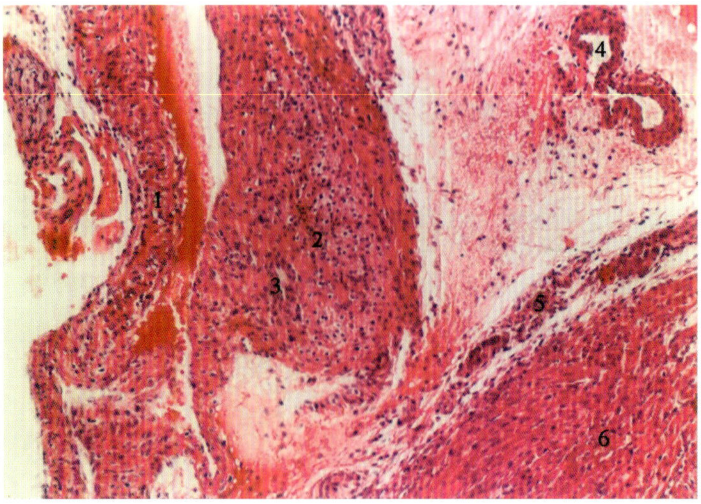

图13－27　大鼠窦房结内侧膨大　　HE 染色，×200

1. 上（前）腔静脉　2. 窦房结　3. 窦房结动脉　4. 血管断面　5. 神经节　6. 心房肌

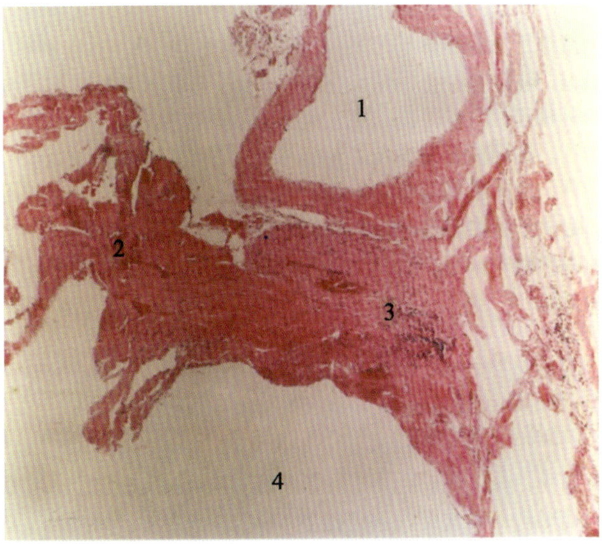

图 13－28　小鼠窦房结冠状切面　　HE 染色，×40

1. 上腔静脉　2. 右心房组织　3. 窦房结，其中有窦房结动脉　4. 右心房腔

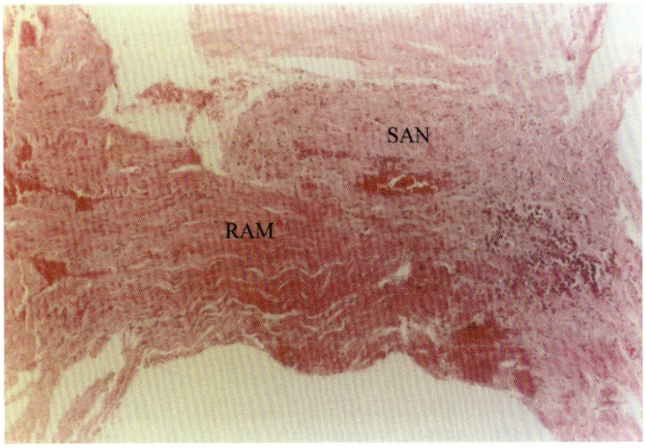

图 13－29　小鼠窦房结内侧膨大　　HE 染色，×100

此图是图 13－28 放大。SAN 示窦房结，其中有窦房结动脉；RAM 示右心房肌

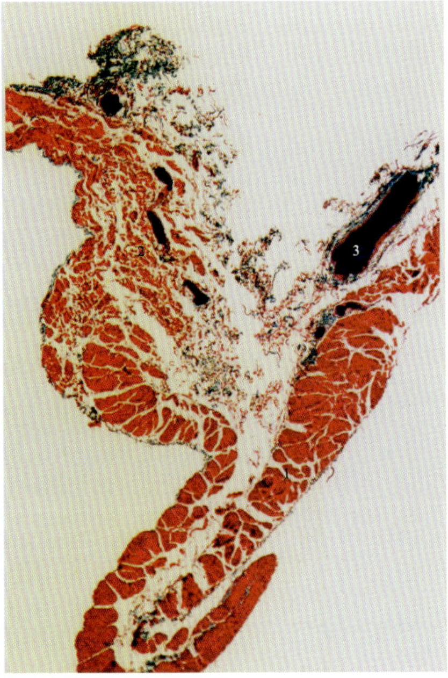

图 13－30　鸡窦房结水平切面　　Gold 三色染色，×64

1. 静脉瓣　2. 窦房结，结构排列疏松，染色略淡，位于右心房内的静脉窦（图右侧）基底部，这一点与人不同　3. 窦房结动脉的分支，动脉内注射了蓝色染料。图左侧蓝色结构为右冠状动脉的分支（西安医科大学孔祥云教授提供）

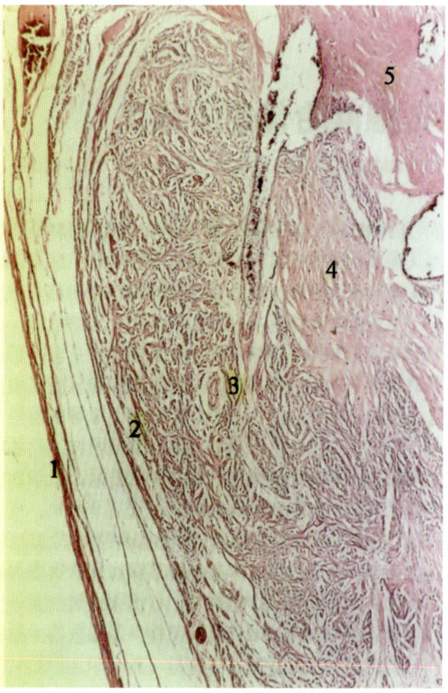

图13－31　成年人房室结冠状切面　HE染色，×40

1．心内膜　2．房室结浅部　3．房室结深部，深部被结缔组织分隔成许多细胞束，其中有房室结动脉的横断面。高倍镜下，结构松散，胶原纤维较多，细胞成分相对较少，细胞散在于纤维交织的网眼内，结细胞和细胞核均较少，与胎儿房室结相比具有明显的不同（见图13－36）　4，5．中心纤维体。中心纤维体与房室结之间参差不齐

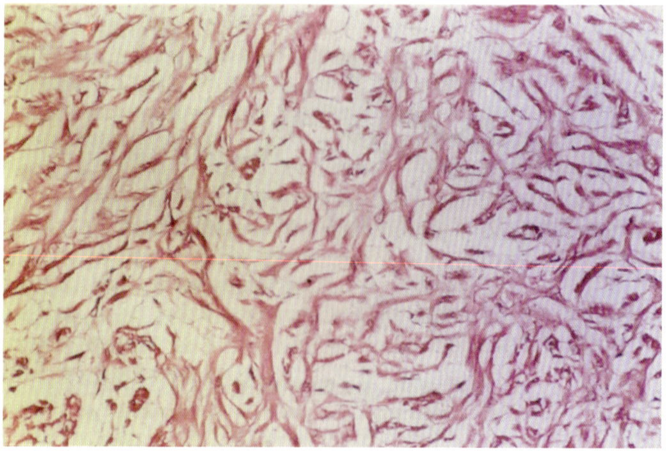

图13－32　成年人房室结的组织结构　图13－31，×200

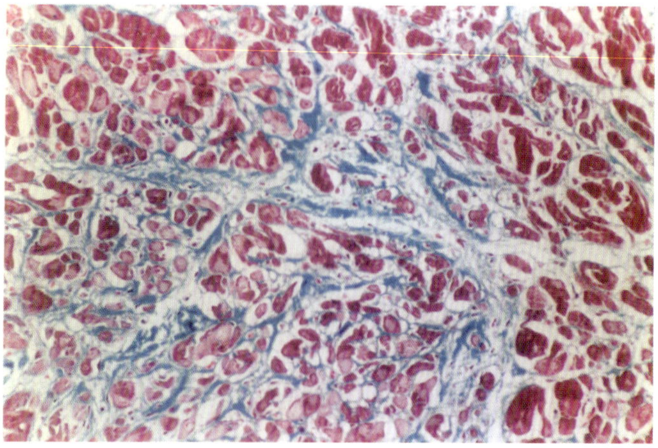

图13－33　山羊房室结内的胶原纤维　Masson染色，×200

蓝色为胶原纤维，红色为房室结内传导细胞

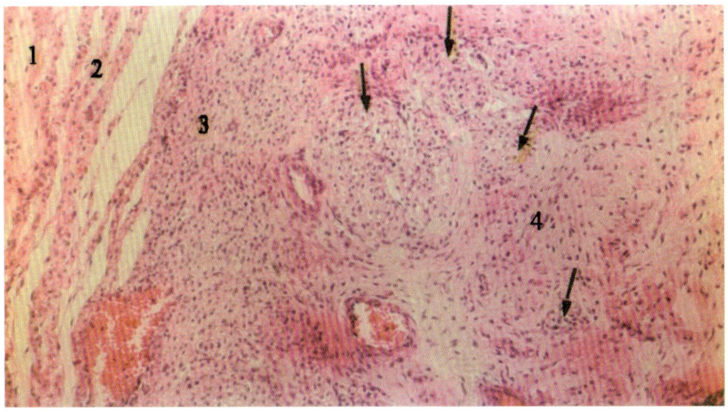

图 13－34 胎儿房室结冠状切面 1 HE 染色，×40

1．房室结的覆盖层，是房间隔肌向下延伸的部分 2．房室结的浅层，细胞规则，纵向排列 3．房室结深层，细胞密集，杂乱无规律。深层左侧紧邻中心纤维体，部分结细胞被中心纤维体的胶原纤维包裹，形成许多大小不等、形态各异的细胞岛（↑），另外，见到 4 条房室结动脉的横断面，下边的两条位于中心纤维体的周边部，在图下方有大团血细胞聚集 4．中心纤维体

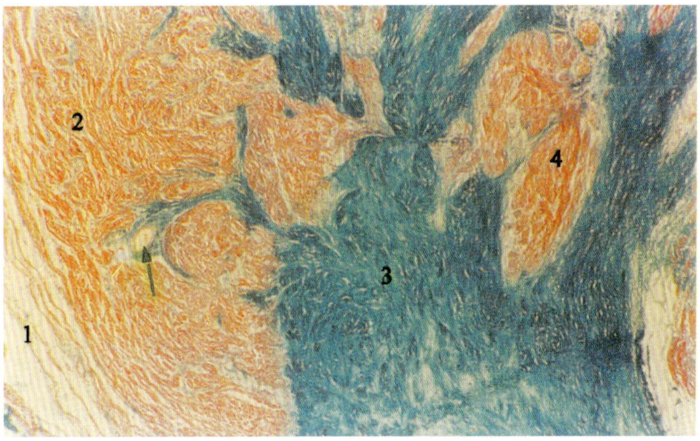

图 13－35 胎儿房室结冠状切面 2 Masson 染色，×40

1．房室结浅层 2．房室结深层，其中有源于中心纤维体的胶原纤维束将房室结深层分隔。↑示房室结动脉断面 3．中心纤维体，Masson 染色呈绿色，像树根一样深入到邻近组织中 4．结细胞岛，位于中心纤维体的深层（西安医科大学凌风东教授提供）

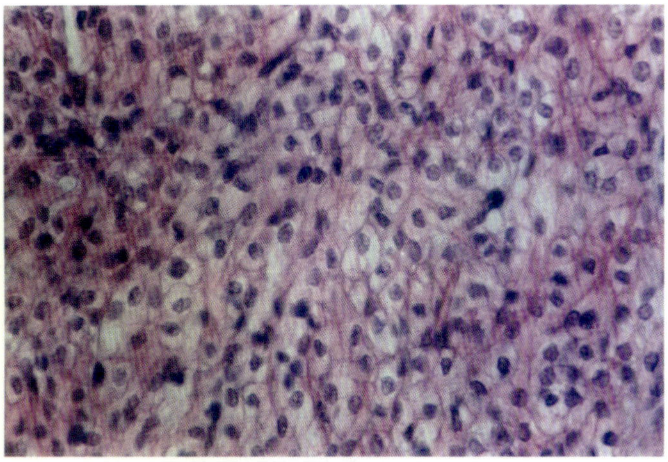

图 13－36 胎儿房室结中心部位冠状切面 HE 染色，×400

图中布满大量的 P 细胞，图中心处多为大而亮的亮细胞，周边分布较多的暗细胞。目前尚不清楚这两类细胞是否在功能上存在差别

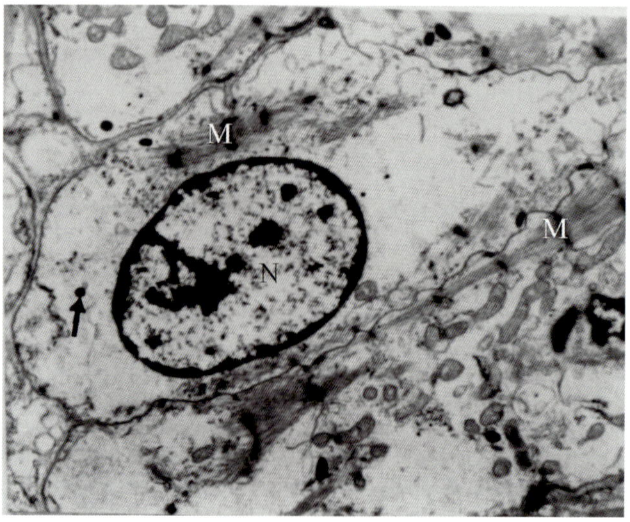

图 13－37　新生儿房室结内 Purkinje 细胞　　×6 000

N 示细胞核，核仁清晰；M 示肌原纤维；↑示电子致密颗粒。右下方和左上方是两个没有切到细胞核的 Purkinje 细胞

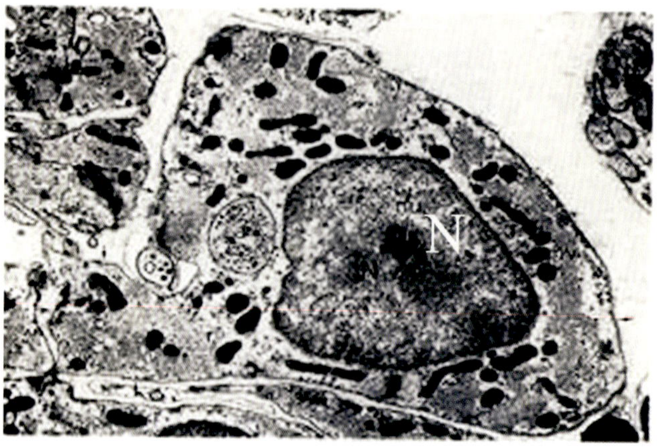

图 13－38　小鼠房室结细胞的横切面　　×4 500

N 示细胞核，相对较大，核仁清楚。细胞向左下伸出一突起与另一细胞形成不典型的特化连接。此图来自百度网

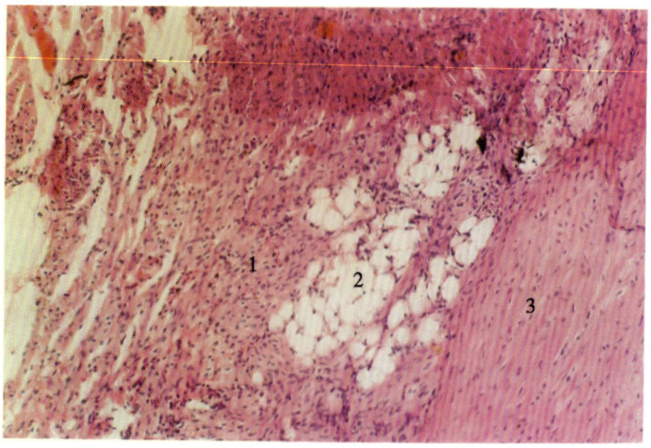

图 13－39　成年人房室结脂肪浸润　　HE 染色，×40

此图是房室结的冠状切面。1．房室结　2．脂肪细胞团，由结的后端浸入，此现象可能是老龄化的征象之一　3．中心纤维体

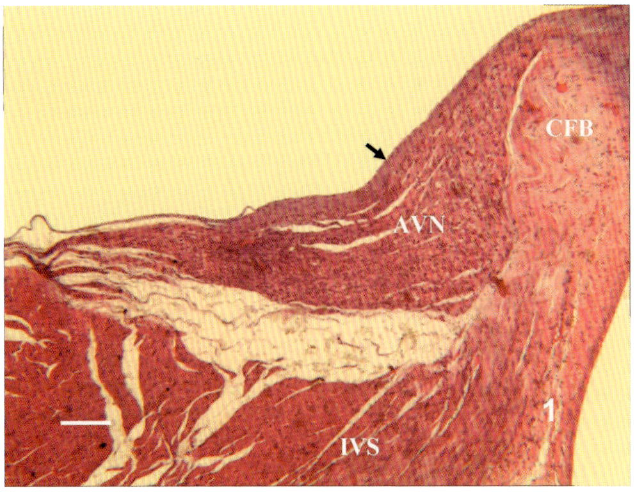

图 13-40　广西猕猴房室结冠状切面　HE 染色，×40

AVN 示房室结；CFB 示中心纤维体；IVS 示室间隔；↑示心内膜

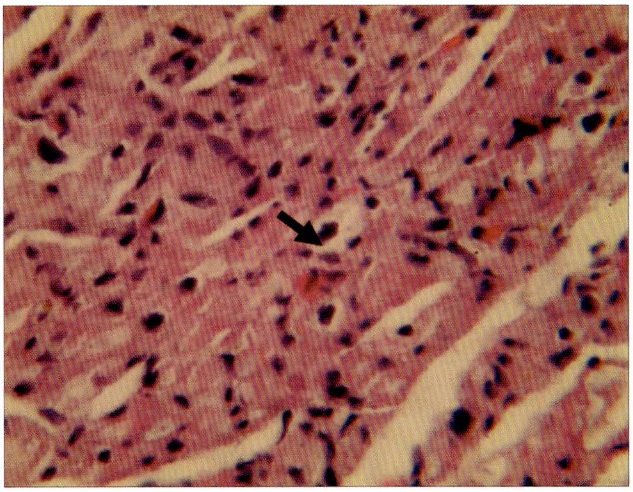

图 13-41　广西猕猴房室结冠状切面高倍镜图　HE 染色，图 13-40　×400

房室结组织内分布丰富的纤维细胞和成纤维细胞，细胞排列杂乱无序，其中散在一些 Purkinje 细胞（↑显示）

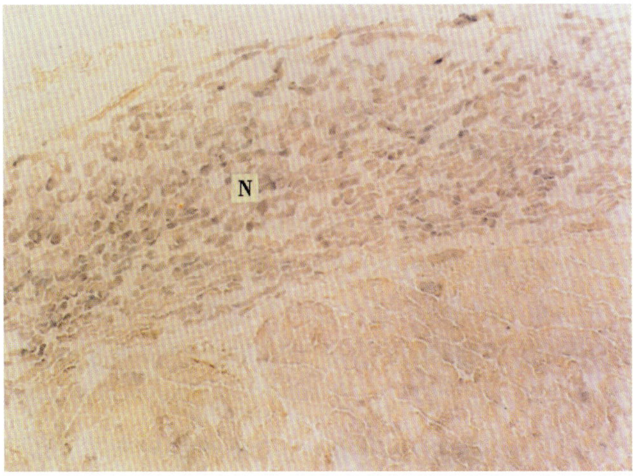

图 13-42　兔房室结磷酸化酶阳性反应（冠状切面）　酶组织化学染色，×400

N 示房室结，结细胞染色较深，是磷酸化酶阳性反应所在

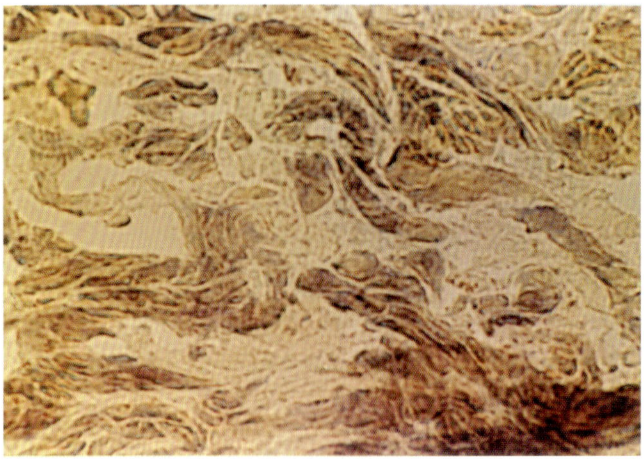

图 13-43　房室结磷酸化酶阳性反应（冠状切面）　酶组织化学染色，×200

蓝黑色斑块为磷酸化酶活性部位。此片采用的是甘油封片，由于光线折射原因导致不甚清晰

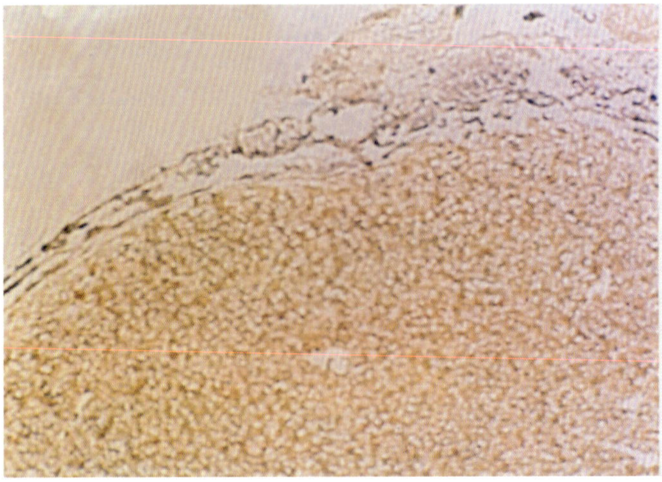

图 13-44　兔房室束及左、右束支内磷酸化酶阳性反应　酶组织化学染色，×100

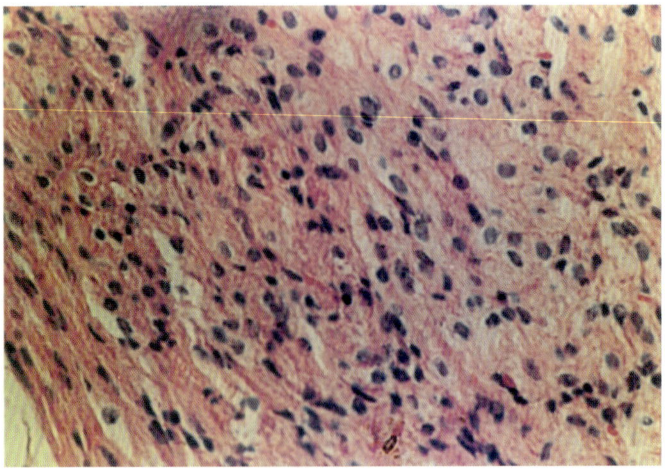

图 13-45　犬房室结中心部位冠状切面　HE 染色，×200

图左侧为房室结浅层细胞，多长形，较密，平行排列，主要为 T 细胞。图右侧细胞稀疏，边界不清楚，排列杂乱。有许多细胞的核大而圆，核周有亮环，此类细胞为 P 细胞。在 P 细胞和 T 细胞之间有较多的纤维细胞

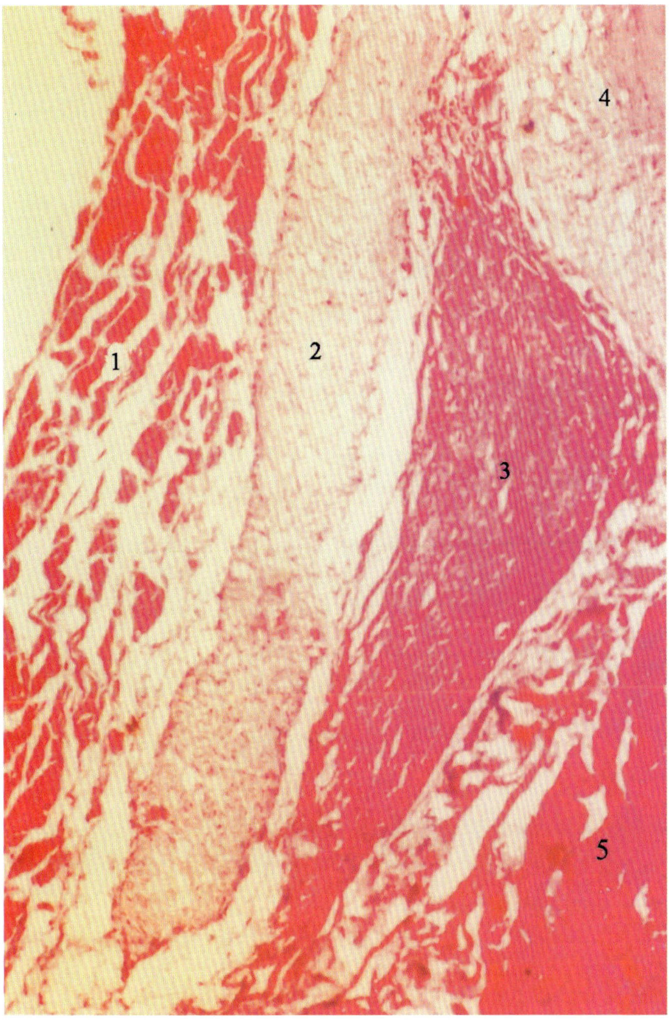

图 13－46　犬房室结冠状切面

HE 染色，×40

1. 房室结覆盖层的心肌纤维，此纤维束由上方的房间隔组织延伸而来　2. 房室结覆盖层的胶原纤维层，其上方连中心纤维体　3. 房室结，冠状切面上呈三角形；结上方染色略淡为上结区，下部染色略深为下结区；整个房室结和覆盖层与右下方的室间隔肌相比染色均浅淡　4. 中心纤维体　5. 室间隔肌

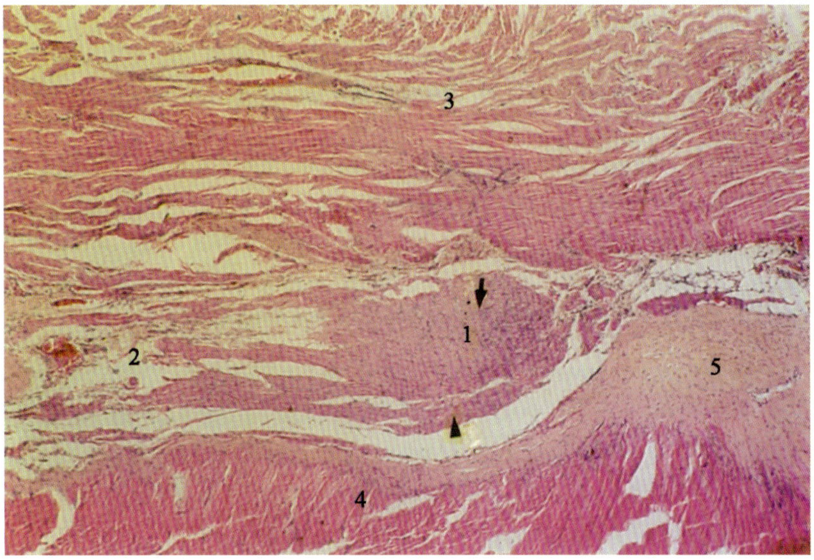

图 13－47　兔房室结和房室束的矢状切面　　HE 染色，×40

1. 房室结，矢状切面上房室结形似网球拍样。结上下方的裂隙是结周围的结缔组织在制片过程中收缩所致。结后方有疏松结缔组织，其中有一束心房肌纤维前后走向，似与结有联系。↑示上结区，▲示下结区　2. 房室束，分为几小束，自结前端平行前行。束的前端有一小血管断面。房室束的下方和前上方皆为中心纤维体向前延伸的部分，房室束穿行其中　3. 房间隔　4. 室间隔肌　5. 中心纤维体

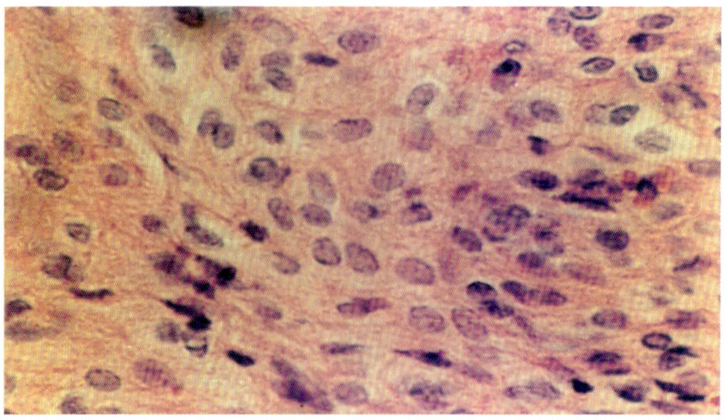

图13－48　兔房室结的组织结构　　HE染色，图13－4　×400

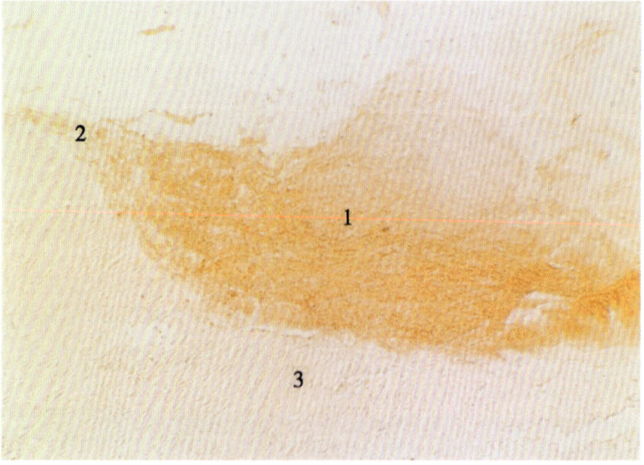

图13－49　兔房室结乙酰胆碱酯酶及胆碱酯酶分布1　　铜－铅－硫胆碱组织化学染色，×100

为房室结的矢状切面，用胆碱酯酶组织化学技术可清楚地显示出兔房室结的轮廓。说明房室结内含有丰富的胆碱酯酶和含该酶的神经纤维。同时，此技术可清楚地区分出房室结的不同区域。1. 房室结。结的下方和前下方为下结区，染色重，神经纤维较多。下结区向前延伸为房室束。后上方染色较淡，为上结区。此图与图13－47所显示的结构相符　2. 房室束　3. 室间隔肌

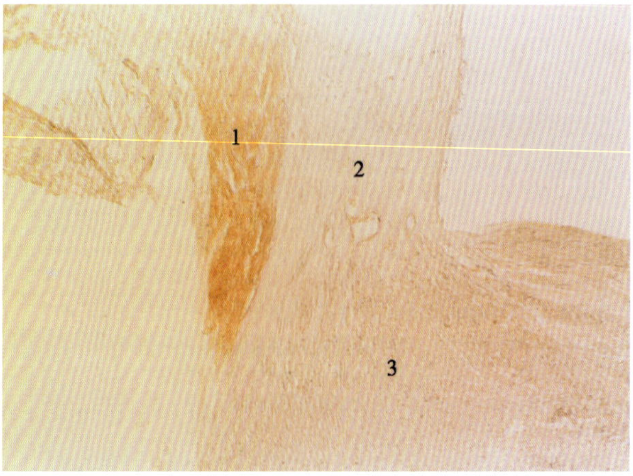

图13－50　兔房室结乙酰胆碱酯酶及胆碱酯酶分布2　　铜－铅－硫胆碱组织化学染色，×40

此图是房室结的冠（额）状切面。1. 房室结。冠状切面上显示出房室结下部胆碱酯酶含量高，神经纤维丰富，是下结区的位置。结上部酶含量少，为上结区　2. 中心纤维体　3. 室间隔

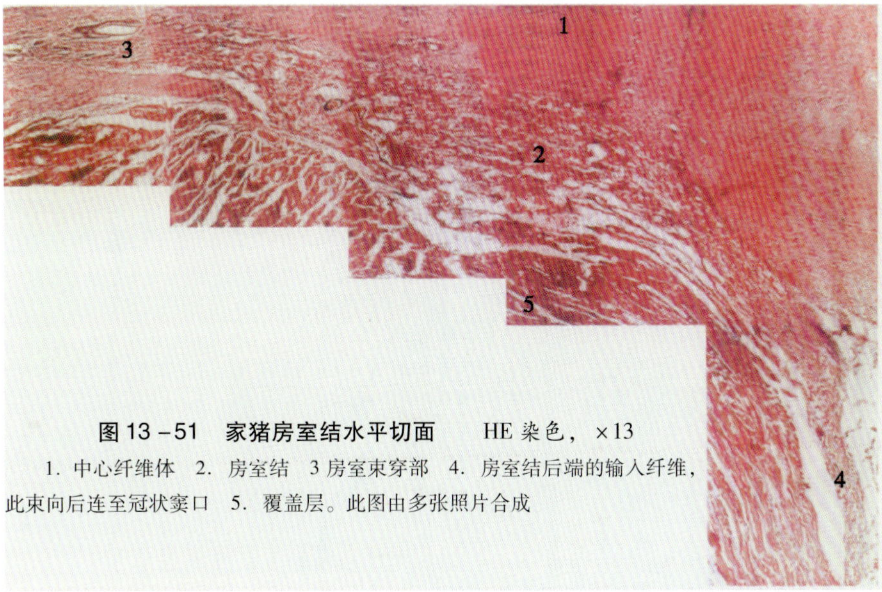

图 13－51　家猪房室结水平切面　HE 染色，×13

1. 中心纤维体　2. 房室结　3 房室束穿部　4. 房室结后端的输入纤维，此束向后连至冠状窦口　5. 覆盖层。此图由多张照片合成

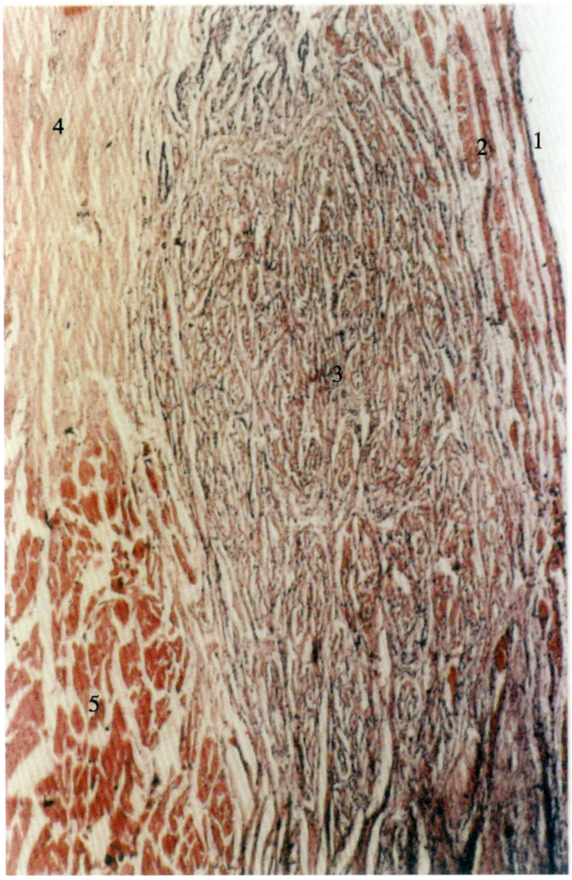

图 13－52　家猪房室结冠状切面　HE 染色，×100

1. 心内膜　2. 覆盖层　3. 房室结，结内结构杂乱，不易区分浅深层或上下结　4. 中心纤维体　5. 室间隔

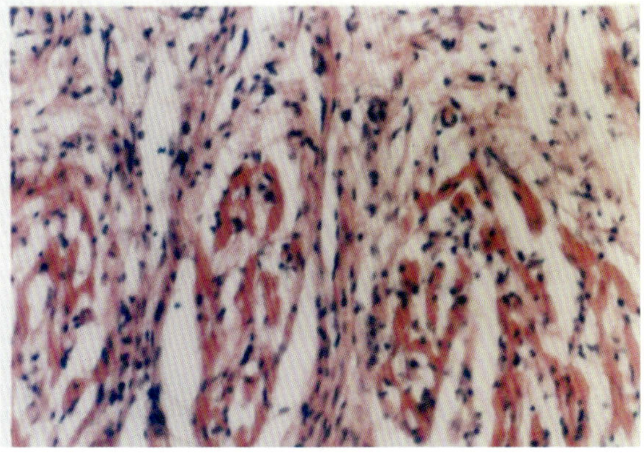

图 13－53　家猪房室结的组织结构

图 13－52 的局部放大，×100

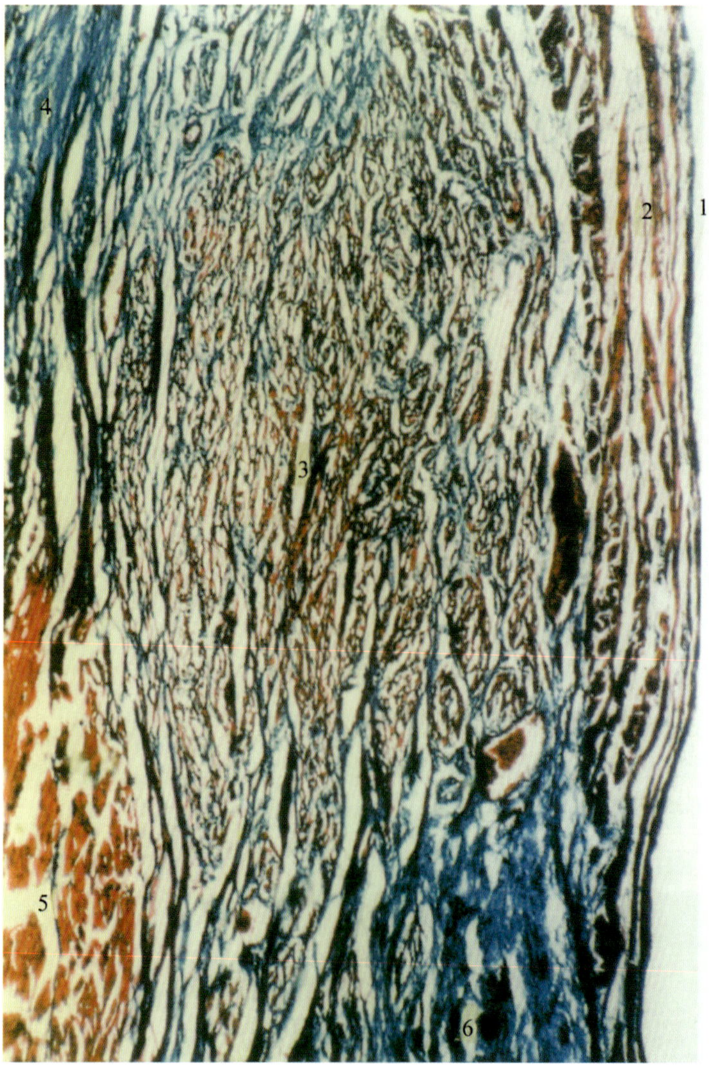

图 13－54　家猪房室结冠状切面　Masson 染色，×100

1．心内膜　2．覆盖层　3．房室结，红色为结细胞，绿色为胶原纤维，结细胞被胶原纤维包绕成团　4．中心纤维体　5．室间隔　6．胶原纤维

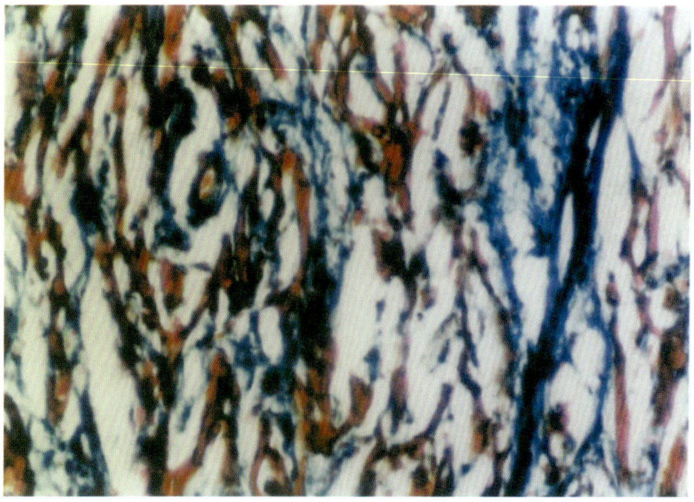

图 13－55　家猪房室结的胶原网络　×200

此图为图 13－54 的高倍显示。结内的胶原纤维杂乱无序，形似迷宫

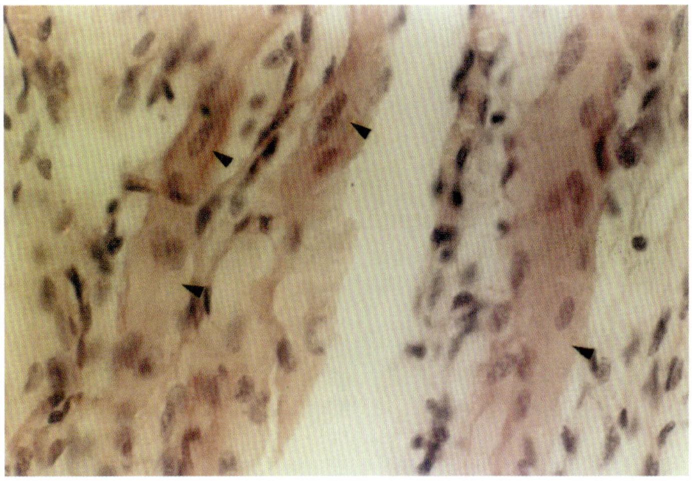

图 13－56　家猪房室结中部上份冠状切面　　HE 染色，×400

结内传导细胞几乎平行排列，大多为短柱状（▲显示），细胞核椭圆形，其间分布有大量的纤维细胞

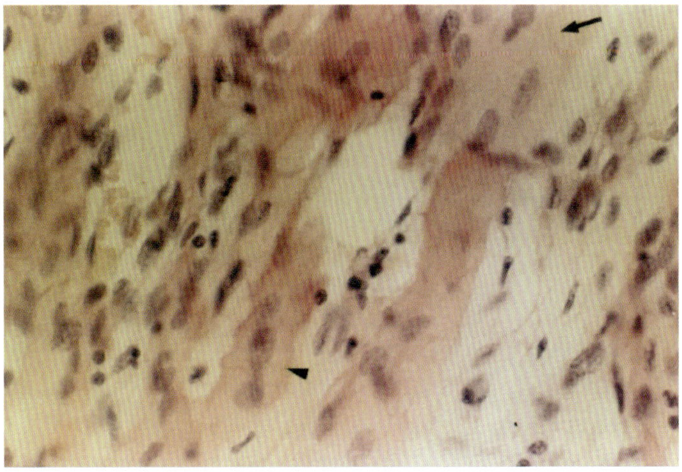

图 13－57　家猪房室结中部中份冠状切面　　HE 染色，×400

左侧一束传导细胞呈柱状，有闰盘（↑显示）。右侧一束细胞呈方形，细胞膜有突起（▲显示），细胞界线不清楚。其他细胞核小，染色较深者为纤维细胞

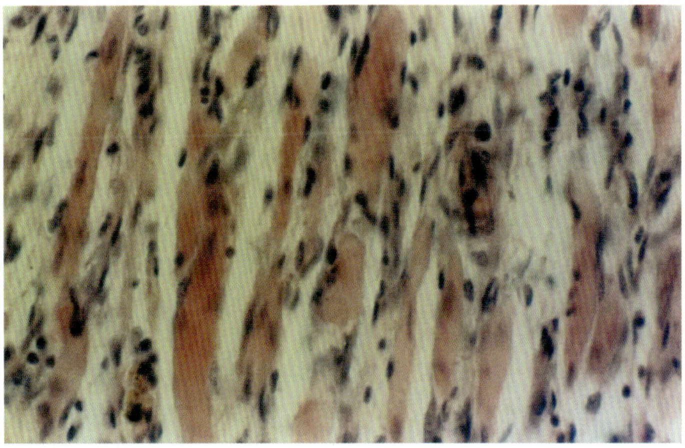

图 13－58　家猪房室结中部下份冠状切面　　HE 染色，×400

深红色为移行细胞，长梭形，横径较小，细胞核大多呈梭形。移行细胞之间夹杂较多的纤维细胞

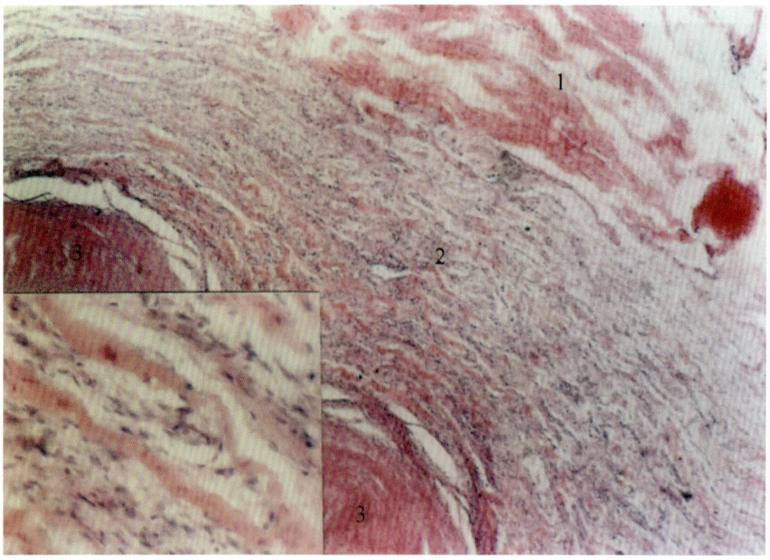

图 13－59　家猪副房室结　　HE 染色，×40；插图 ×200

此图系房间隔的矢状切面，显示位于房室结前上方的一团结组织。1. 房间隔肌　2. 副房室结　3. 左心房侧的心内膜下组织。插图为副房室结的高倍，红色示传导细胞，现互平行排列，细胞界线不清楚，细胞核较小，位于细胞中央，传导细胞之间存在大量的纤维细胞

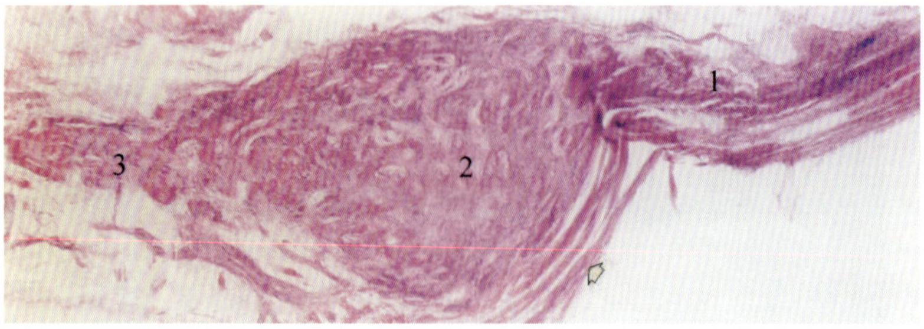

图 13－60　青年山羊房室结矢状切面　　HE 染色，×40

1. 后结间束，箭头示 James 束　2. 房室结，结上部和下部的细胞前后走向，平行排列，中心部位的细胞密而杂乱　3. 房室束

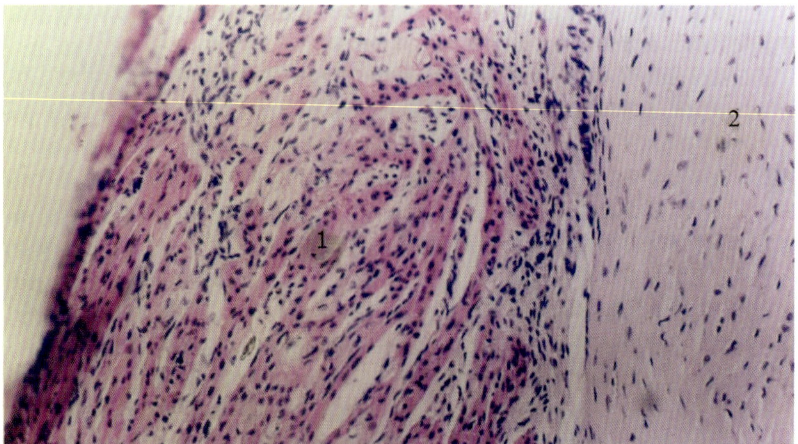

图 13－61　青年山羊房室结冠（额）状切面　　HE 染色，×40

1. 房室结　2. 中心纤维体。房室结与中心纤维体之间接触面平滑，无结细胞岛

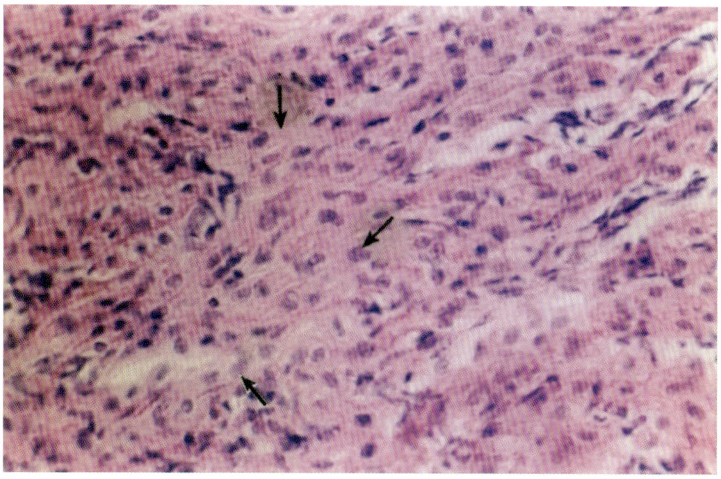

图 13－62　青年山羊房室结上部冠状切面　　HE 染色，×400

结内布满大量 P 细胞（↑指示）、T 细胞、成纤维细胞和毛细血管

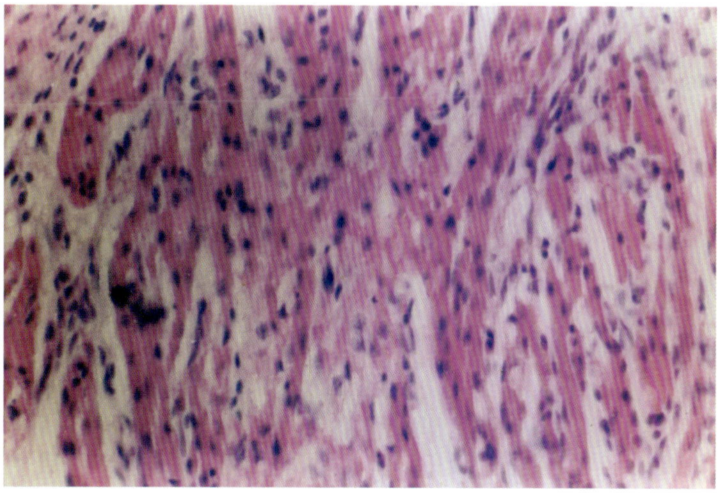

图 13－63　青年山羊房室结下部冠状切面　　HE 染色，×400

结下部主要由 T 细胞构成，细胞长形或梭形，近乎平行排列

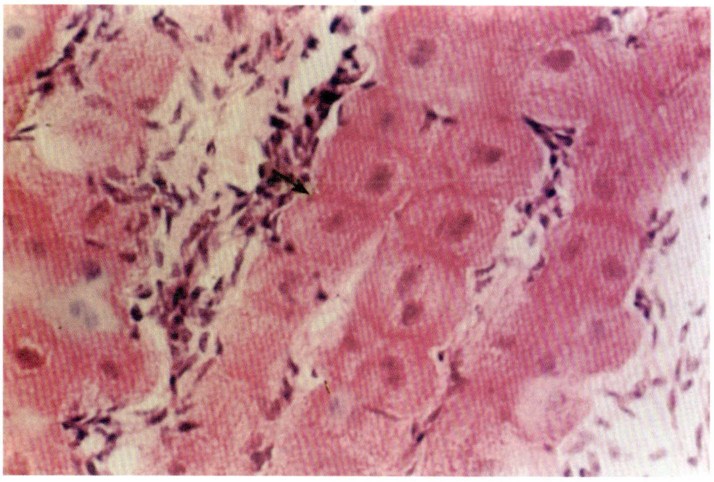

图 13－64　青年山羊房室结内的 Purkinje 细胞冠状切面　　HE 染色，×100

房室结下部有较多的 Purkinje 细胞（↑显示），呈链状排列，其中有些细胞有双核，Purkinje 细胞间有较多的结缔组织

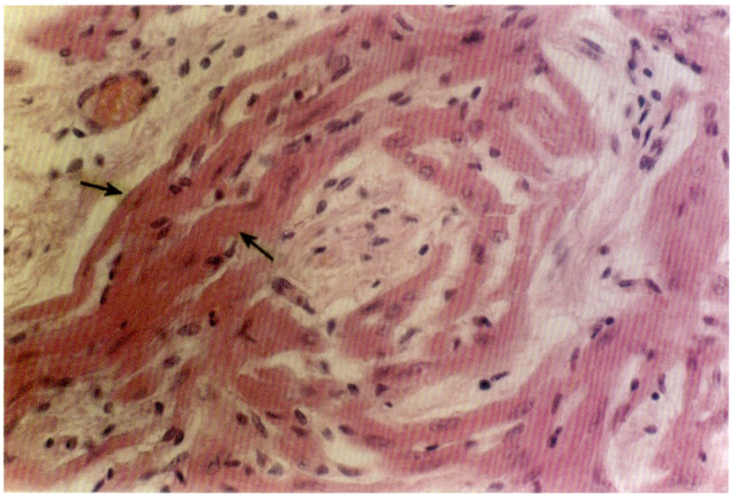

图 13－65　老年山羊房室结中部冠状切面　HE 染色，×400

老年山羊房室结内出现较多的普通心肌细胞（↑显示），是羊老龄的表现之一

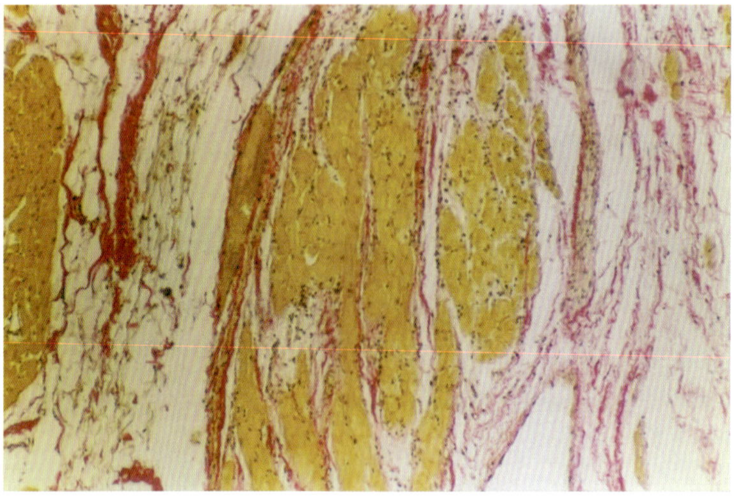

图 13－66　老年山羊房室结胶原纤维　van Gieson 染色，×100

红色为胶原纤维，黄色为结细胞。左侧为普通心肌，中间为房室结组织

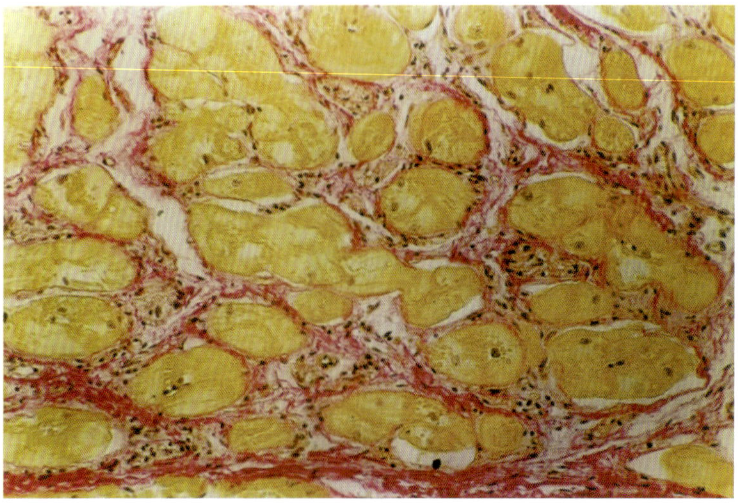

图 13－67　老年山羊房室束横切面　van Gieson 染色，×400

红色为胶原纤维，交织成“网格”，房室束细胞被分隔成群（束）

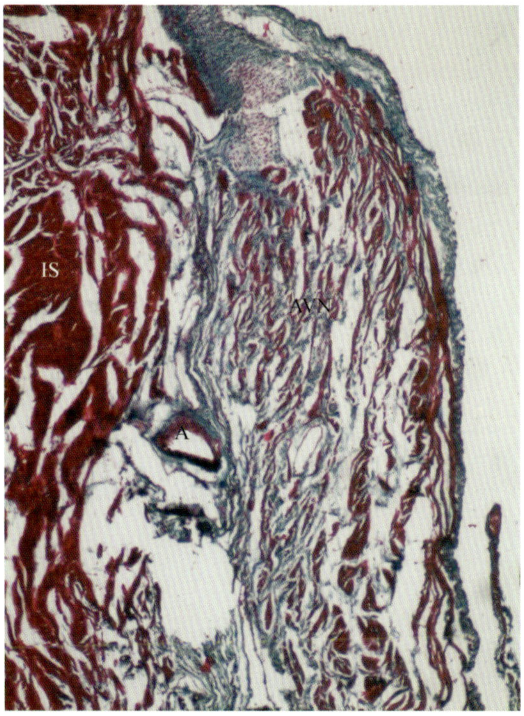

图 13－68　家猫房室结冠状切面　Masson 染色，×40

AVN 示房室结；A 示房室结动脉；IS 示室间隔

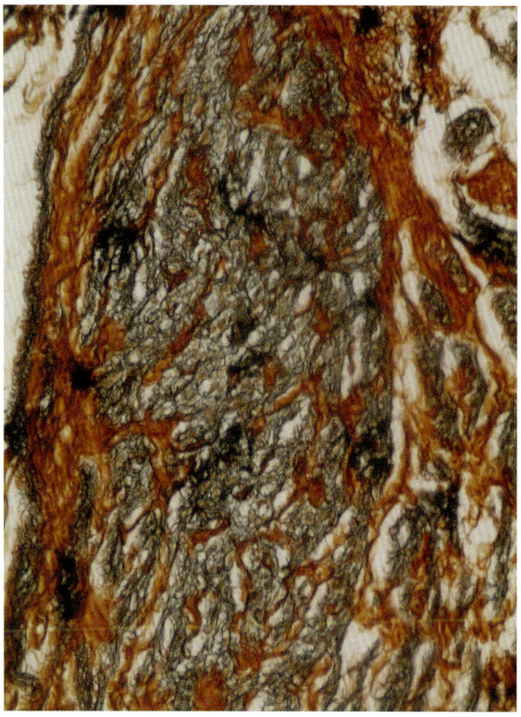

图 13－69　家猫房室结冠状切面　Gomori 银染色，×40

房室结内含有丰富的网状纤维（棕黄色），把结组织（灰色）分隔成迷宫样

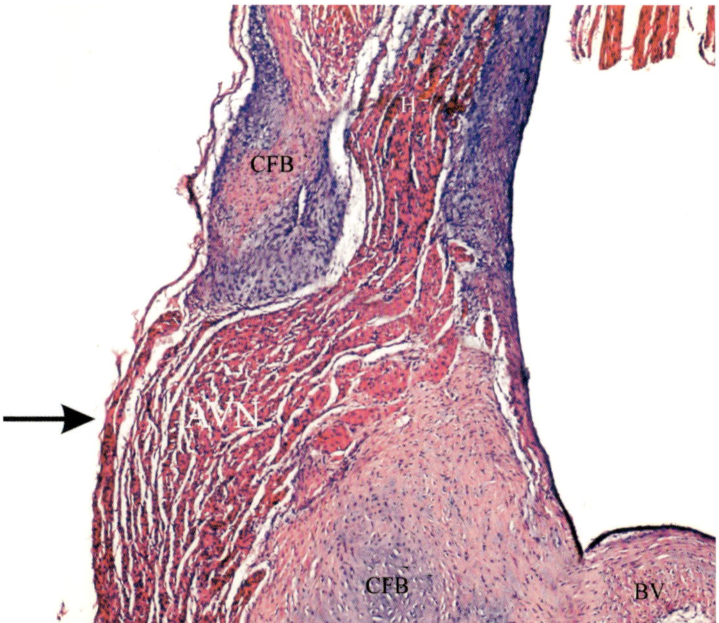

图 13－70　家猫房室结水平切面　HE 染色，×40

CFB 示中心纤维体；H 示房室束穿通部；AVN 示房室结；BV 示二尖瓣；PE 示后延伸；↑示心内膜

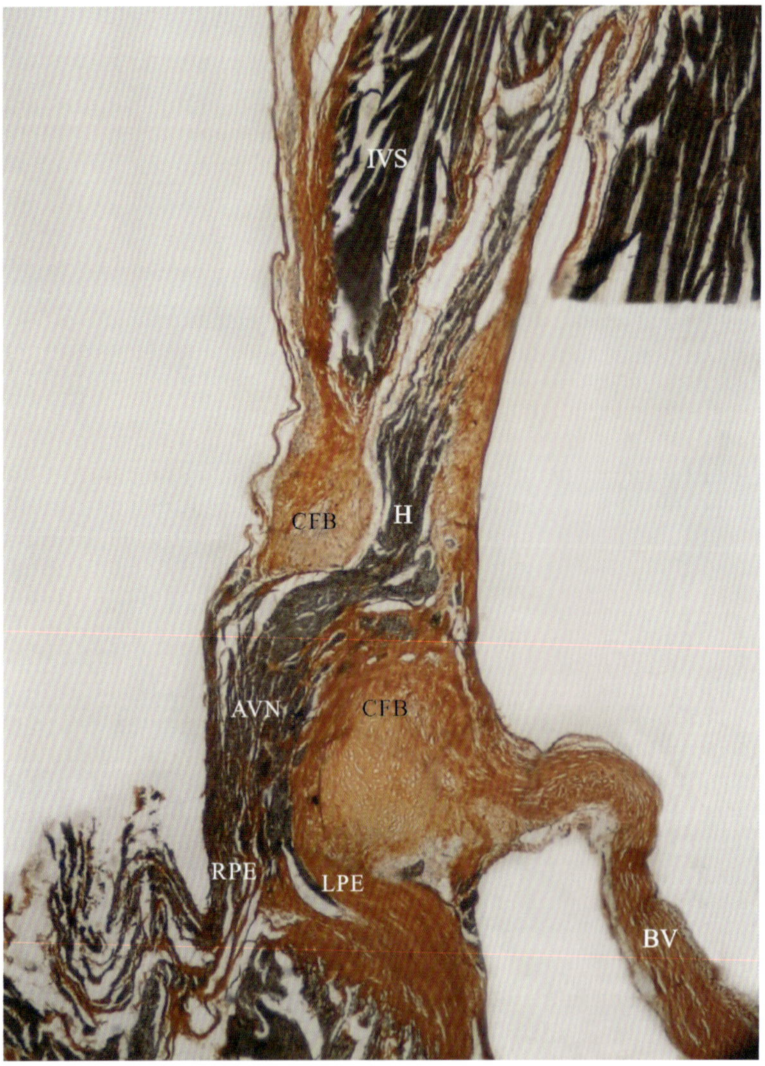

图13－71　家猫房室结及其后延伸
Gomori银染色，×40

此图为房室结水平切面。CFB示中心纤维体；AVN示房室结，结组织在靠近中心纤维体处有大小不等结细胞岛；RPE示房室结右后延伸的纤维，与右心房的纤维相连续；LPE示房室结左后延伸的纤维，细小，进入中心纤维体内（可能是由于切面所致），左后延伸的联系未能显示完全；BV示二尖瓣；H示房室束的穿通部，此处房室束被结缔组织环绕；IVS示室间隔

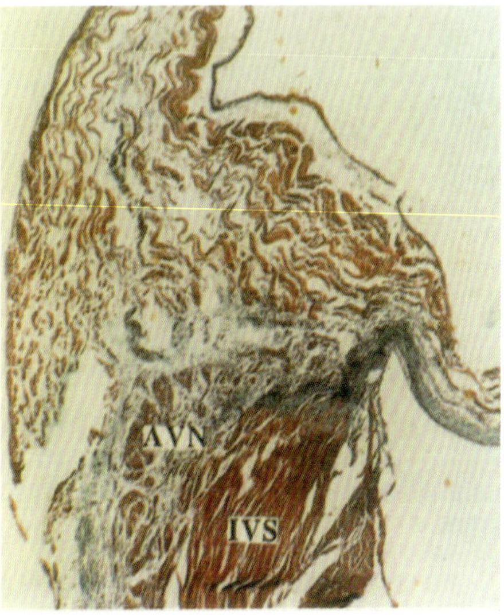

图13－72　豚鼠房室结冠状切面　Goldner染色，×13

AVN示房室结，位于中心纤维体和室间隔的右侧；IVS示室间隔

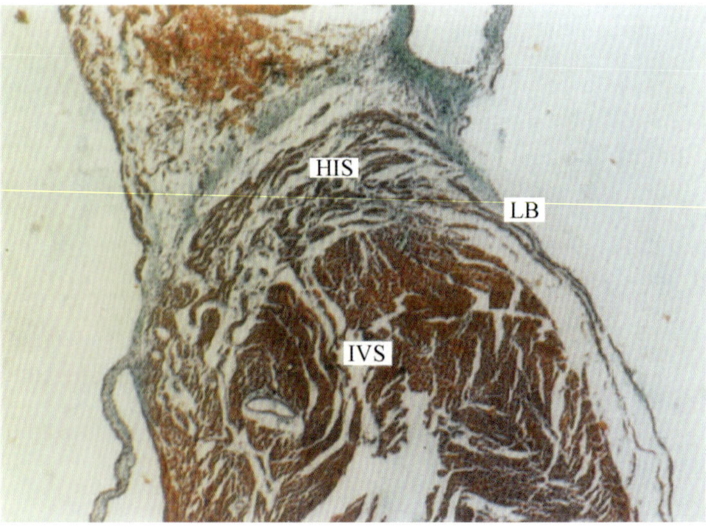

图13－73　豚鼠房室束及其束支冠状切面　Goldner染色，×13

HIS示房室束；LB示左束支；IVS示室间隔

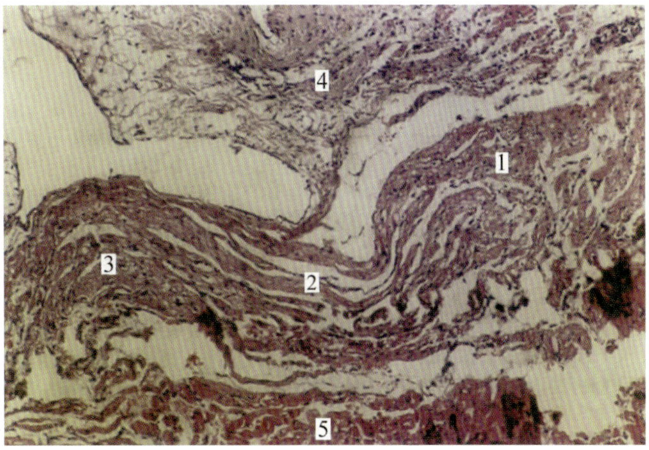

图 13－74　豚鼠房室结矢状切面　　HE 染色，×40

1. 房室结前结区　2. 中结区　3. 后结区　4. 房间隔　5. 室间隔

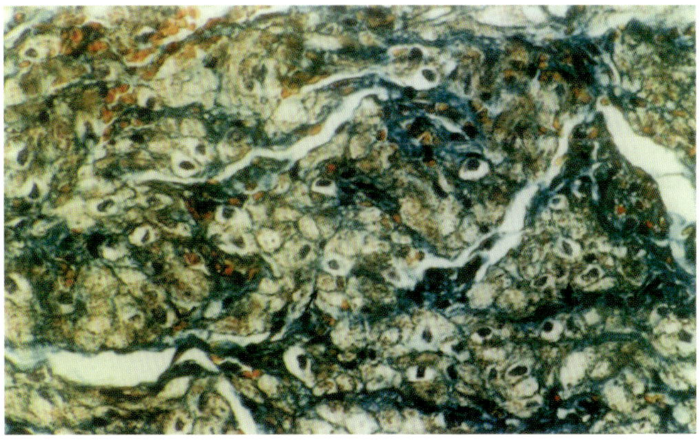

图 13－75　豚鼠房室结前结区　　Masson 染色，×400

绿色为胶原纤维，布满大量空泡样的 P 细胞。红色为血细胞

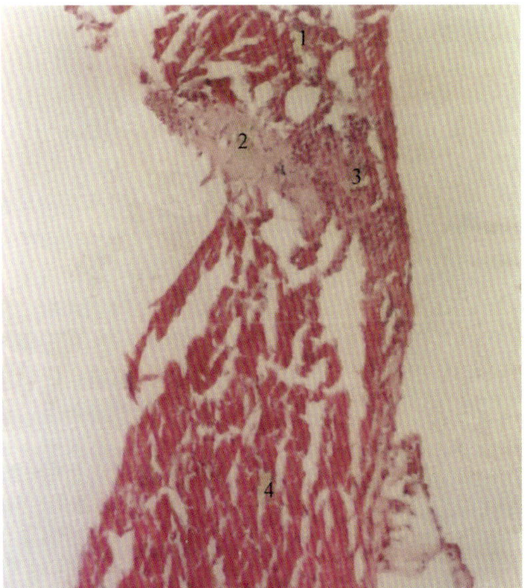

图 13－76　小鼠房室结冠（额）状切面　　HE 染色，×40

1. 房间隔　2. 中心纤维体　3. 房室结　4. 室间隔

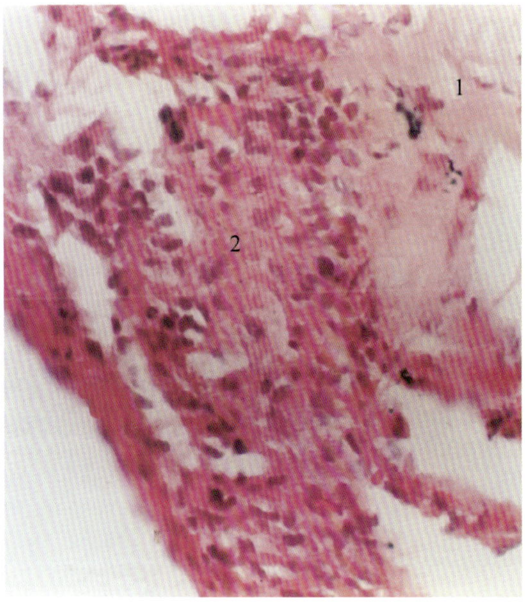

图 13－77　小鼠房室结的组织结构　　HE 染色，×66

1. 中心纤维体　2. 房室结　3. 心内膜

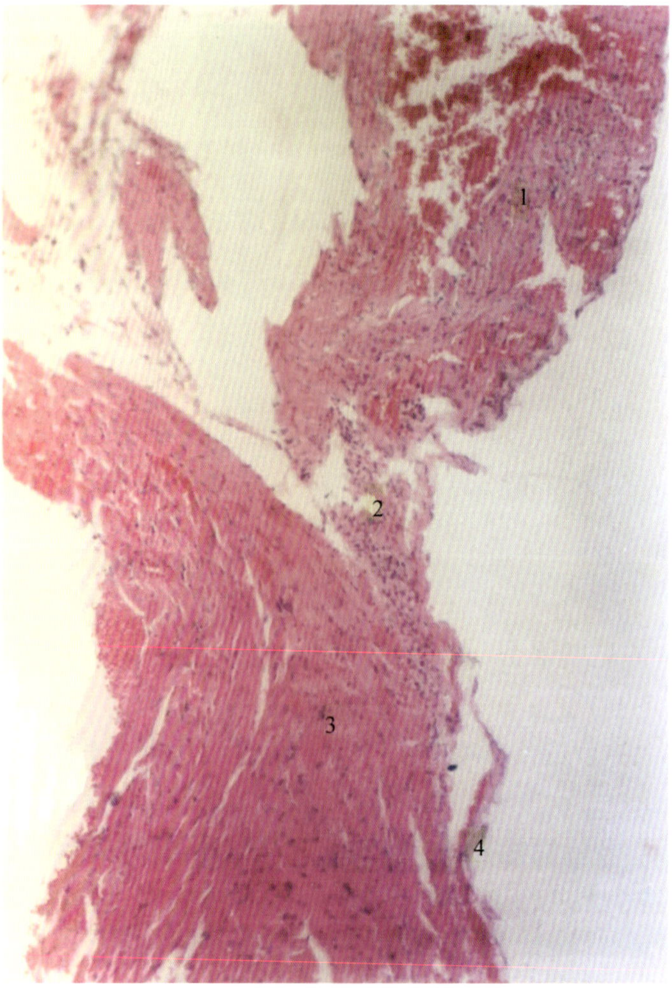

图 13－78　小鼠心左缘冠状沟处的 P 细胞团　　HE 染色，×40

1. 左心房壁　2. P 细胞团，位于冠状沟浅层心外膜下，连接心房和心室肌，相当于 Kenth 束　3. 左心室侧壁　4. 心外膜

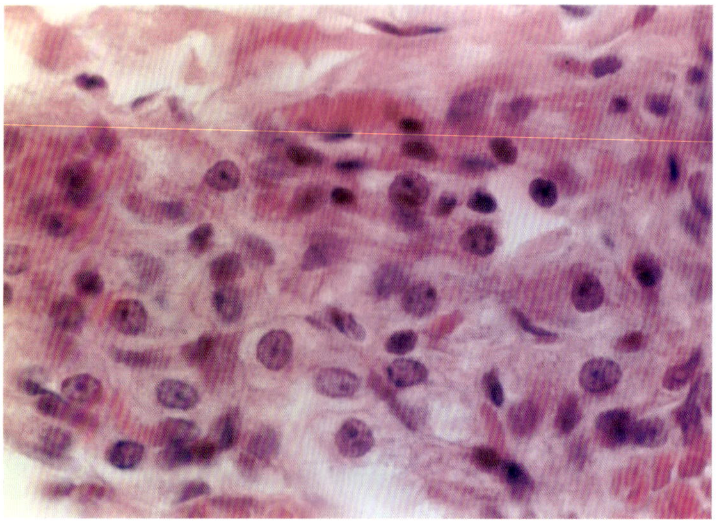

图 13－79　小鼠心左缘冠状沟处的 P 细胞团高倍镜图　　×600

此图是图 13－78 P 细胞团的高倍。P 细胞椭圆形，边界清楚，细胞质透亮，细胞核大，核仁明显，是非常典型的 P 细胞

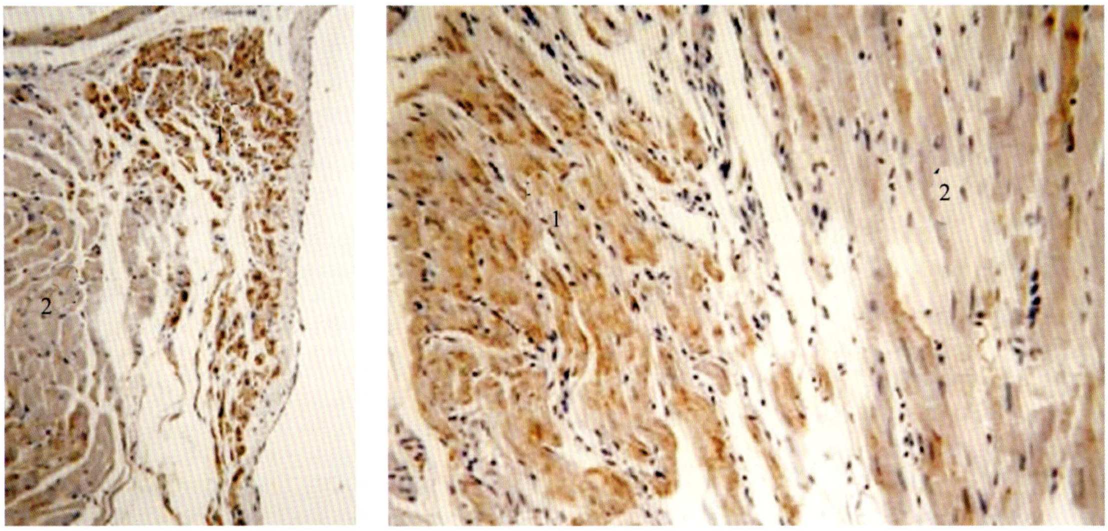

图 13－80　大鼠房室结Ⅰ型（A）和Ⅲ型（B）胶原蛋白的表达　免疫组织化学显色，×200

1. 房室结区　2. 室间隔肌。房室结区Ⅰ型、Ⅲ型胶原蛋白的阳性表达明显强于其他部位（林乐迎提供）

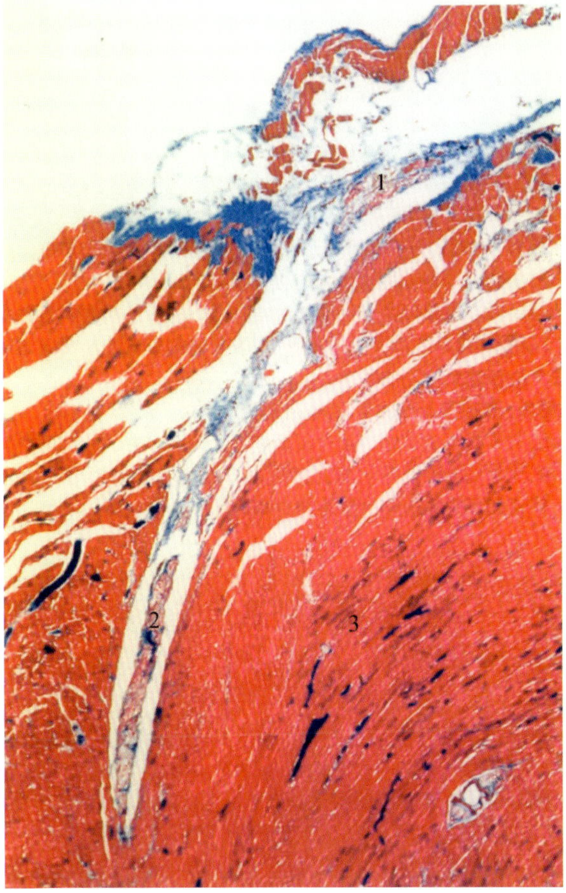

图 13－81　鸡房室结冠状切面　Gold 三色染色，×64

1. 房室结，位于室间隔交界处后面的深窝内　2. 房室束，全部在室间隔内，分三束，除左、右束支外，还有一中间束支，此图只能见到房室束，左束支内可见一小动脉　3. 室间隔

此图取材前在冠状动脉内注射了蓝色染料。切面所见的蓝色断面皆为冠状动脉在心肌的细小分支。（西安医科大学孔祥云教授提供）

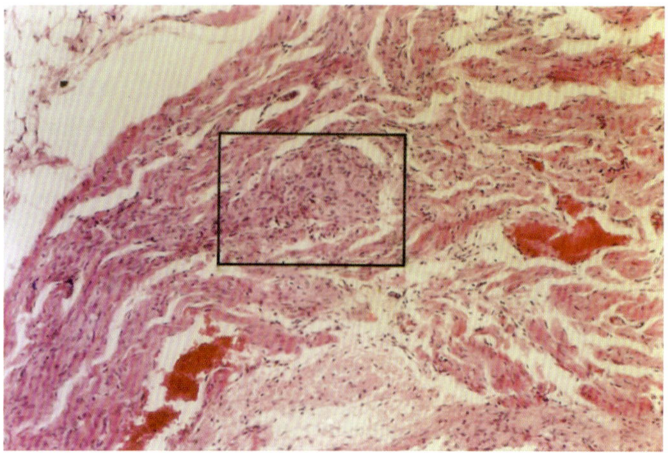

图13－82　兔房间隔前部的副房室结　HE染色，×40

此图为房间隔前部的矢状切面。图右侧是解剖方位的前方，方框内为副房室结

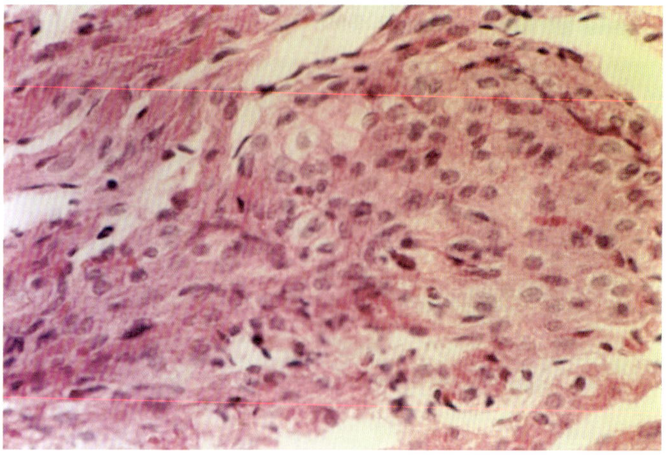

图13－83　副房室结的组织结构　×400

此图是图13－82的高倍。图13－82中方框内为副房室结，在后端（图为副房室结的左下方）有一细胞束，与房室结相连（延至图左下角）。高倍镜下，大多细胞界线不清楚，有些细胞核大而透亮，细胞核相对较大，椭圆形，位于细胞中央。由副房室结至房室结间的细胞束内的细胞细长，界线不清楚。图左上角为普通心肌细胞

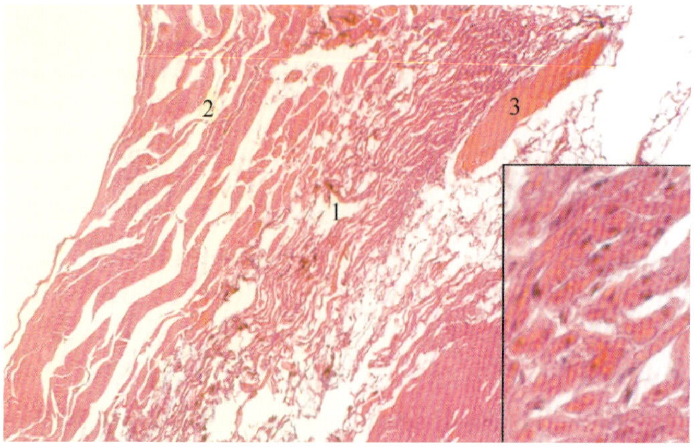

图13－84　犬房室结后结间束　HE染色，×40

此图为房间隔冠状切面。1．结间束，染色浅淡，细胞排列松散，有些呈波浪状　2．心房肌　3．Todaro腱断面。方框中为结间束的高倍放大

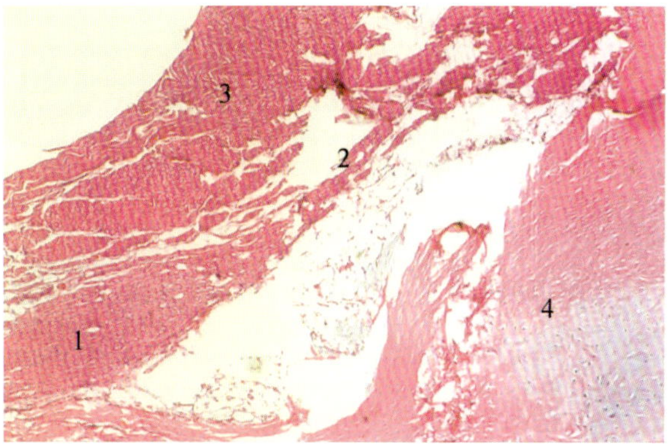

图 13－85　犬房室结及结间束冠状切面　　HE 染色，×40

1. 房室结　2. 结间束，上连心房肌，下终于房室结的上缘，相当于中结间束　3. 心房肌，向下形成房室结的覆盖层　4. 中心纤维体，右下角是中心纤维体的中部，有软骨化的倾向

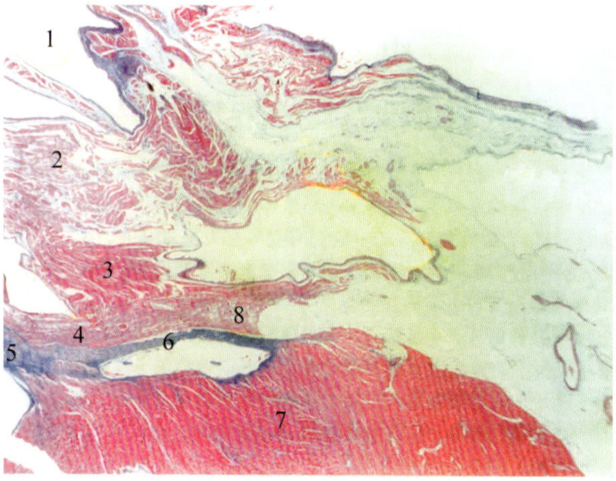

图 13－86　成年人经冠状窦的矢状切面　　HE 染色，×40

此图示房室结与冠状窦之间的纤维联系。1. 左心房　2. 房间隔内的右心房肌　3. 左心房肌　4. 房室结　5. 中心纤维体　6. 二尖瓣环　7. 室间隔　8. 移行细胞带

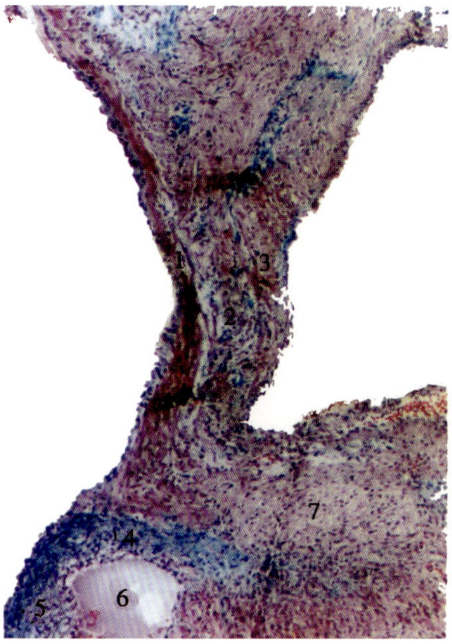

图 13－87　4 d 大鼠房间隔冠状切面　　HE 染色，×100

1. 房间隔左侧部　2. 房间隔右侧部　3. 移行细胞带，位于房间隔中间　4. 中心纤维体　5. 二尖瓣大瓣　6. 左心室　7. 房室结

此图示房间隔移行细胞带

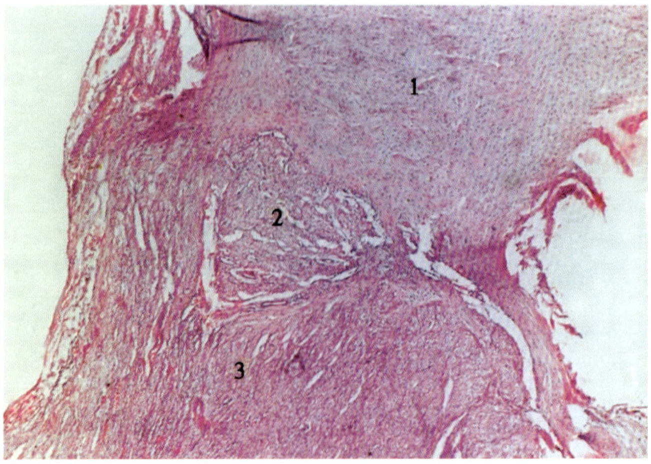

图13－88　胎儿房室束穿中心纤维体处的横（额状）切面　　HE 染色，×100

1. 中心纤维体　2. 房室束的横断面，其中有几条小血管断面，房室束周围有一窄隙，是房室束周围的结缔组织鞘　3. 室间隔肌

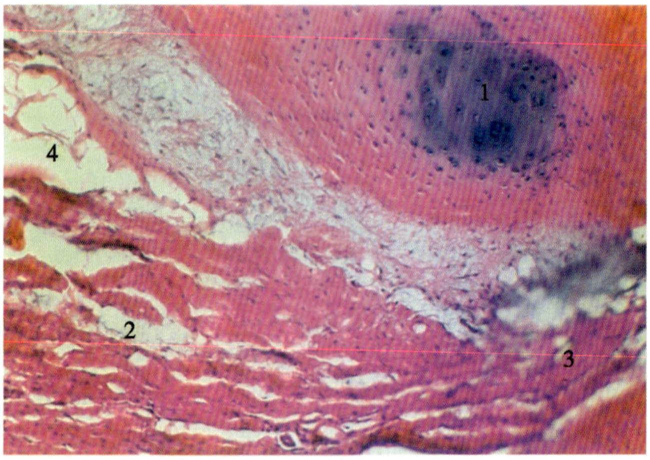

图13－89　犬房室束矢状切面　　HE 染色，×33

1. 中心纤维体，蓝色区为软骨化区　2. 房室束的起始部　3. 房室束的穿部　4. 房室束的外周结缔组织鞘

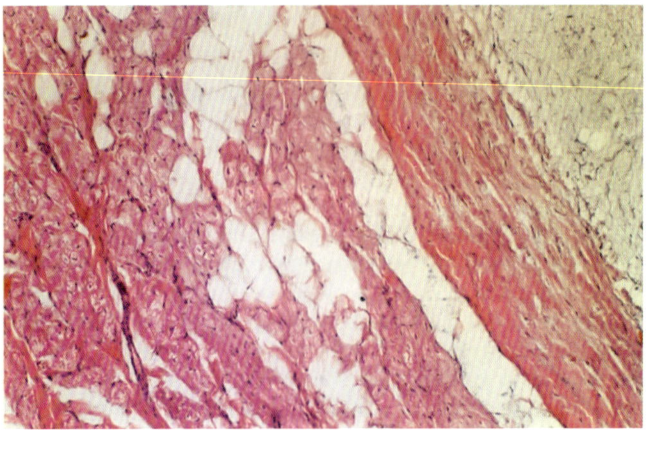

图13－90　犬房室束冠状切面　　HE 染色，×400

图左半为房室束组织，其中有明显的胶原纤维束和大小不等的脂肪细胞团。右侧半为中心纤维体致密结缔组织，在靠近房室束部分的胶原纤维密集成束，房室束与中心纤维体之间有较宽的疏松的结缔组织间隙

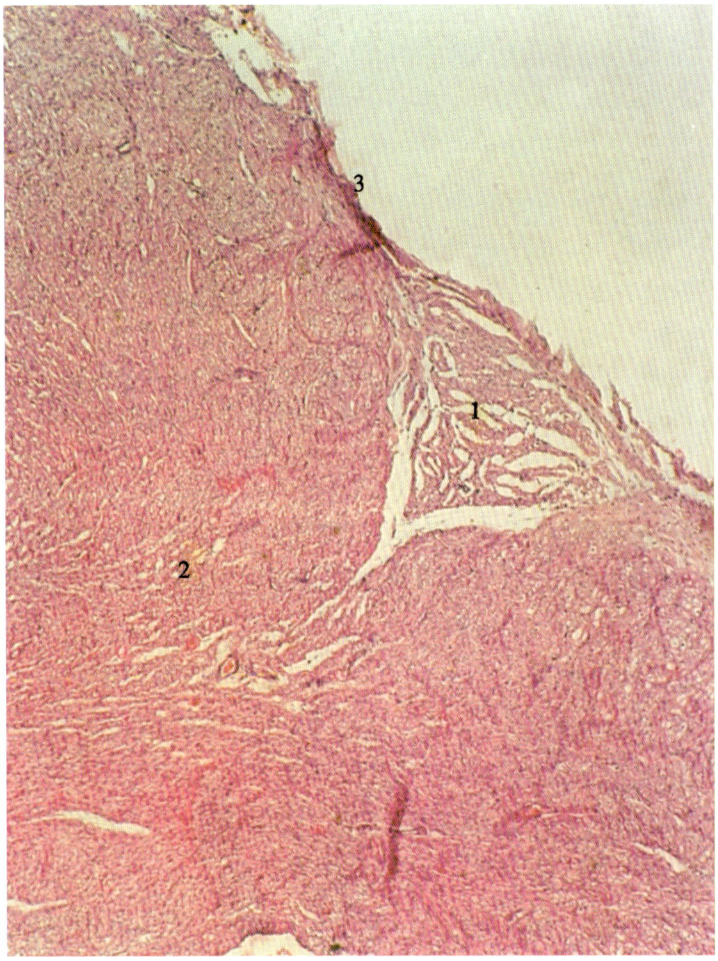

图 13－91　行于室间隔左侧的房室束横（额状）切面　　HE 染色，×40

1．房室束横断面　2．室间隔　3．心内膜

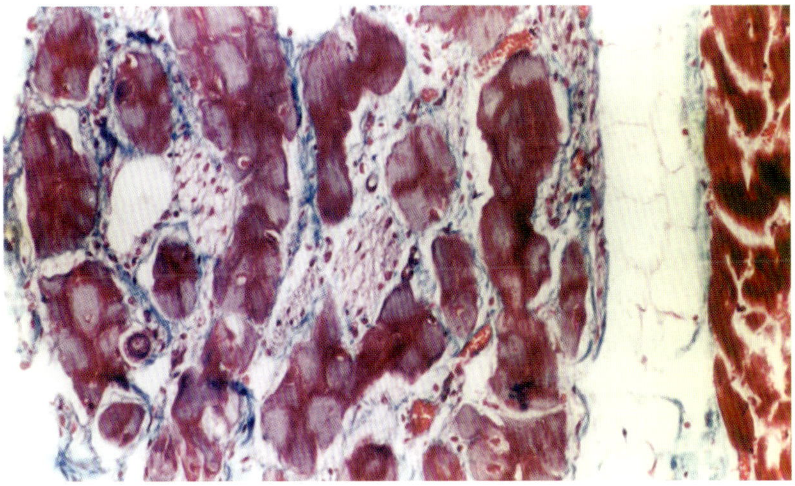

图 13－92　山羊房室束横切面　　Masson 染色，×400

左侧紫红色部分为房室束内的 Purkinje 细胞；细胞成团存在，细胞质浅淡，Purkinje 细胞之间蓝色部分为胶原纤维。Purkinje 细胞和胶原纤维间有许多细小的纤维细胞。图右侧红色为心室肌。心室肌与房室束之间为束周围的结缔组织鞘

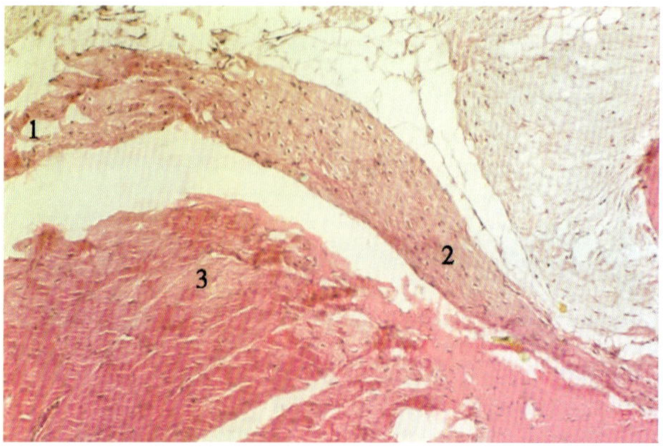

图 13－93　犬房室束的末端左、右束支分叉处　HE 染色，×40

1. 右束支　2. 左束支　3. 室间隔，左、右束支骑跨于室间隔顶端。束周围有疏松结缔组织包裹

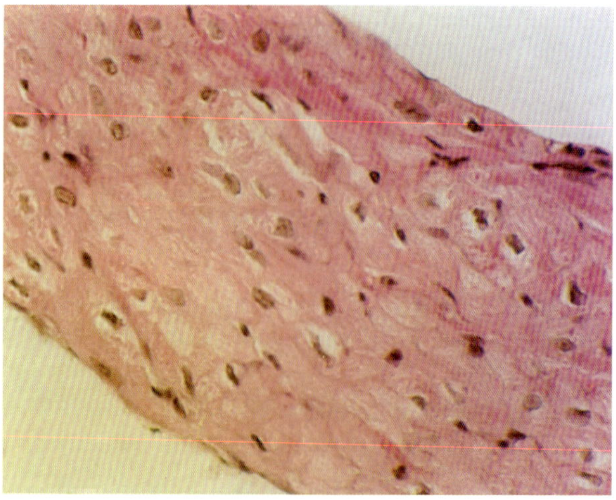

图 13－94　房室束末端的组织结构　×400

此图是图 13－93 左束支的高倍，房室束末端的细胞大多为圆形或椭圆形，细胞边界不清楚，细胞质透亮，细胞核相对较大。从形态上这些细胞具备房室束内 P 细胞的特征。其中有一些梭形、核深染的成纤维细胞

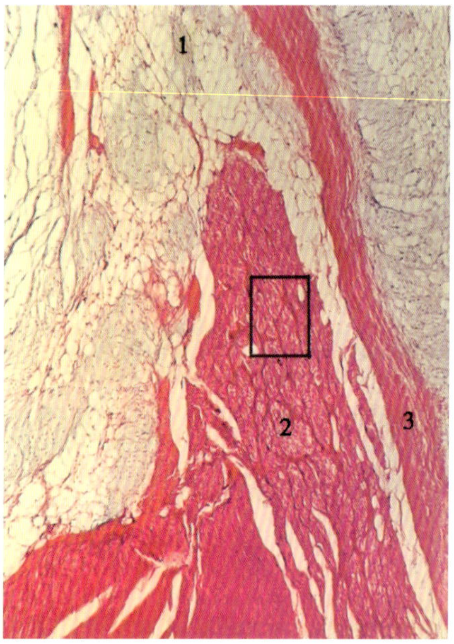

图 13－95　犬左束支纵切面　HE 染色，×100

1. 室间隔膜部　2. 左束支，其中有相互交织的胶原纤维束，把束细胞分隔成群，左束支周围有疏松结缔组织鞘　3. 中心纤维体向下延伸的胶原纤维束（板）

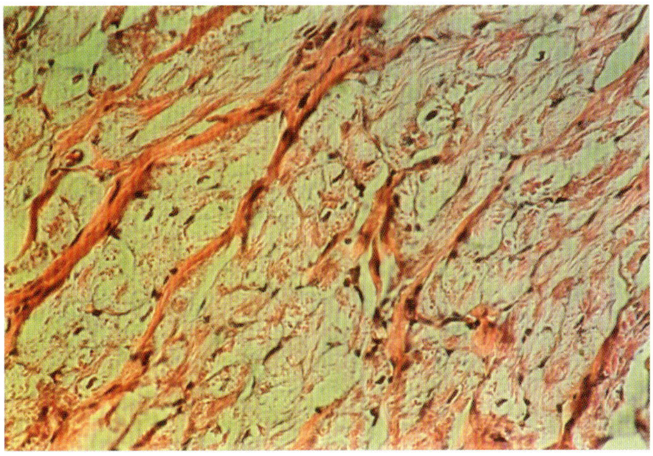

图 13－96　犬左束支的组织结构　　HE 染色，×400

此图是图 13－95 方框内的高倍。左束支主要是 Purkinje 细胞，细胞大，边界清楚。细胞质透亮，其中有细小的红染颗粒。细胞核较小，染色较深，细胞间胶原纤维束明显，其中夹杂一些长梭形的成纤维细胞

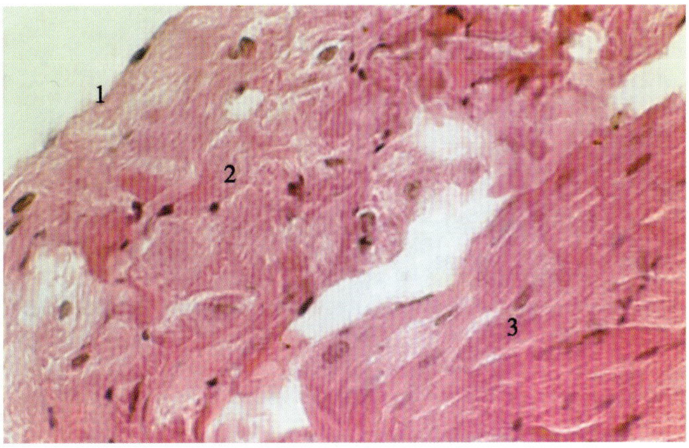

图 13－97　犬右束支纵切面　　HE 染色，×400

1. 心内膜，内皮下组织不明显　2. 右束支纵切面，细胞边界不清楚，细胞短柱状，细胞核相对较小　3. 室间隔肌

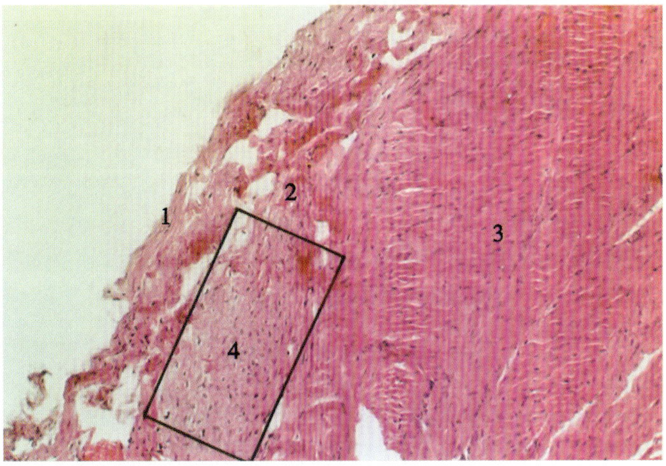

图 13－98　犬右束支和 P 细胞样细胞团　　HE 染色，×100

此图为室间隔冠状切面。1. 室间隔右侧的心内膜　2. 右束支　3. 室间隔肌　4. 框内 P 细胞样细胞团。此细胞团属于传导组织以外的起搏细胞团

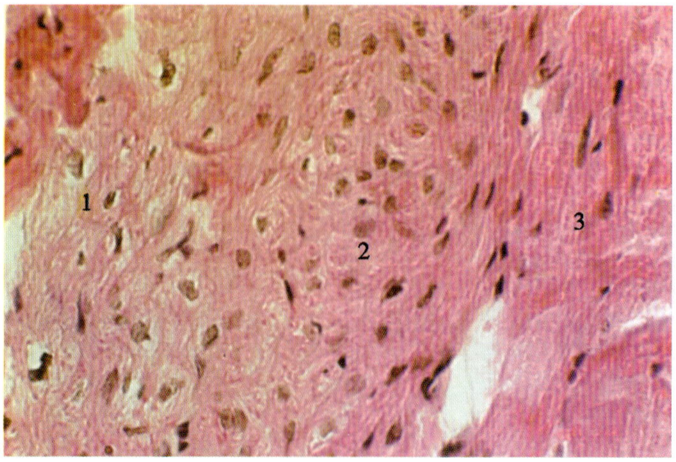

图13－99　P细胞样细胞团的组织结构　　HE染色，×400

此图是图13－98方框内的高倍。1. Purkinje细胞，短柱状，有横纹，纵向排列，细胞边界不清楚，犬的Purkinje细胞不典型　2. P细胞样细胞团，细胞较小，边界不清楚、细胞核相对较大、与周围组织没有界线，细胞团深层（左侧）细胞明显细长　3. 一般心肌

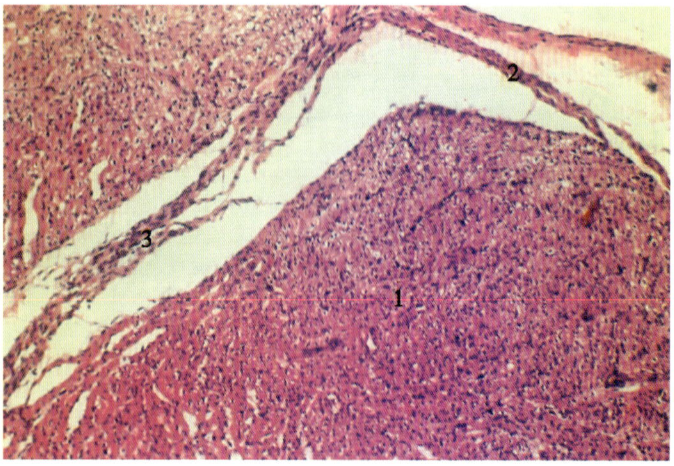

图13－100　胎儿Mahaim纤维1　　HE染色，×40

1. 室间隔　2. 左束支　3. Mahaim纤维，由左束支分出，深入到室间隔深层

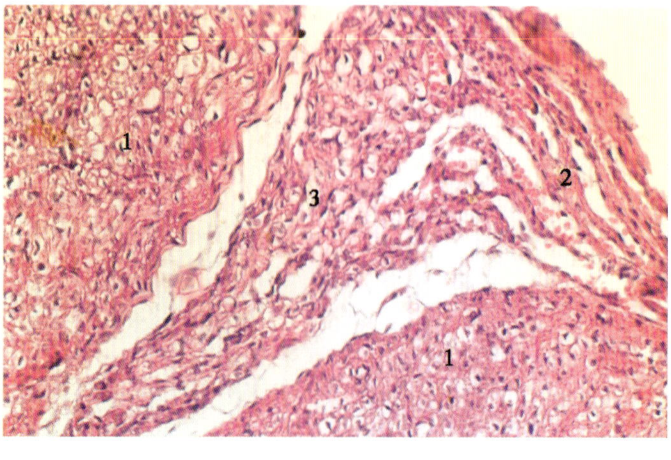

图13－101　胎儿Mahaim纤维2　　HE染色，×100

1. 室间隔肌　2. 左束支　3. Mahaim纤维束，在该束周围有明显的鞘状间隙，间隙周围有一层连续的扁平上皮细胞。该束内有较多的Purkinje细胞

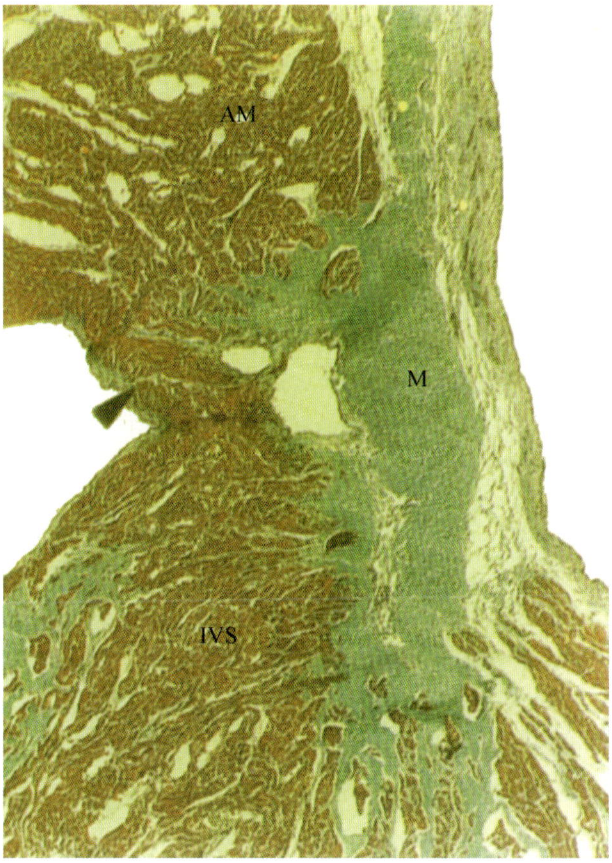

图 13－102　房室隔前部的房室副束（Kenth 束）　　Masson 染色，×40

M 示室间隔膜部；AM 示心房肌；IVS 示室间隔肌部，▲示房室副束

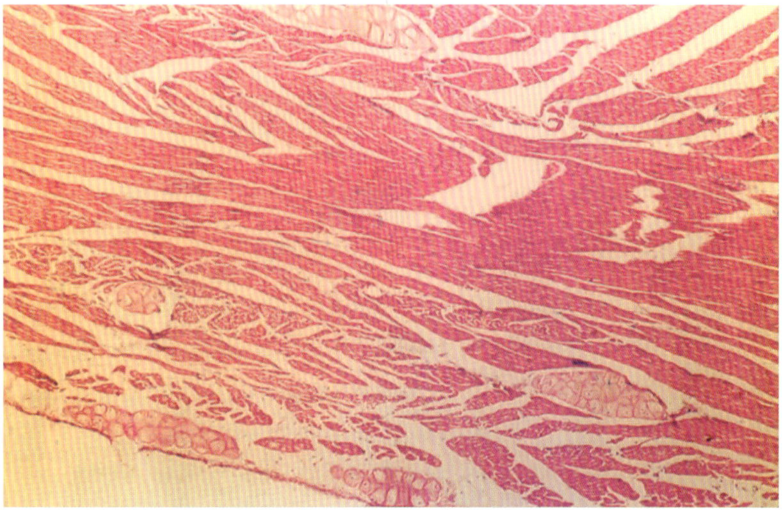

图 13－103　山羊左心室内的 Purkinje 细胞　　HE 染色，×40

图下缘为心内膜，在内膜下和心肌纤维之间有散在的大小不等的 Purkinje 细胞团，细胞团外周大多有一窄隙。Purkinje 细胞既可在心肌浅层，也可位于其深层

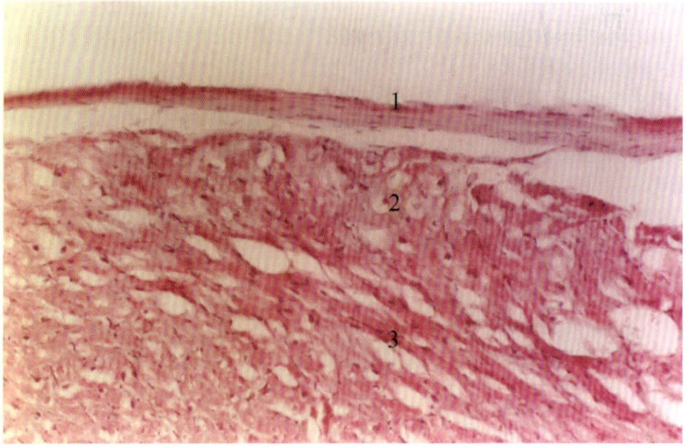

图 13－104　成年人心室内 Purkinje 细胞带　　HE 染色，×100

此图为室间隔冠状切面。1. 心内膜　2. Purkinje 细胞带，细胞空泡状，位于心内膜下　3. 心室肌

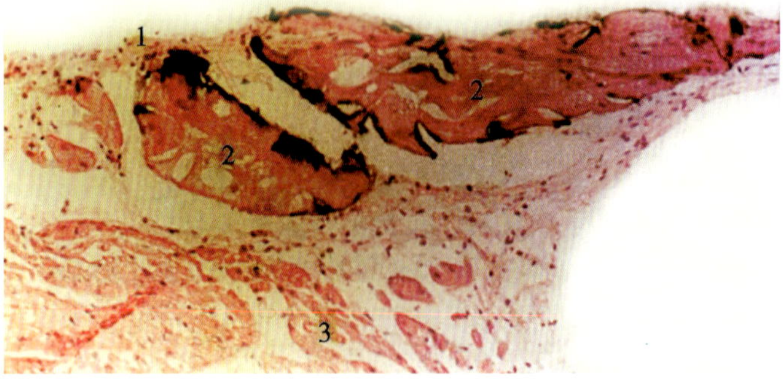

图 13－105　山羊心室 Purkinje 细胞群　　HE 染色，×40

1. 心内膜　2. Purkinje 细胞群，此标本在新鲜时于左束支根部注射墨汁，细胞群周围黑色部分是残留的墨汁，说明心室 Purkinje 细胞外周具有完整的结缔组织鞘，墨汁可沿鞘流动　3. 心室肌

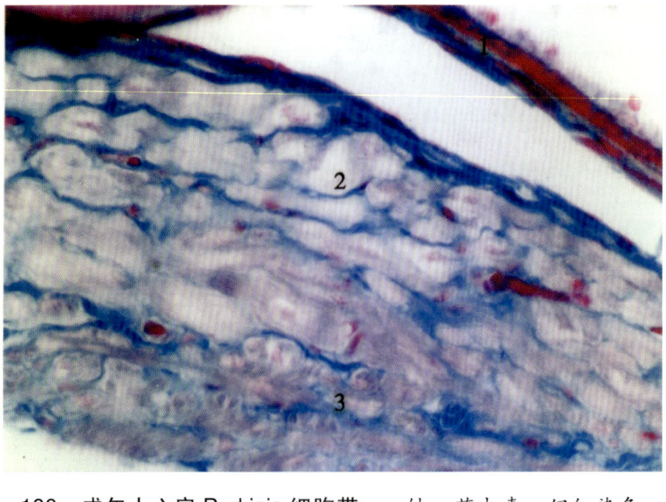

图 13－106　成年人心房 Purkinje 细胞带　　铁－苏木素－伊红染色，×400

此图是右心房后内壁冠状切面。1. 心内膜（与心肌脱离）　2. Purkinje 细胞带，细胞空泡状　3. 移行细胞带

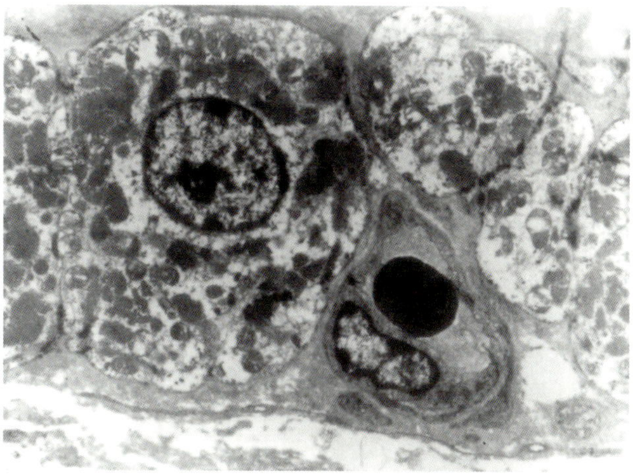

图 13－107　山羊心室 Purkinje 细胞群　×4 000

左侧为一个完整的 Purkinje 细胞，右上和左边缘为没有切到细胞核的 Purkinje 细胞，细胞间有特化连接，下方有一毛细血管断面，内有一红细胞，细胞群外周有明显的基膜

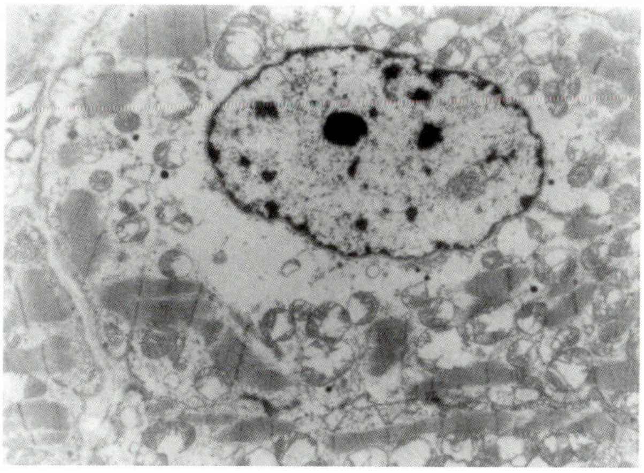

图 13－108　山羊房室结内的 Purkinje 细胞　×5 000

细胞核大，椭圆，核仁清晰。细胞质中存在散在的肌原纤维，许多线粒体脱嵴呈空泡状，可能是人为原因所致

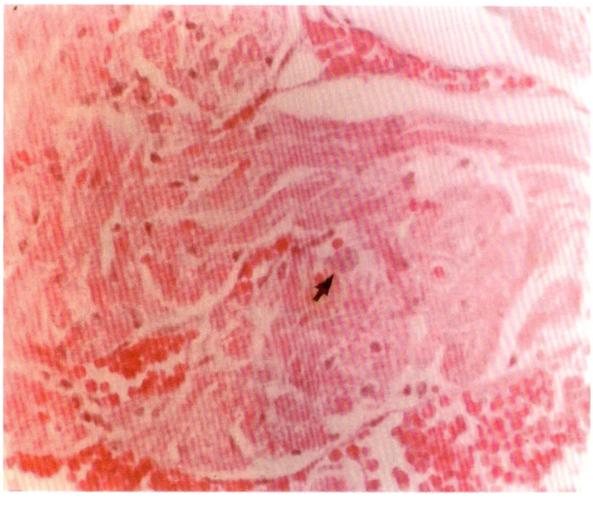

图 13－109　大鼠左心耳内的 P 细胞　HE 染色，×100

↑示典型的、单个存在的 P 细胞

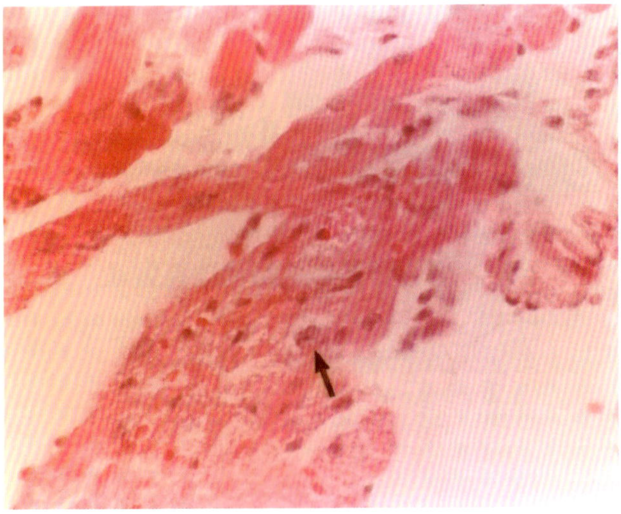

图 13－110 大鼠左心耳内的 P 细胞 HE 染色，×100

↑示 3 个 P 细胞群，其中一个典型

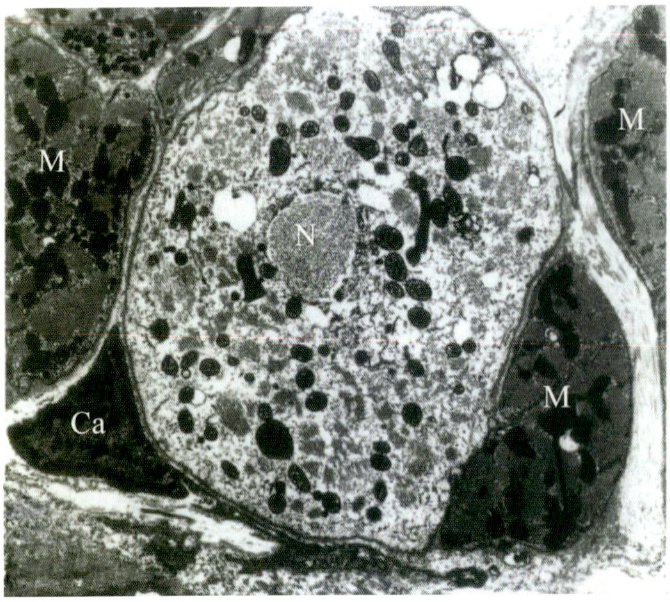

图 13－111 大鼠右心耳内典型的 P 细胞亚微结构 ×5 000

图中央为一典型的 P 细胞，细胞质空旷，肌原纤维和其他细胞器稀少，细胞核（N）较小系未切到中央所致。P 细胞周围有普通心肌（M）环绕。P 细胞右下方有一毛细血管（Ca）横断面

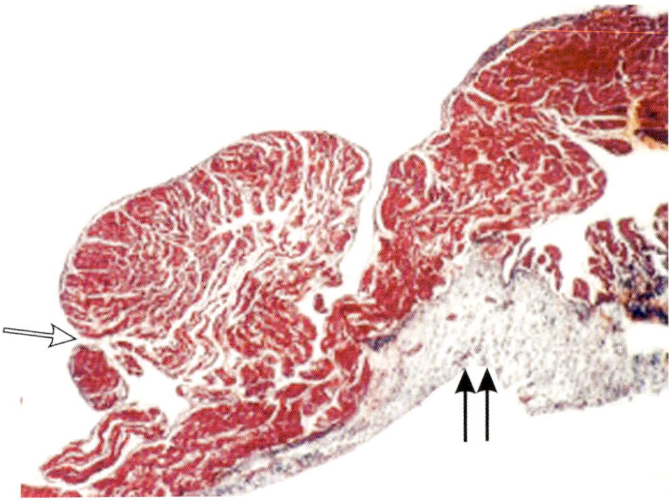

图 13－112 胎儿界嵴横切面 Masson 染色，×40

界嵴的肌纤维可分深、浅两层。深层（近心内膜侧）肌纤维纵向走行，较厚，约占界嵴厚度的 2/3，是构成向心腔内突起的主体成分。浅层（近心外膜侧）肌纤维为横向走行，但仅见于界嵴的中、下部，至界嵴的末端横行肌纤维消失。界嵴的心外膜侧较心内膜厚，其中存在较多的神经末梢和神经节。⇧示界嵴，↑↑示界沟

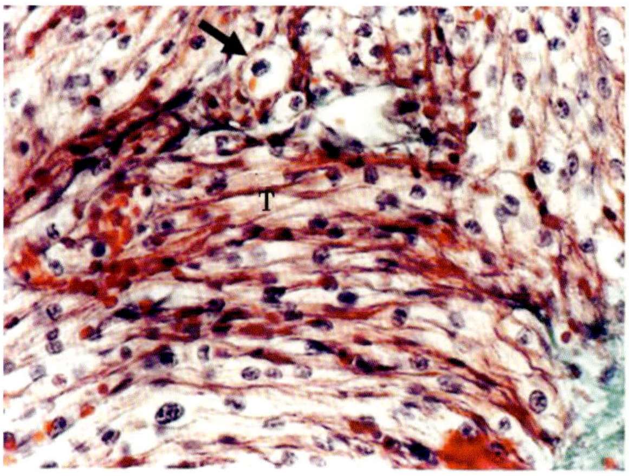

图 13－113　胎儿界嵴的组织结构

Masson 染色，×200

界嵴主要有普通工作肌细胞、起搏（P）样细胞和移行（T）细胞。在界嵴各处均可见到单个或成群的 P 样细胞，其中界嵴上部最多。

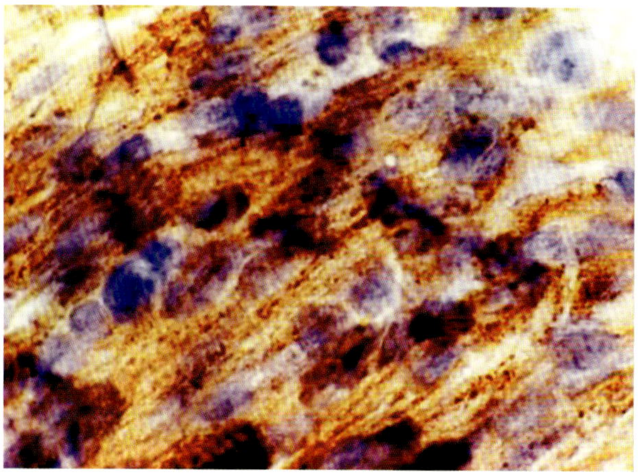

图 13－114　胎儿界嵴 Cx43 表达

免疫组织化学染色，×400

Cx43 表达大多集中在细胞的侧－侧连接上，呈链条状，与肌束平行排列，端－端连接表达较少见。

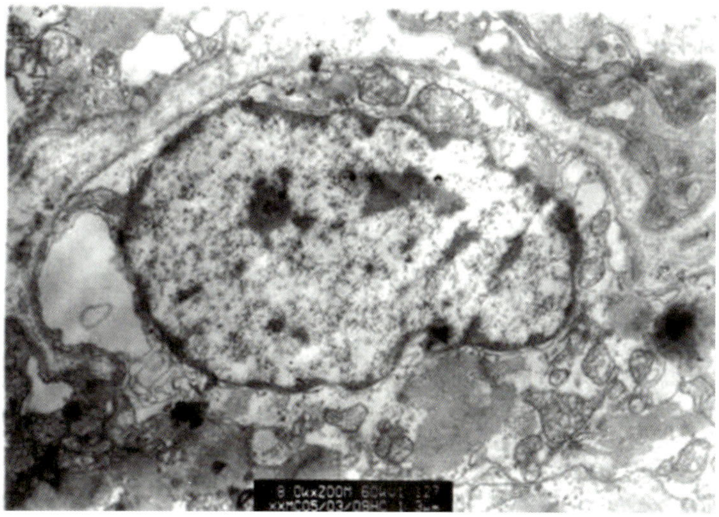

图 13－115　胎儿界嵴内的 P 细胞亚微结构　×5 000

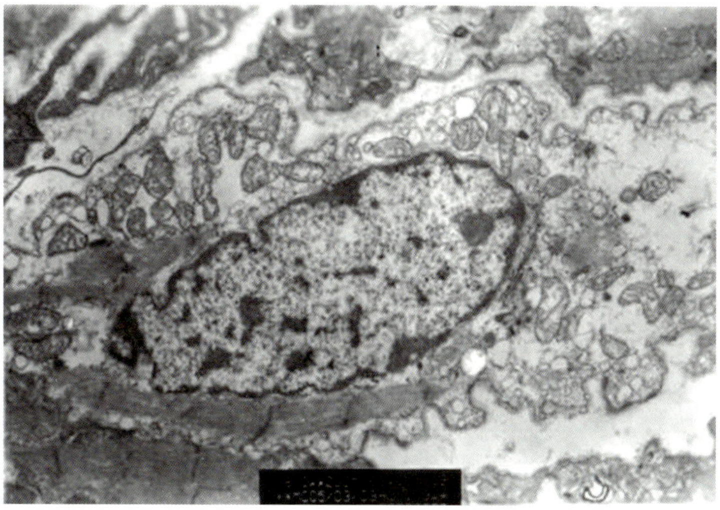

图 13－116　胎儿界嵴 Purkinje 细胞亚微结构　×5 000

第十四章　心肌袖

Chapter 14　Myocardiac Sleeves

心肌袖（myocardiac sleeves）指缠绕于与心房相连的大静脉主干根部和冠状静脉窦的心肌组织，包括肺静脉肌袖、上腔静脉肌袖、下腔静脉肌袖和冠状静脉窦肌袖。心肌袖不仅存在于人心，也见于牛、犬、兔、羊等动物。在几种静脉肌袖中，以肺静脉肌袖研究较多。心肌袖与局灶性心房颤动的发生和治疗有关。

一、肺静脉肌袖

肺静脉肌袖为正常心肌组织，是心肌细胞呈袖套样向肺静脉延伸所致。Saito 等（2000）证明，肌袖的心肌纤维呈现均一性（肌纤维相互平行）和非均一性（肌纤维交错缠绕）两种排列形式，其中以后者为多（70%）。也有人认为肌纤维的排列方式以环状和螺旋状为主，其间可见纵行、斜行及网状排列的肌纤维。肌袖细胞在内膜侧以斜行或环状分布为主要形式，并被纤维组织分隔，随着肺静脉远离左房，肌袖细胞被越来越多的脂肪细胞所代替，肌袖层逐渐变薄，直至消失。远端的肌袖逐渐成为线条样，呈指样突起，且近远端形似凸凹不平。外膜侧的肌袖没有内膜侧延伸的距离远。从血管壁的横切面可见肌性组织在血管壁呈绝对不规则分布；在近心端周径上心肌袖分布较厚，颜色略深；随着向肺静脉远端的延伸，在整个周径上的分布不均匀，肌性组织渐薄；中层较厚，由横纹清晰的心肌细胞构成，心肌细胞呈短柱状，偶有分支，细胞核呈圆形或椭圆形，位于细胞中央，该特征与心房心肌细胞无明显差异。在肺静脉同一周径上心肌袖的分布不均一，心肌纤维集合成束，走行不规则，方向各异，有呈内环外纵，有呈纵行或斜行并可见走行方向的突然改变，这种纵横交错的心肌纤维束间有纤维组织分隔。肺静脉内的心肌细胞束间普遍存在着形状和大小不规则的缝隙或间断，在这些缝隙的静脉壁中多为纤维、脂肪组织及自主神经和神经节。

Cx40、Cx43 共存于肺静脉肌袖细胞的闰盘处。肺静脉 Cx40 的分布密度比心房游离壁低，而肺静脉 Cx43 的分布密度与心房游离壁相似或高一些。在肌袖不同层面的闰盘形似线状或圆盘状，位于肌袖远端的闰盘较小，说明随着肌袖的延伸，电传导能力逐渐减弱。

二、上腔静脉肌袖和下腔静脉肌袖

在上腔静脉和下腔静脉根部也有肌袖存在，只是没有肺静脉肌袖发达。腔静脉肌袖主要由心房肌细胞组成，但上腔静脉肌袖与肺静脉肌袖存在显著差别：肺静脉肌袖的细胞较上腔静脉的长而纤细；上腔静脉肌袖细胞 Cx43 表达较肺静脉肌袖的细胞丰富。腔静脉肌袖的肌细胞内含有大量的致密颗粒，存在 T 小管，并分泌辅激动蛋白和工作肌细胞特有的纽带蛋白。Cx40、Cx43 是上腔静脉肌袖细胞缝隙连接的主要结构蛋白，它们均在细胞端 - 端连接的闰盘处表达丰富，在侧 - 侧连接部位表达相对稀少。犬的上腔静脉肌袖中央 Cx43 表达丰富，周围 Cx40 分布稀疏。上腔静脉肌袖 Cx43 这种分布形式与窦房结的 Cx 分布极为相似。

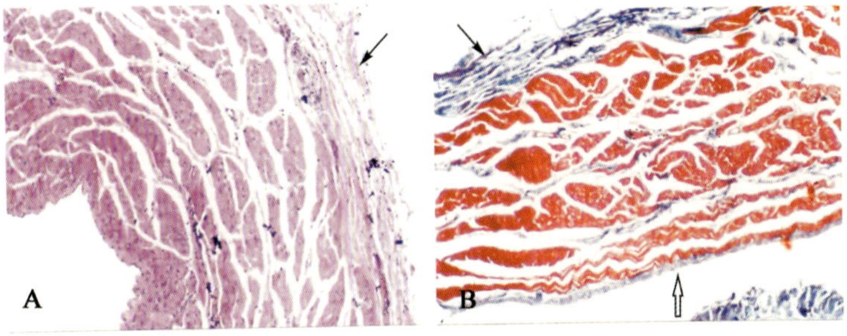

图 14－1　山羊下腔静脉肌袖横切面　A 为 HE 染色；B 为 Masson 染色，×100

肌袖纤维占据中膜大部，A 图中显示心肌纤维横切面，提示肌纤维主要为纵行走向。B 图在血管内膜下存在环形肌纤维，其余部分肌袖大多为肌束横切面，夹杂少量斜行纤维。箭头示心外膜，空心箭头是下腔静脉内膜侧

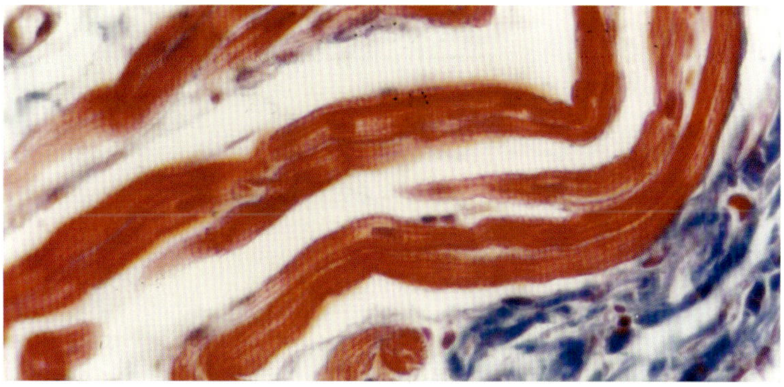

图 14－2　山羊上腔静脉肌袖内心肌细胞　×100

肌原纤维丰富（红色），横纹明显，具备心肌细胞的典型特征

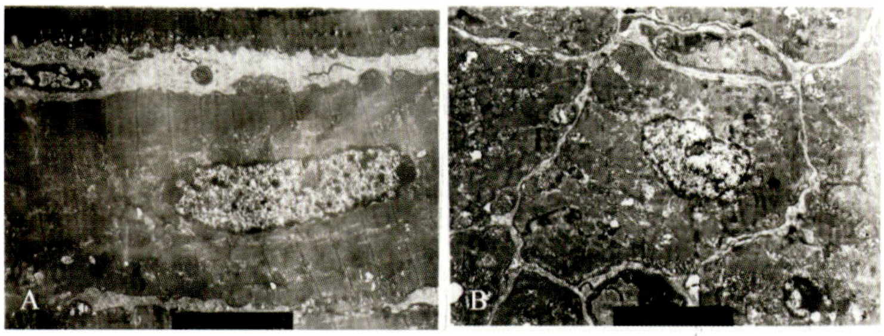

图 14－3　上腔静脉肌袖的心肌细胞亚微结构　×4 000

A. 为横切面，显示一典型的心肌细胞，细胞核长形，位于细胞中央，细胞质内充满肌原纤维，肌节清楚。B. 为肌袖内心肌细胞横切面，中间一个细胞有核，其上、下各有一条毛细血管横切面。图周边分布 7 个心肌细胞

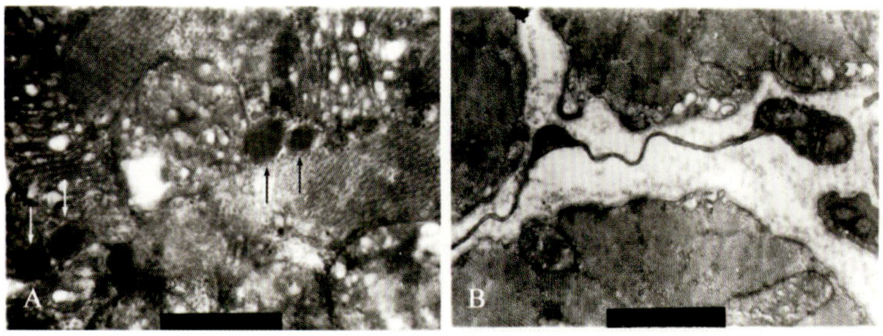

图 14－4　山羊腔静脉肌袖心肌细胞的亚微结构　A×6 000；B×20 000

A. 为肌袖细胞质的部分图像，胞质内含有丰富的心钠素颗粒（↑显示）。B. 示肌袖细胞之间分布有神经末梢

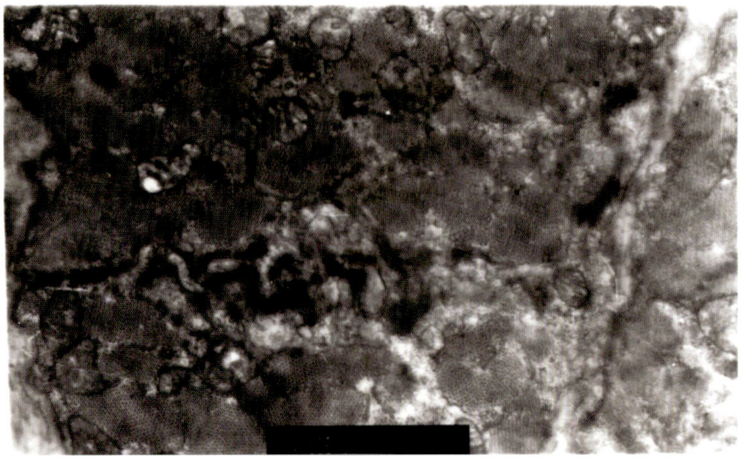

图 14－5　肌袖心肌细胞之间的闰盘　×5 000

两个心肌细胞端－端之间形成典型的闰盘结构。闰盘内包括中间连接、间隙连接。左侧两个中间连接是两个细胞的侧面连接，属于侧－侧连接

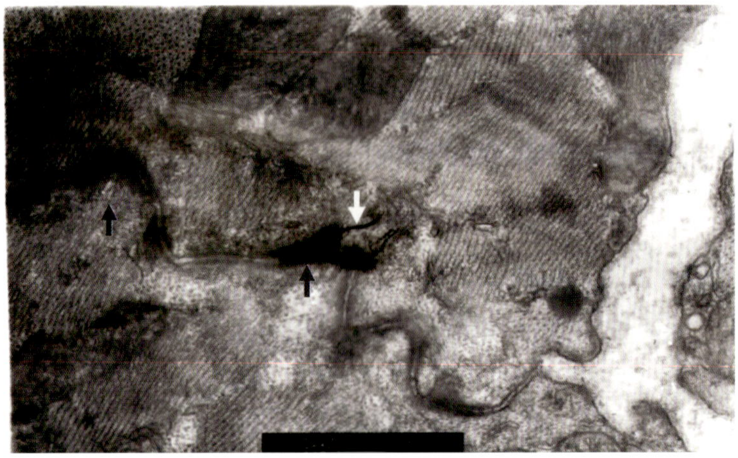

图 14－6　肌袖心肌细胞之间的中间连接和间隙连接　×30 000

两个心肌细胞之间具有典型的中间连接（黑箭头指示）和间隙连接（白箭头指示）

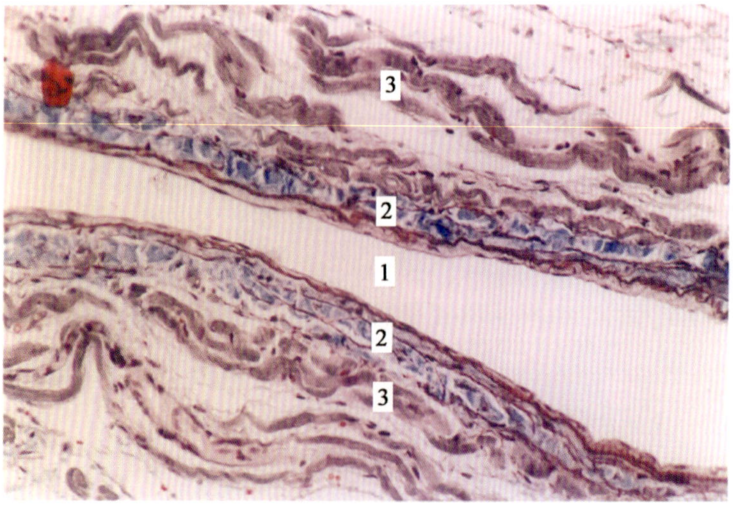

图 14－7　兔肺静脉肌袖纵切面　Masson 染色，×130

1. 肺静脉腔　2. 肺静脉壁，蓝色为平滑肌细胞，其间有纤细的胶原纤维　3. 肌袖，为普通心房肌细胞，走向与血管长轴一致，肌袖外层为血管外膜，由疏松结缔组织构成

第十五章　心肌桥

Chapter 15　Myocardial Bridge

心肌桥（myocardial bridge，MB）是覆盖在心外膜冠状动脉上的心肌纤维束，被覆的冠状动脉称为壁冠状动脉。尸体解剖证明15% ~85%的人存在心肌桥，是一种常见的心脏解剖现象。1961 年 Polacek 将此心肌束命名为心肌桥。心肌桥与心肌梗死、传导阻滞、心律失常、猝死、心肌顿抑等疾病发生有关。

根据心肌桥跨过血管的情况不同，可分为3 种类型：第一型为心肌桥同时跨过动脉和静脉表面，占 1.8% ±1.26%；第二型为心肌桥仅跨过动脉表面，占 96.4% ±1.78%；第三型为心肌桥仅跨过静脉表面，占 1.8% ±1.26%（张辉，2001）。心外膜冠状动脉上的心肌纤维束根据纤维走向不同，可分为心肌桥和心肌环两类：心肌桥指覆盖在心室表面动脉的心肌；心肌环指环绕在沿室间沟内动脉周围的心肌。但通常所说的心肌桥是上述两种形式的总称（Polacek，1961）。

绝大多数心肌桥为单束纤维，其厚度变化较大，相差可达 10 倍以上。心肌桥肌纤维、心肌桥周围心肌纤维及壁冠状动脉下的肌纤维之间细胞核横切面最小，提示在功能上可能有别于其他部位的心肌纤维（Reig，1990）。横切面上，心肌细胞境界清晰，之间含有丰富的细胞间结缔组织。心肌细胞层之间有结缔组织相隔，并和心外膜之间有脂肪组织相隔。心肌桥的肌细胞明显区别于心肌桥下心肌的肌细胞。心肌桥的肌细胞小于心肌桥下的肌细胞，且排列密度也明显小于心肌桥下的肌纤维。心肌桥的纤维内含有丰富的毛细血管。在心肌桥长轴的切面上，肌细胞细长，排列紧密、较直，两个细胞通过闰盘相连，极少有横向交错。心肌桥和骨骼肌一样沿纤维的长轴方向收缩，而不是像普通心肌纤维那样同心性收缩。在心肌桥处的动脉两侧，心肌桥与深层心肌之间的三角地带无心肌组织，被结缔组织填充（图 15 -1、图 15 -2）。

电子显微镜显示犬心肌桥的结构特征有：①肌原纤维在排列上同骨骼肌一样，较平直，分支少；②肌细胞内糖原颗粒丰富；③普通心肌的肌动蛋白细丝终止于闰盘的黏合膜。细胞间的闰盘包括细胞桥粒、缝隙连接。细胞核内的疏松常染色体提示细胞非常活跃。在相邻两细胞末端可见所谓的肌肌连接（myomyous junction）。心肌桥肌纤维内含有和骨骼肌类似的肌浆网 -T 管的三联体构造。绝大多数普通心肌的肌浆网 -T 管在一端和单个肌浆网相连形成二联体，而心肌桥细胞的 T 管和两侧的肌浆网膜相连形成三联体。三联体位于 Z 线水平。

心肌桥肌纤维的空间排列有其独到之处，在长轴上纤长的肌纤维连续排列，由垂直于长轴的闰盘连接，而且肌纤维横向没有交错的联系，这是心肌桥的纤维有别于一般心肌纤维结构的重要特点，类似于骨骼肌的结构。

心肌桥下方的壁冠状动脉通常发生形态和结构的改变。壁冠状动脉内径为 1.55 mm ±0.57 mm，中膜与内膜共厚 0.15 mm ±0.07 mm；出心肌桥段血管起始部内径为 1.86 mm ±0.51 mm，中、内膜总厚 0.16 mm ±0.07 mm。64.8%的心肌桥下血管内径小于出心肌桥血管起始部内径，且内膜厚薄不均，提示心肌桥对桥段血管有一定影响。

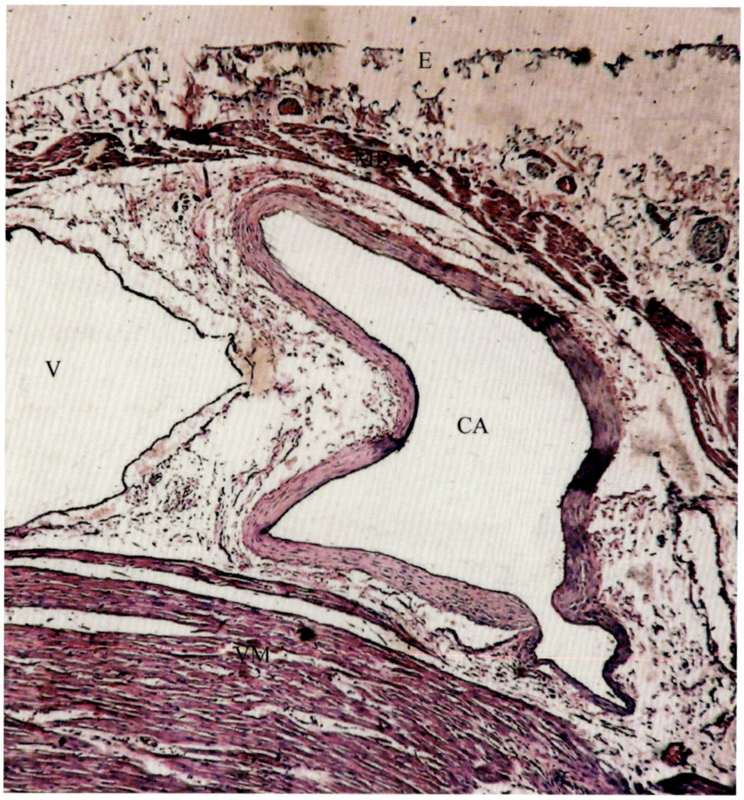

图 15－1　心肌桥（↑）纵切面　　HE 染色，×100

该图是沿心肌桥长轴切面，与冠状动脉相垂直。E 示心外膜；MB 示心肌桥；CA 示壁冠状动脉；V 示静脉；VM 示左心室壁

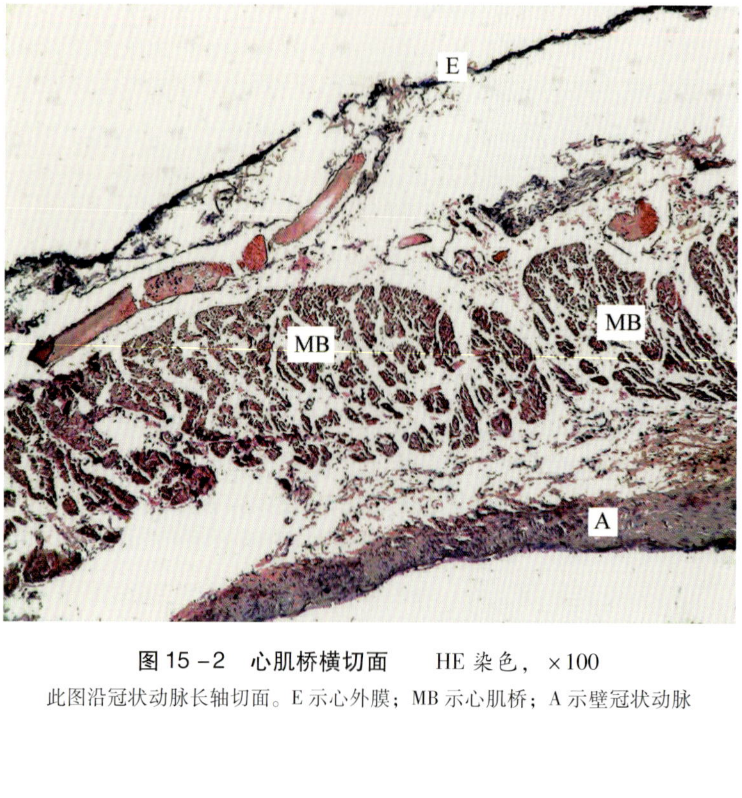

图 15－2　心肌桥横切面　　HE 染色，×100

此图沿冠状动脉长轴切面。E 示心外膜；MB 示心肌桥；A 示壁冠状动脉

第十六章　心肌干细胞

Chapter 16　Cardiac Stem Cell

心肌干细胞（cardiac stem cell，CSC）是一类具有自我更新、无性繁殖和多向分化能力的未分化细胞，位于心肌细胞之间，在一定的条件下能分化为心肌细胞、平滑肌细胞和内皮细胞。心脏干细胞可分为单纯的和混合的两类。前者主要包括 c－kit$^+$ 细胞或 CD117$^+$ 细胞等，后者主要指心肌球和心肌环来源的干细胞。心肌干细胞对于心肌的生理性和病理性更新具有重要意义。

CSC 细胞膜上可表达一种或几种干细胞相关抗原（多为磷脂酰肌醇锚定蛋白）。如具有系谱标记物阴性（lineage negative，Lin）、干细胞因子受体（tyrosine kinase receptor positive，c－kit$^+$）、P－糖蛋白（MDR$^+$）、干细胞抗原（stem cell antigen positive，Sca－1$^+$）等多能干细胞的表面标志。因此，CSC 可以用 c－kit、Sca－1、MDR1、Isl－1 等标记物检测、分离和扩增出来，但这些表面标记并非 CSCs 所特有。而 CSC 的 Lin$^-$、CD34$^-$ 和 CD45$^-$ 表达，是它们与其他干细胞的重要区别之一。除表达多能干细胞的某些特殊表面标记外，当给予适当细胞分化诱导剂处理后，CSCs 还可表达部分早期心肌形成转录基因，如同源盒转录因子 Nkx2.5、激活转录因子－2（ATF－2）、肌细胞增强因子 2C（MEF2C）和 GATA 结合蛋白 4（GATA4）等。

根据 CSCs 的表面标志特征，可将其分为以下几种主要的细胞类型。

一、c－kit$^+$ 干细胞

c－kit$^+$ 细胞是成体心肌组织中含量最多的干细胞类型，平均 10^4 个心肌细胞中就含有 1 个，其在心肌中以细胞簇形式存在，位于心肌间质内，以心房和心尖部位密度较高。

二、Sca－1$^+$ 干细胞

Sca－1 细胞是心肌中细胞膜表面携带 Sca－1 的心肌前体细胞，与成人心肌细胞共同培养或在骨形态发生蛋白（BMP）－2、纤维生长因子（FGF）－4 或 8、Wnt 拮抗剂 Dickkopf－1 及 5－氮杂胞苷等诱导下，可分化为功能性心肌细胞，并表达心肌早期转录因子及特异性结构蛋白（Wang，2006）。这些细胞表达 CD31，但不表达血液系谱标记物及 c－kit、Flt－1、血管内皮钙黏素、凝血因子、CD45、CD34。

三、心肌球样细胞（cardiosphere cell，CS）

心球由小、圆、亮的未分化细胞组成，在体外自发黏附聚集形成细胞团样结构。CS 的核心由增殖性 c－kit$^+$ 细胞构成，其外周部分由表达特异性心肌标志（α－actin、cTnI、利钠肽）和内皮标志（KDR/Flk－1、CD31）的细胞构成。干细胞标记主要表达 c－kit、Sca－1、CD34、CD31、CD90 和 CD105，而 MDR1、CD133 和 CD45 为阴性。这些细胞能自我更新，分化为心系和内皮系细胞，而且植入心球细胞能改善心肌梗死后小鼠的心功能并生成心肌细胞和内皮细胞（图 16－13、图 16－14）。

四、侧群细胞

侧群（side population，SP）细胞又称边集细胞，是存在于多种不同种属哺乳动物心脏中的一类心肌前体细胞，可分化为成熟的心肌细胞。SP 细胞可不同程度地表达几种干细胞因子，约 1/3 可表达 c－kit 和 Sca－1，而不表达 $CD31^-$、$CD34^+$、$CD45^-$。在体外培养状态下，SP 细胞可表达 α－肌动蛋白。SP 细胞具有发生、维护、修复心脏的作用。

五、Isl－1^+细胞

2005 年，Laugwitz 发现在新生的啮齿动物和人类心脏中的干细胞不表达 c－kit、CD31 和 Sca－1，而表达转录因子 Isl－1 和心脏发生早期的因子 Nkx2.5、GATA4。它们是胚胎心脏发育中重要的原始干细胞。在新生个体心肌中 Isl－1^+细胞普遍存在，但其在成体哺乳动物的心脏中存在较少，目前仅在右心房中发现，生理功能不详。数量很少，到目前为止只在新生儿的组织中发现了 Isl－1^+细胞。

六、心耳干细胞

2013 年 Koninckx 等从人体心耳组织中分离出一种 $ALDH^+$的 CSC 群。这是一种非骨髓或外周来源的固有心肌干细胞群，具有克隆性及较心球细胞更高的心肌分化潜能，移植到小型猪梗死模型后可见大量的心肌分化。

七、心外膜源祖细胞

在胚胎心肌发育中，人心外膜内存在祖细胞（epicardium derived progenitor cells，EDPCs）对心肌细胞、冠脉血管及 Purkinje 细胞的发生起着重要作用。该细胞表达平滑肌 α－actin 和 vW 因子、肌浆网 Ca^{2+}ATP 酶及电压门控 Na^+通道。小鼠 CSCNs 中有两大主要的细胞类型：心肌前体细胞（CMPs）和 Cajal 样间质细胞（ICLCs）。后者可连成条形或网格状，前者以柱状贴附于 ICLCs 基板或镶嵌在 ICLCs 网格结构中。

八、心肌环（cardiac ring）

我们在做心肌块培养时发现，从培养 3～6 d 天开始，组织块周围逐渐出现细胞环绕组织块，随后组织块逐渐变小，最后消失，形成完整的环状细胞群。心肌环由混合的细胞成分构成，包括 c－kit^+、$nanog^+$、Sca－1、$Cx43^+$和心肌特异性标记物——$cTnT^+$细胞。有很多小细胞显示 cTnT 和 nanog 共表达。少数形态较大、梭形或不规则形的细胞只表达 cTnT，这些细胞很可能就是从组织块迁移的心肌细胞（图 16－15～图 16－19）。

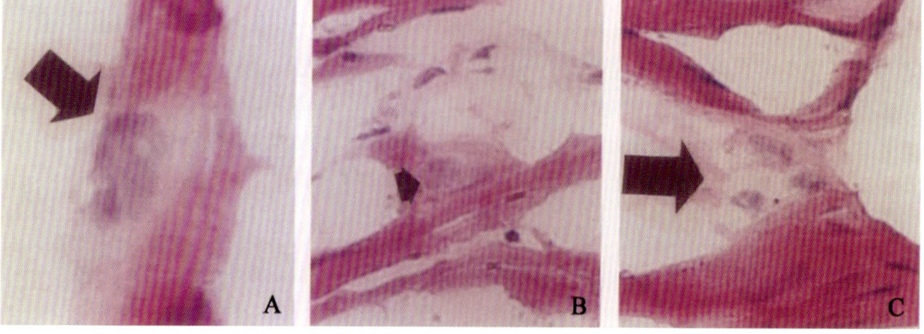

图 16－1　成年人心肌细胞之间小亮细胞　恒冷切片机切片，HE 染色，A×1 000；B、C×400

正常心肌组织中常看到在心肌细胞之间存在一些小而圆或椭圆的细胞，细胞质清亮（↑指示）。这些细胞既不具备成纤维细胞的特征，更不具备心肌细胞的特征，它们很可能是在光镜下观察到的干细胞，尚需研究

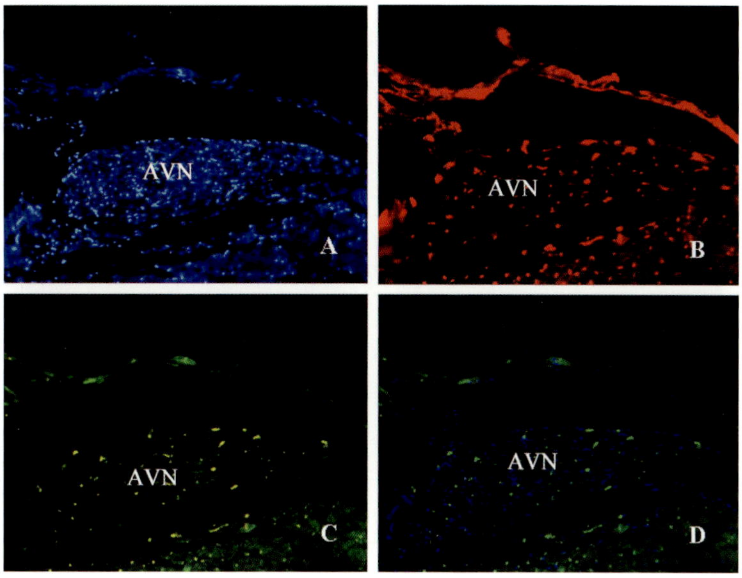

图 16－2　大鼠房室结 nanog 和 c－kit 蛋白表达　　免疫荧光显色，×100

A. Dapi 标记细胞核。B. c－kit 表达。C. nanog 表达。D. 图 A、B、C 叠加。AVN 示房室结

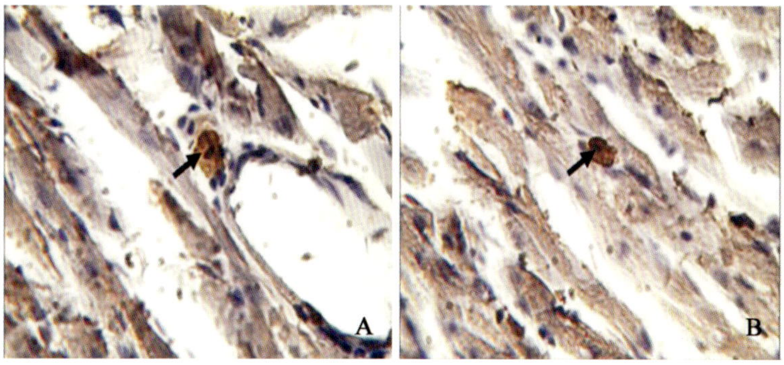

图 16－3　大鼠心肌内 nanog 阳性细胞　　免疫组织化学显色，×400

↑示 nanog 阳性细胞，这些细胞大多是散在的，偶见三五成群者。A. 较大阳性细胞位于血管旁，较小者位于心肌细胞旁。B. 一阳性细胞位于心肌细胞之间

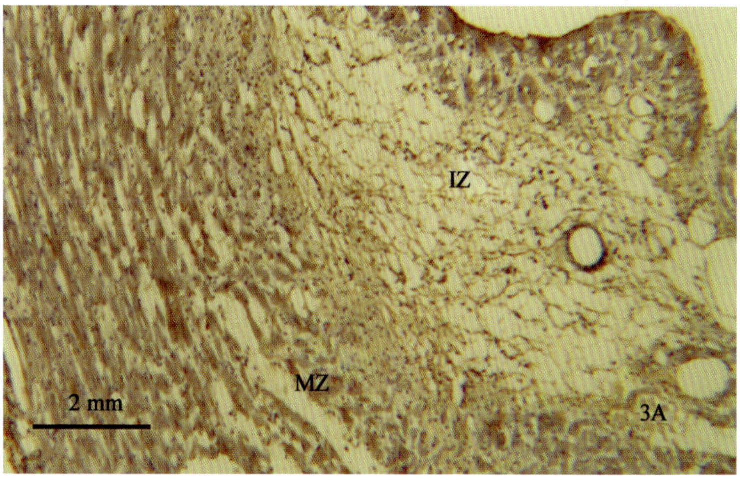

图 16－4　大鼠心肌梗死后 nanog 蛋白的表达　　免疫组织化学显色

IZ 示梗死区域；MZ 示梗死边缘区域。梗死后 3 周，梗死边缘区有大量细胞表达 nanog 蛋白。因为 nanog 是胚胎时期干细胞具有的一种标记物，故提示这些阳性细胞很可能具有干细胞的特性

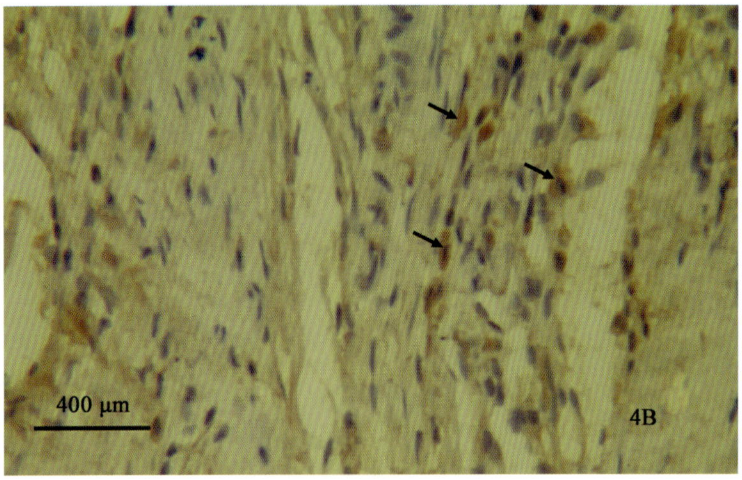

图 16－5　大鼠心肌梗死区 nanog 蛋白的表达　免疫组织化学显色

梗死 3 周时，梗死区内出现散在的 nanog 阳性细胞

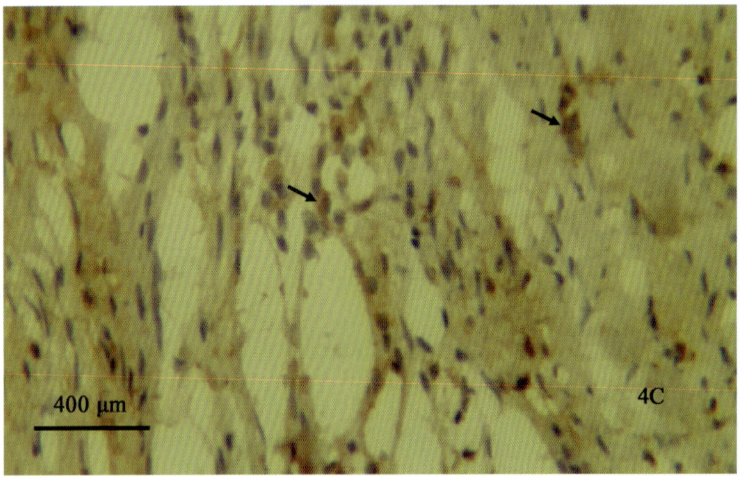

图 16－6　大鼠心肌梗死边缘区 nanog 蛋白的表达　免疫组织化学显色

心肌梗死 3 周时，梗死边缘区 nanog 阳性细胞（↑指示）明显增多。部分成纤维细胞也出现阳性表达

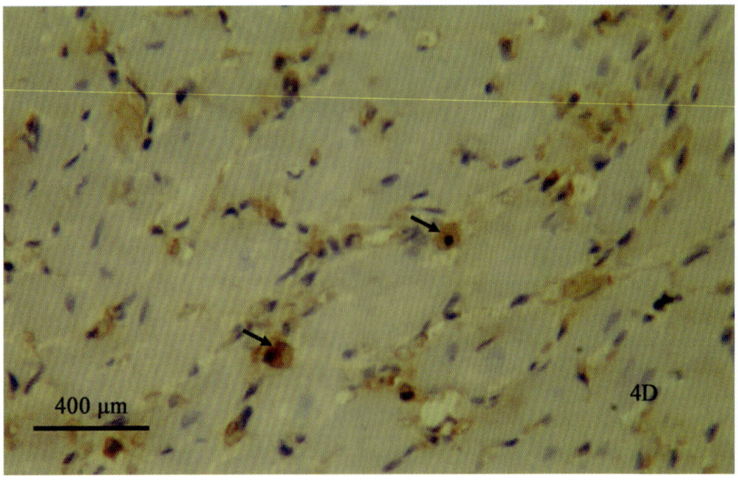

图 16－7　大鼠心肌梗死后远离梗死区域 nanog 蛋白的表达　免疫组织化学显色

大鼠心肌梗死模型第 3 周，在远离梗死区域的心肌组织内 nanog 阳性细胞（↑指示）明显增多，散在。少量成纤维细胞也出现阳性表达

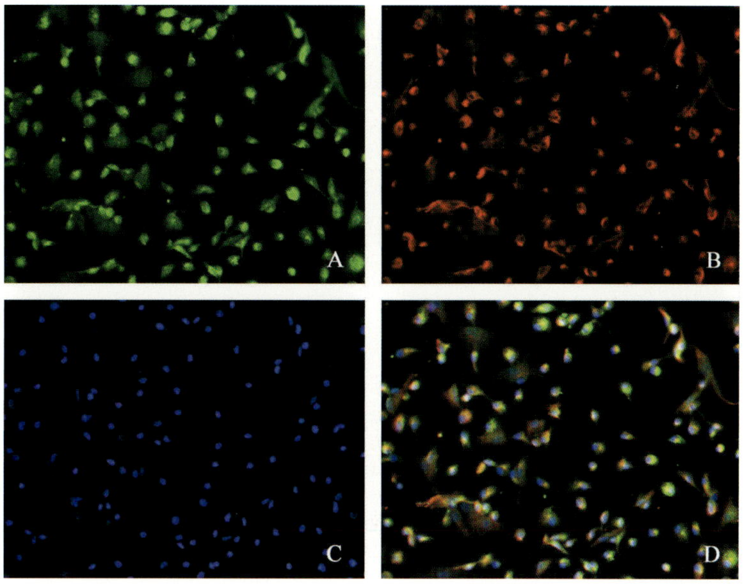

图 16－8　原代培养成纤维细胞 nanog 和 vimentin 双标记　　免疫荧光显色，×100

蓝色示 Dapi 标记细胞核；绿色示标记 vimentin；红色示标记 nanog；D 为 A、B、C 的叠加。原代成纤维细胞形态较小。不少细胞共表达 nanog 和 vimentin，提示成纤维细胞具有干细胞的特性

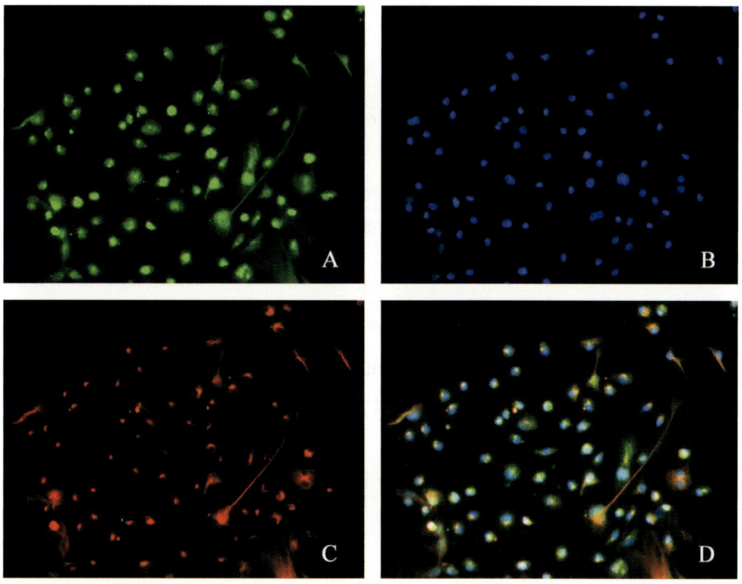

图 16－9　原代培养成纤维细胞 Sca－1 和 vimentin 双标记　　免疫荧光显色，×100

蓝色示 Dapi 标记细胞核；绿色示标记 vimentin；红色示标记 Sca－1；图 D 为图 A、B、C 的叠加。Sca－1 是心肌干细胞的标记物。一部分成纤维细胞共表达 Sca－1 和 vimentin，提示部分心肌成纤维细胞具有干细胞的特性

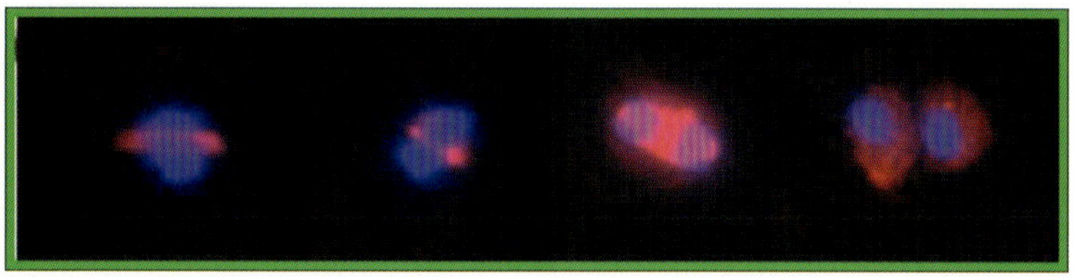

图 16－10　心肌干细胞分裂象　　免疫组织化学显色，×400

蓝色示 Dapi 标记的细胞核；红色示微管蛋白。此图是从体外培养的众多细胞选出的几个细胞。根据细胞小而圆的特点，可能是心肌干细胞，但未做特异性标记

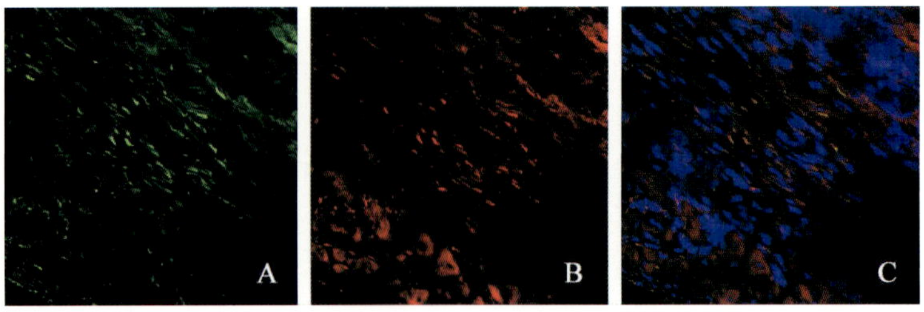

图 16－11　心肌组织的 nanog 表达　免疫荧光显色，激光共聚焦显微镜观察

取自心肌梗死区的心肌组织。红色为肌钙蛋白，绿色为波形蛋白，蓝色为 Dapi 标记的细胞核。C 为 A、B 的叠加，略去了单标细胞核的图。C 左下角红色为心肌细胞横切面，黄色的细胞提示有些成纤维细胞既表达波形蛋白，也表达肌钙蛋白，有心肌化的倾向

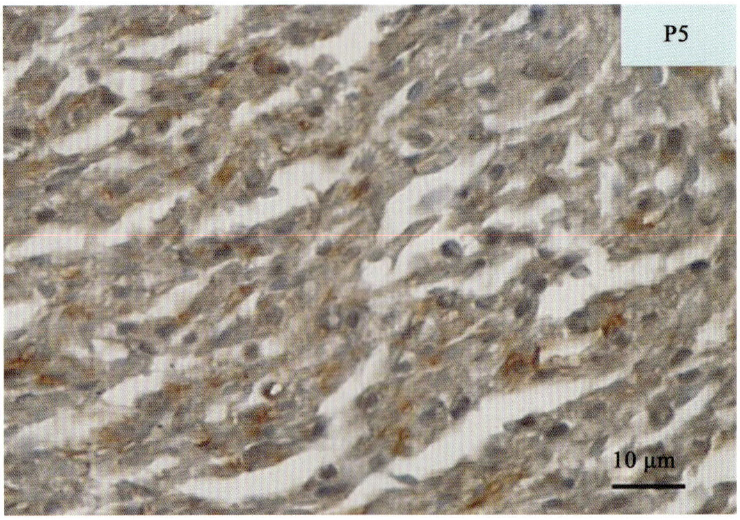

图 16－12　新生大鼠心肌细胞 nanog 蛋白表达　免疫组织化学显色

棕黄色为 nanog 蛋白表达部位，显示出生后部分心肌细胞仍表达 nanog 蛋白，随年龄的增长，逐渐表达减少

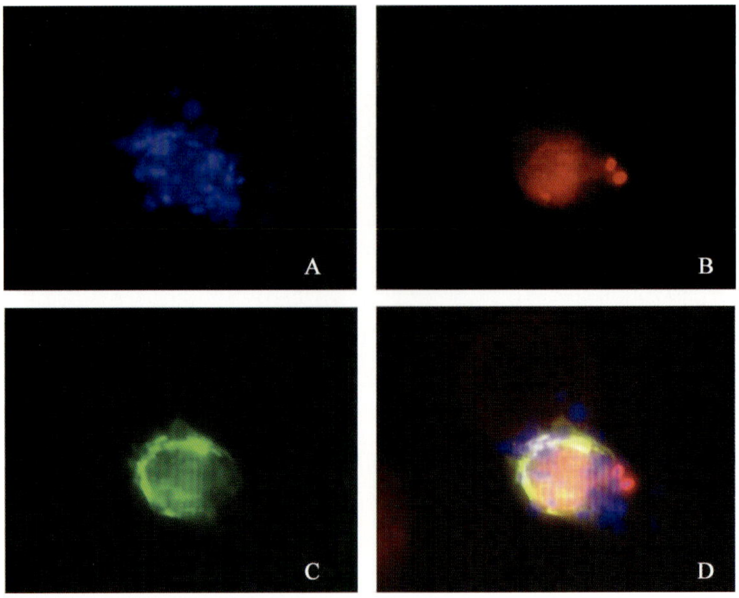

图 16－13　心肌球 1　免疫荧光显色

采用体外心肌细胞培养技术，可观察到细胞呈球状聚集。A. Dapi 标记的细胞核。B. H3P。C. 肌钙蛋白。D. 为 A、B、C 的叠加，显示心肌球外层由富含肌钙蛋白的梭形细胞构成球的壳。在球的右下角为两个处于分裂期的细胞核（红色指示）

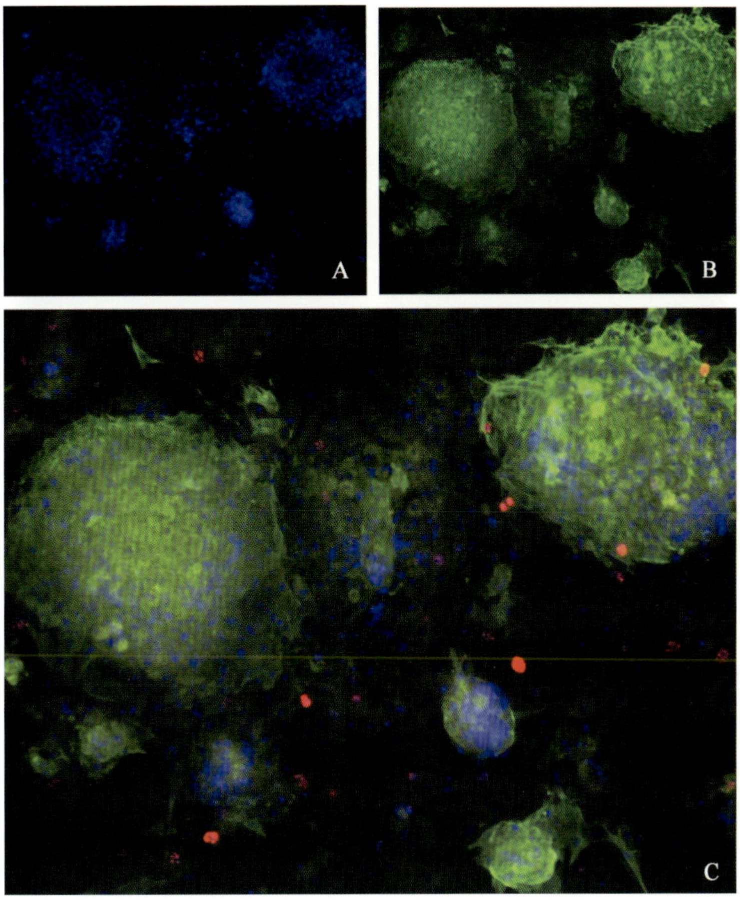

图 16－14　心肌球 2　免疫荧光显色，活细胞工作站观察

蓝色示 Dapi 标记的细胞核，绿色示心肌特有的肌钙蛋白，红色示 H3P，显示细胞不同分裂时相。C 是 A、B 的叠加。图中出现多个大小不等心球细胞团。心肌球外层细胞多呈长梭形，环绕心球的外周，靠近中心的细胞多呈小圆形。心球表达肌钙蛋白，提示具有心肌细胞的特性，但没有表达 H3P，提示心球细胞很少分裂

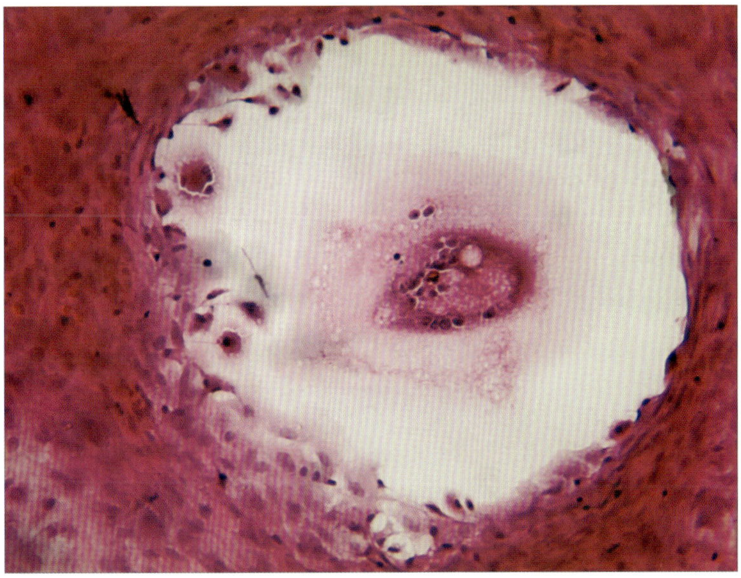

图 16－15　心肌环　HE 染色，×100

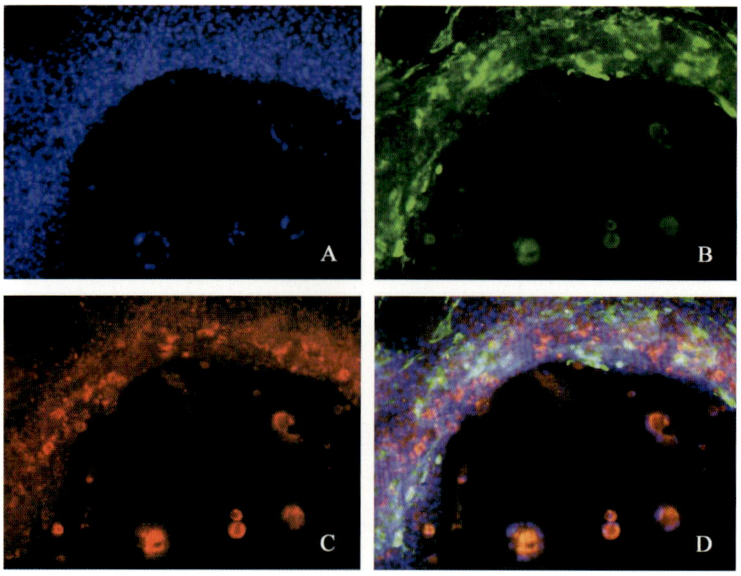

图 16－16　心肌环细胞 Sca－1 和 c－kit 双标记　　免疫荧光显色，×100

蓝色示 Dapi 标记细胞核；绿色示 c－kit；红色示 Sca－1。D 为 A、B、C 的叠加

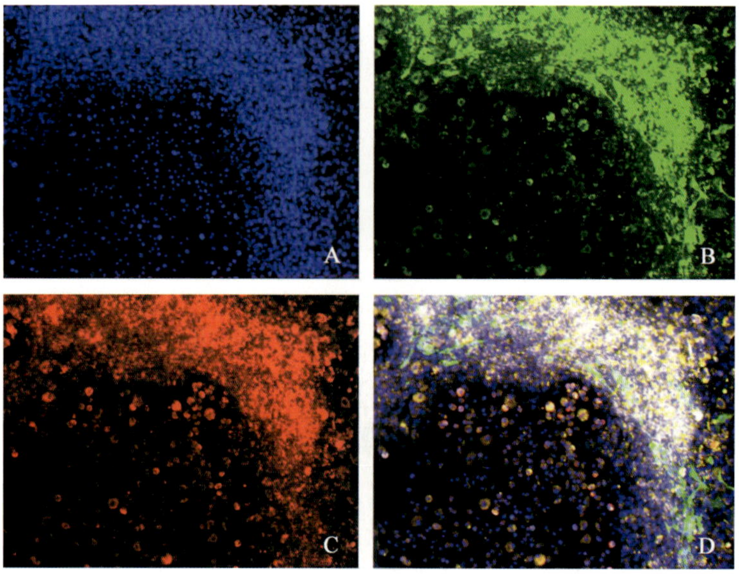

图 16－17　心肌环细胞 cTnT 和 nanog 双标记　　免疫荧光显色，×100

蓝色示 Dapi 标记细胞核；绿色示标记 cTnT；红色示标记 nanog。D 为 A、B、C 的叠加。有较多的小细胞共表达 cTnT 和 nanog，较大的细胞只表达 cTnT

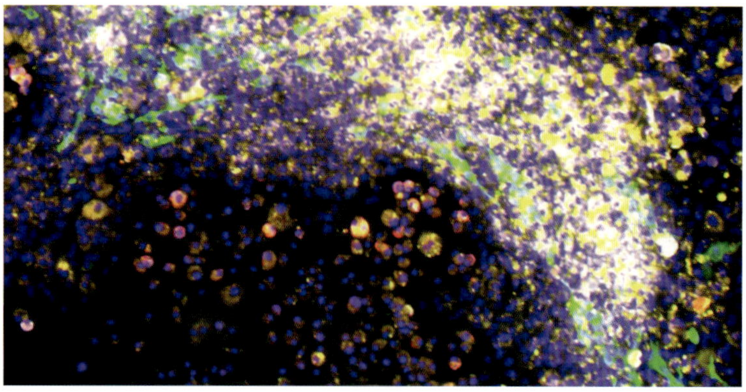

图 16－18　图 16－17D 的高倍镜图

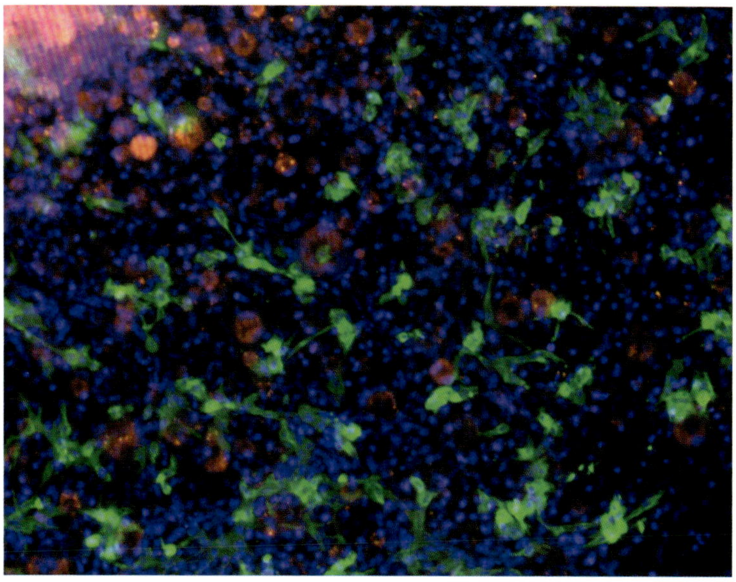

图 16－19　心肌环细胞 cTnT 和 Cx43 双标记　　免疫荧光显色，×200

蓝色示 Dapi 标记细胞核；绿色示标记 cTnT；红色示标记 Cx43。D 为 A、B、C 的叠加

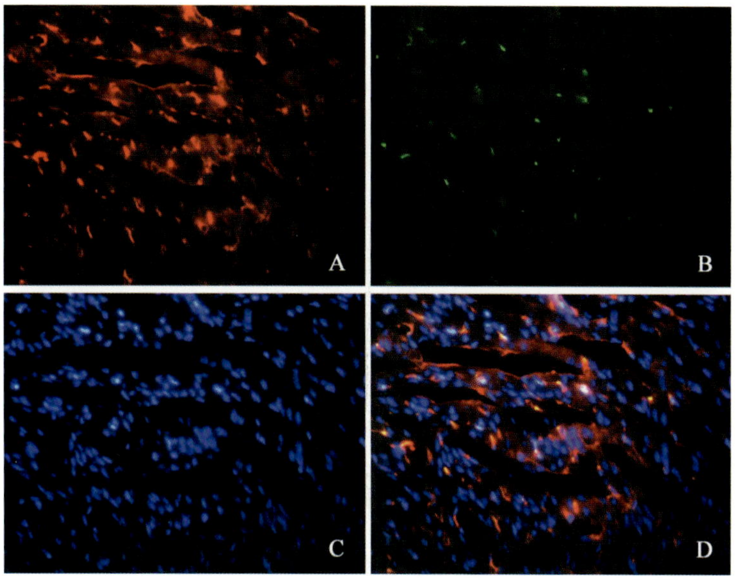

图 16－20　新生鼠心肌 nanog 与波形蛋白双标记　　免疫荧光显色，×200

红色示波形蛋白；绿色示 nanog；蓝色示 Dapi 标记的细胞核。D 为 A、B、C 的叠加。黄色细胞为 nanog 阳性细胞与波形蛋白共表达。单纯表达波形蛋白的细胞为成纤维细胞，不与 nanog 共表达

第十七章　心内膜与心外膜

Chapter 17　Endocardium and Epicardium

一、心内膜（endocardium）

心内膜由内皮和内皮下层组成，衬于心腔各部的内面。由于心腔内面有梳状肌、肉柱、乳头肌、腱索等不规则结构的存在，所以其表面积较大。心的各瓣膜均是由心内膜向内腔折叠而成，在心室和心耳的心内膜较心房和室间隔上的心内膜薄。在主动脉口和肺动脉口处的心内膜最厚，肉柱上的心内膜最薄。

心内膜的内皮细胞在不同部位其密度和大小存在差异，这可能与其不同的功能状态有关。在基膜外，组成内皮下层的结缔组织分为内、外两层。内膜薄为成纤维细胞、胶原纤维和弹性纤维构成的细密结缔组织，其中有少量平滑肌束，尤以室间隔处为多；外层靠近心肌膜，也称为心内膜下层（subendocardial layer），为较疏松的结缔组织，其中含小血管和神经。在心室，此层内有传导系的分支，一般为Purkinje 细胞（图 17－1）。心内膜下层与心肌膜的结缔组织相连续，在乳头肌和腱索处没有心内膜下层。我们观察到一例左乳头肌的内皮下方有处于不同分裂时期的细胞群，提示此处细胞功能比较活跃（图 17－3～图 17－5）。

心耳心内膜的胶原纤维的厚薄不均，厚处可分 4 层，薄处仅在内皮细胞下有一定数量的胶原纤维。深层的胶原纤维束比浅层处粗大。层与层之间也有纤维束，但比较松散和纤细，光镜下呈现亮区。心内膜的弹性纤维一般不形成粗大的纤维束，走行于胶原纤维之间，无明显规律性。

二、心外膜（epicardium）

心外膜即心包脏层，为单层扁平上皮细胞构成的浆膜（serous membrane）。上皮细胞的深面为薄层结缔组织，结缔组织的厚薄在心脏不同部位差异很大。在动脉、静脉近心脏处，结缔组织与血管外膜相延续。心外膜深层有较多的弹性纤维、血管、神经节、神经纤维和脂肪组织，其中脂肪组织的多少在心脏的不同部位也有很大差异，也有人称此层为心外膜下层（subepicardium layer）。

最近研究表明，哺乳动物心外膜的细胞具有多项分化潜能（Zhou，2008；Cai，2008），目前已经明确，Wt1 细胞（肾母细胞瘤基因 1，Wilms tumor genes 1）和 $Tbx18^{+}$ 心外膜细胞均为具有多项分化潜能的心脏祖细胞。13.5d 小鼠胚胎的 Tbx18 及 Wt1 阳性细胞表达干细胞抗原 c－kit，提示 Tbx18 及 Wt1 标记的心外膜细胞是具有多向分化能力的心脏祖细胞（Limana，2010）；但也有报道认为，部分心肌细胞本身就表达 Tbx18 基因（Christoffels，2009）。将人体心外膜分化细胞移植到心肌梗死小鼠的心肌中，移植后 2 周，小鼠心肌重构明显改变，心功能明显恢复（Winter，2007）。

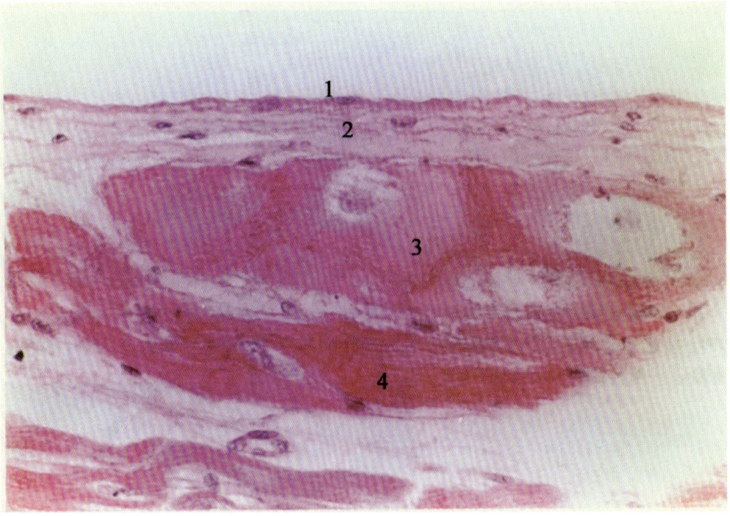

图 17-1　山羊心内膜切面　　HE 染色，×130

1. 内皮细胞　2. 内皮下层　3. Purkinje 细胞团，细胞核较小，细胞质清亮　4. 心室肌细胞

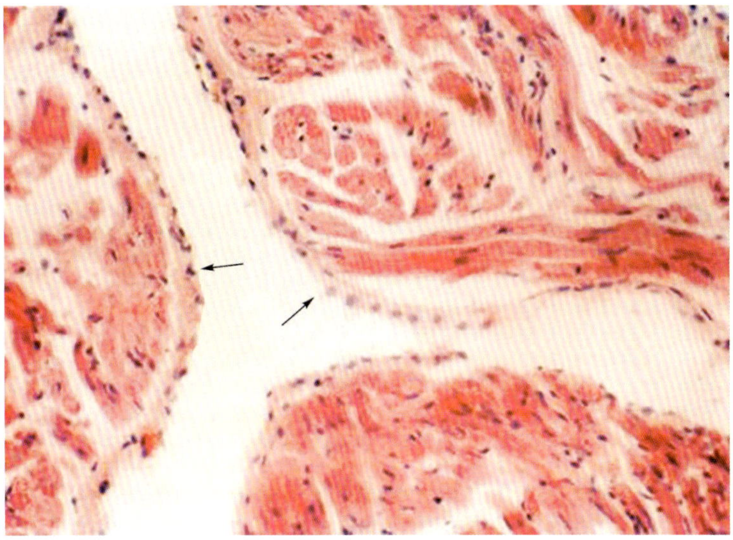

图 17-2　右心房心内膜　　HE 染色，×400

示右心房梳状肌表面的内皮细胞（↑指示）。内皮细胞形态不一，可能反映细胞处于不同的功能状态

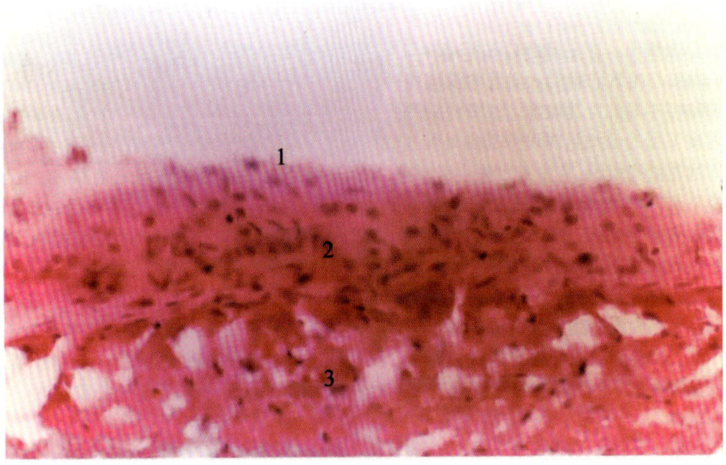

图 17-3　成年人乳头肌处心内膜下细胞分裂象　　HE 染色，×130

1. 内皮　2. 内膜下层，图中该层增厚，细胞密集，有许多分裂象　3. 心室肌

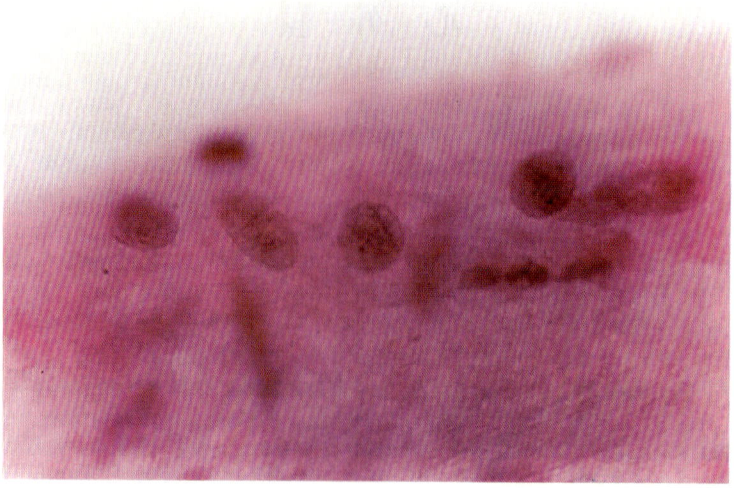

图 17－4　心内膜下层细胞分裂象　　HE 染色，×1 000

此图是图 17－3 内膜下层的高倍，内膜下层存在处于分裂中期的细胞。细胞核膨大，变圆，染色体聚集，中间有一细胞核即将形成赤道板

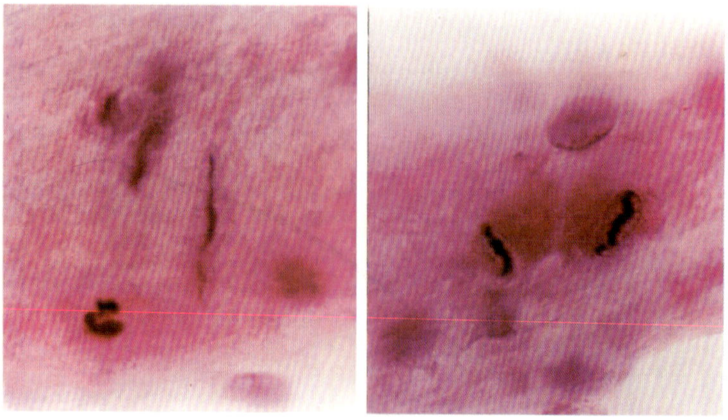

图 17－5　内膜下层成纤维细胞分裂象　　×1 000

不同形态的成纤维细胞的细胞核内染色体集聚成赤道板

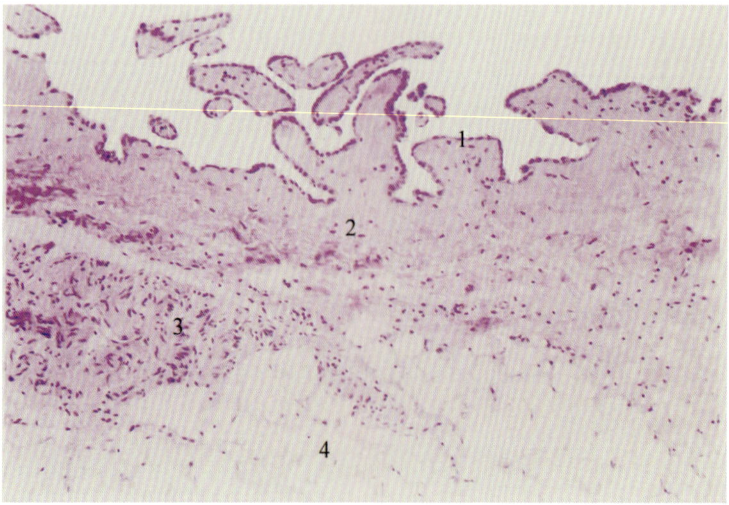

图 17－6　成年人心室心外膜 1　　HE 染色，×40

1. 内皮　2. 内膜下层，内皮和内膜下层形成许多皱褶向心包腔内突出，似菜花状，石蜡切片这种现象较常见　3. 神经末梢　4. 外膜下脂肪组织

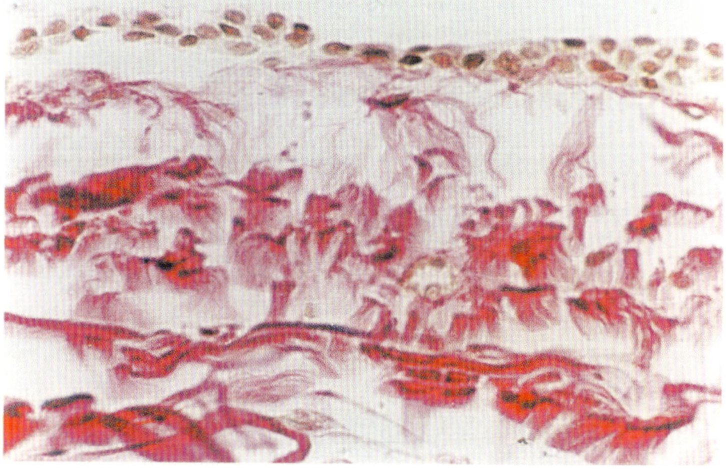

图 17－7　成年人心房心外膜 2　　van Gieson 染色，×30

内皮层由 2～4 层间皮细胞构成，染成棕黄色。内皮下方红色部分为胶原纤维，胶原束多为垂直走向，少部分为纵（左右）走向

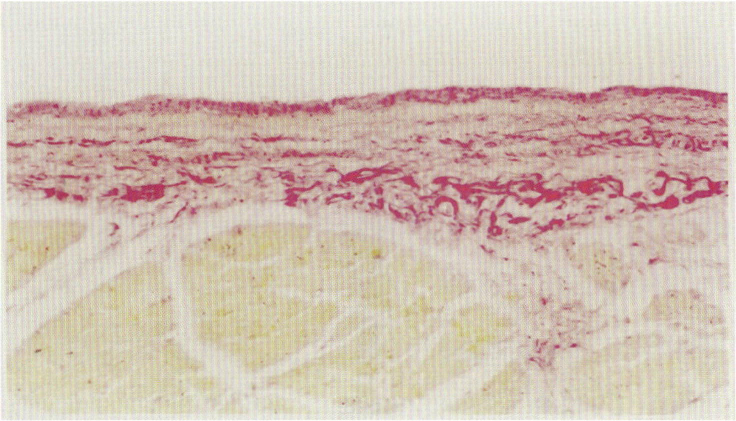

图 17－8　成年人心房心外膜胶原纤维 1　　van Gieson，×40

红色为胶原纤维束，黄色为普通心房肌。图上半部为心外膜，胶原纤维成层排列，层与层之间为间质（黄色）

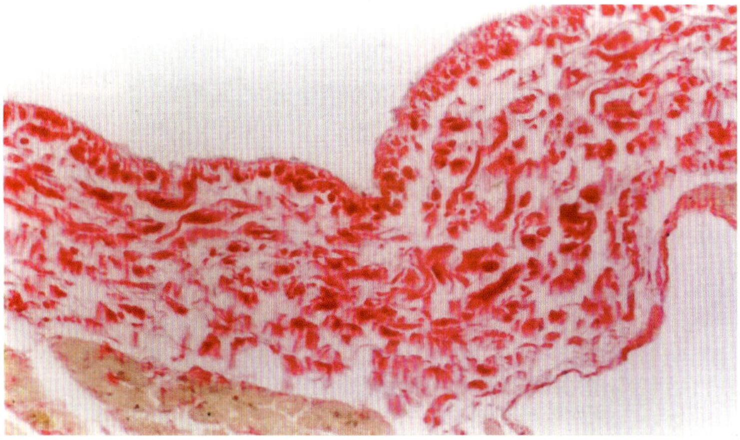

图 17－9　成年人心房心外膜胶原纤维 2　　van Gieson，×100

上方为心包腔面，下方为心肌面。红色为胶原纤维，左下方为黄色心房肌。心外膜内胶原纤维呈现横切面、垂直切面和斜切面

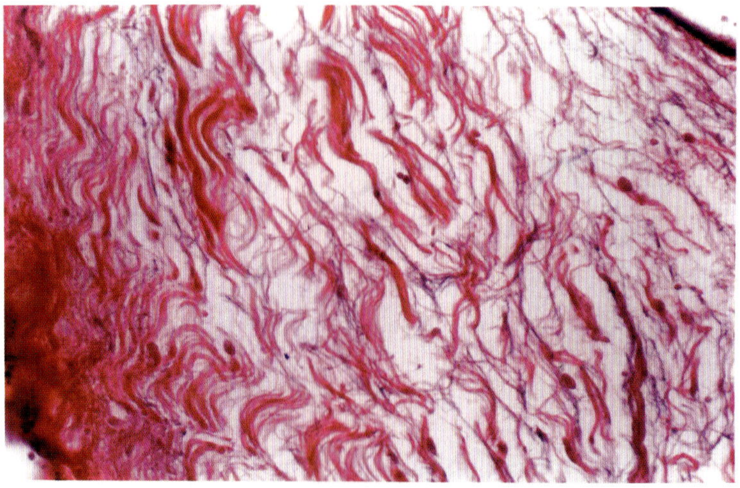

图 17－10　成年人心房心外膜胶原纤维和弹性纤维

van Gieson 染色，Schmorl 复染，×400

红色为胶原纤维束，较粗。蓝黑色为弹性纤维，细如发丝，二者无规律地相互编织在一起

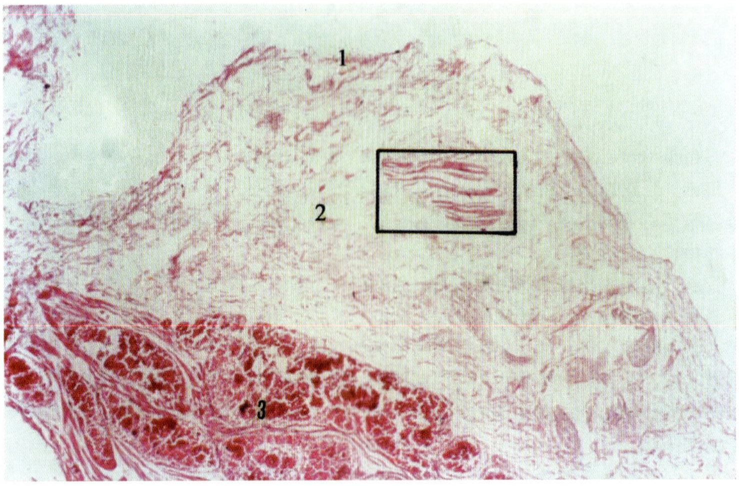

图 17－11　成年人右心房心外膜下肌束　　HE 染色，×40

心房肌束可以游离分布于心外膜下（方框内）。1. 心外膜　2. 外膜下组织　3. 心房肌

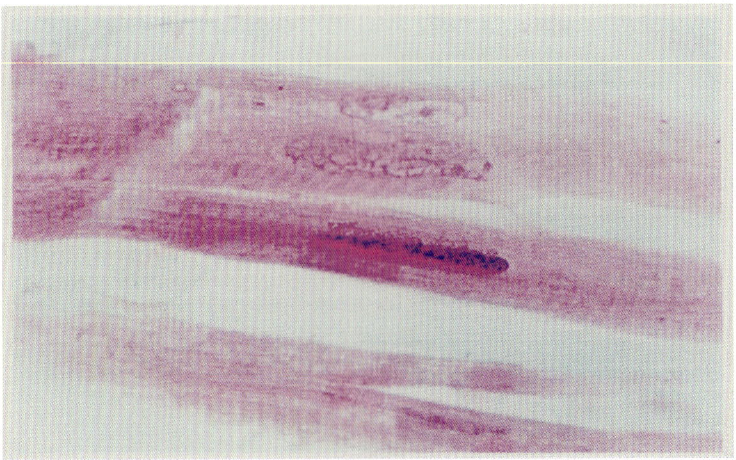

图 17－12　心外膜肌束高倍镜图　　×1 000

此图是图 17－11 方框内肌束的高倍镜图。细胞圆柱状，横纹清晰，核椭圆形，位于中央，上方的细胞有核仁，最下方的细胞有分叉

第十八章　心　包

Chapter 18　Pericardium

心包（pericardium）包括纤维性心包和浆膜性心包两部分。纤维性心包由坚韧的纤维结缔组织构成，较厚，与大血管的外膜相延续。浆膜性心包为心包的内层，又分为壁层和脏层。脏层包裹于心肌表面，即心外膜，壁层紧贴于纤维性心包内面。脏、壁两层相互延续，共同围成密闭的心包腔。

一、纤维性心包

纤维性心包由很厚的纤维层构成，内含大量的胶原纤维和弹性纤维，其内面衬一菲薄的浆膜层。从外向内可细分为6层：粗胶原弹性纤维层、弹性纤维层、胶原弹性纤维层、浅胶原弹性纤维层、基底膜、内皮细胞层。在以上各层纤维中存在大量纤维细胞和成纤维细胞，纤维弯曲呈波浪状。纤维性心包不同部位胶原纤维的含量和走向存在很大差异，这与各部位所受机械力的不同密切相关（Sacks，1994）。人纤维性心包内的胶原纤维的形状，随年龄的增长而改变。胎儿期胶原纤维是直形，生后呈波浪状，至成年胶原纤维的波幅达到最大程度，到老年又变为直形。免疫组织化学证明，心包胶原以Ⅰ型为主。胶原纤维的波状与弹性纤维的发展有密切关系。胎儿期，弹性纤维很少，从新生儿至成年期，弹性纤维的数目和厚度均增加；老年人弹性纤维的总量接近或稍大于成年人。这些结构的年龄特点，提示成年人心包的弹性比老年人大。纤维性心包中的胶原纤维和弹性纤维使心包具有一定的弹性和韧性。当心包扩大时，呈波浪状的胶原纤维伸直，心包容量可增大35%，而弹性纤维则使扩大得以复原，它们都有限制心脏过度扩大的作用。心包的纤维层中可见到小血管、神经纤维和淋巴管网（图18－1～图18－3）。有报道认为，心包有分泌心钠素的能力。周建华（1999）利用家兔心包炎模型证明，心钠素参与心包炎的发生和发展过程，因此，心钠素对临床心包炎诊治可能有重要意义。

二、浆膜性心包

浆膜性心包紧贴于纤维性心包的最内层，为单层扁平上皮，是浆膜性心包的壁层，具有分泌浆液的作用。上皮细胞之下为含有丰富弹性纤维的致密结缔组织。浆膜性心包的脏层覆盖在心肌表面，与心脏表面紧贴，视为心外膜（epicardium）。心外膜为一层间皮细胞，间皮深面为结缔组织。心外膜的结缔组织与心肌内的相连续，浆膜下的结缔组织纤维随血管深入心肌延续为血管外膜。心外膜的深层含有较多的胶原纤维及少量弹性纤维、血管、神经纤维和脂肪细胞。有人称此层为心外膜下层（subepicardial layer）。我们观察了10例成人右心耳，发现在基膜和心肌之间有弹性纤维存在。弹性纤维纤细，排列松散，无规律，与胶原纤维交织在一起，使心外膜富有良好的弹性和韧性。心外膜的胶原纤维走向复杂，有上下、左右、与间皮垂直和斜行几种走向，不同走向的纤维相互穿插，并与弹性纤维相互绞合，形成一复杂的网格板，对防止心过度扩张和帮助心肌回弹具有重要意义。

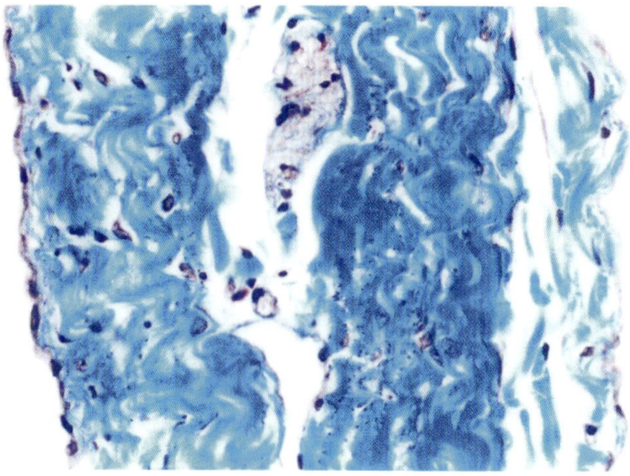

图18－1　成年人纤维性心包　Masson染色，×400

绿色为胶原纤维，灰黑色为细胞核。图左边有一层清楚的间皮细胞，其余部分为丰富的胶原纤维束，呈波浪排列，其间有散在的成纤维细胞。图中间有一较大的神经末梢，神经末梢下方依次有毛细血管横断面和淋巴管

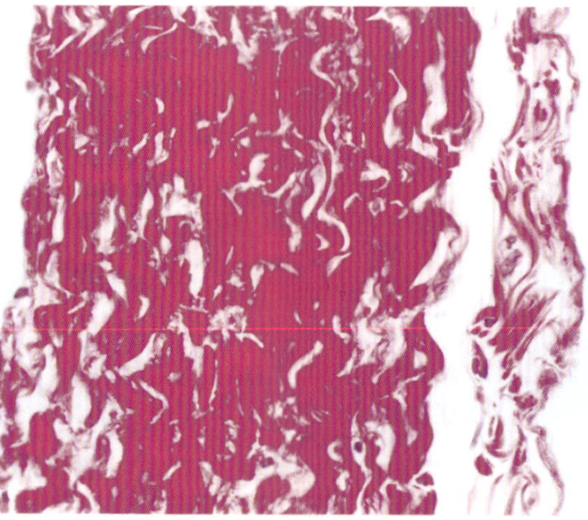

图18－2　成年人心包胶原纤维　van Gieson染色，×400

红色示心包胶原纤维

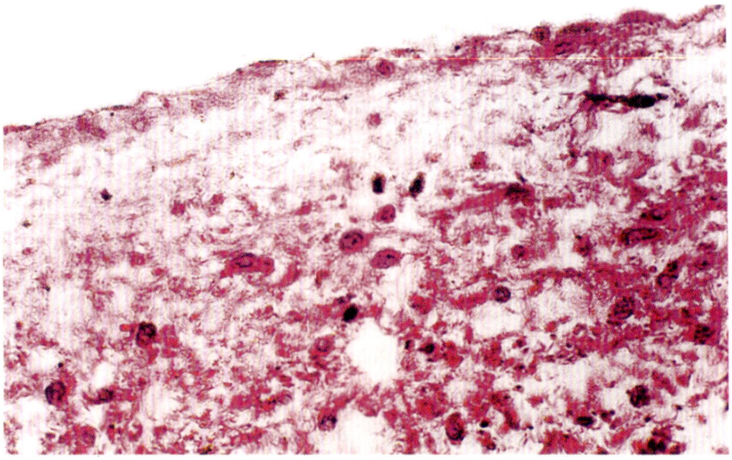

图18－3　成年人纤维性心包和浆膜性心包壁层　HE染色，×400

图上方一层单层上皮细胞，为浆膜性心包壁层，其余为纤维性心包，其中含有丰富的胶原纤维，成纤维细胞较少，纤维细胞较多

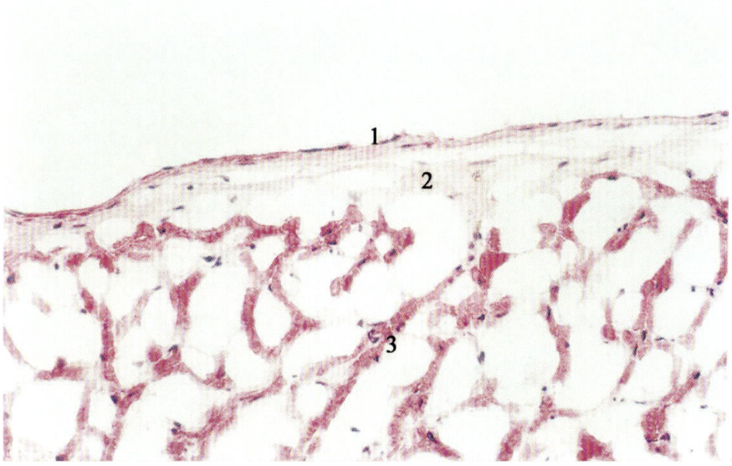

图 18－4　成年人心室心外膜　　HE 染色，×100

1．心外膜，上皮细胞扁平，排列规整　2．外膜下组织　3．心室肌

此图为恒冷切片机切片，心肌组织疏松，这是冰冻切片的特征之一

第十九章　大血管

Chapter 19　Large Vessels

本章涉及的大血管包括与心脏相连的主动脉、上腔静脉、下腔静脉、左右肺静脉。

一、主动脉

主动脉属于弹性动脉，因为它们的主要功能是运输血液，又称输送动脉。其结构特点是富有弹性膜和弹性纤维。主动脉管壁从内向外由内膜、中膜和外膜3层构成。

内膜：厚度为100～130 μm，占管壁厚度的1/6左右。内皮细胞衬于血管的内表面。内皮细胞为扁平的鳞状上皮细胞，厚0.1～1 μm，呈扁平、梭形、多边形或多角形。细胞的长轴与血管的长轴平行，中央略突起，形似鹅卵石样外形。内皮细胞可伸出胞质突起到血管腔内，以扩大其表面积。细胞质清澈透明，细胞内富有质膜小泡和有衣小泡。内皮细胞还存在一种特异的杆状小体，称为Weibel－Palade小体，是内皮细胞的特异的形态学标志。另外，胞质内含数量不等的微丝。有时可见到内皮出现起伏样皱褶，使内皮细胞突入管腔。内皮细胞间的连接复杂，包括紧密连接、间隙连接、中间连接和韧带连接。主要为紧密连接和间隔排列的间隙连接。内皮下层中含疏松结缔组织，其中含有弹性纤维、散在的成纤维细胞和一些纵行的平滑肌细胞。光镜下内弹力膜无明显界线，电镜下临近内膜的第一层为内弹力膜。

中膜：中膜最厚，人的中膜厚约500 μm，主要由40～70层同心排列的弹性膜组成，各层弹性膜相距5～15 μm，每层弹性膜厚2～3 μm。弹性膜间有弹性纤维相连。弹性纤维和胶原纤维散布于基质中，其中有细长分支的平滑肌细胞，由胶原原纤维和胶原纤维将它们连接到弹性膜上。平滑肌细胞分层排列，在两弹性膜间一般分为3层，内层呈环形走向，中层和外层呈相反的螺旋形走向，各层间构成相互交错的网络状结构。一层弹性膜及其相邻的平滑肌细胞和胶原纤维等成分构成一个膜单位，它是承受血液压力的结构基础。在中膜内区的膜单位明显厚于外区，呈现内厚外薄的形态学梯度，这与其承受的应力梯度相适应，即中膜内区承受的压力大于外区。在以上这些结构之间的基质中含有较多的硫酸软骨素，呈嗜碱性和异染性。

外膜：外膜较厚，含有纵行螺旋状排列的胶原纤维束和弹性纤维，有成纤维细胞、肥大细胞和少许纵行的平滑肌。外弹性膜在光镜下不易区分，电镜下可见紧邻中膜的一层断续的弹性膜为外弹性膜。营养血管和淋巴管可分布于中膜的外层，有时伴有有髓和无髓神经，外膜渐移行为周围的结缔组织。它与复杂的血管功能调节，以及高血压、动脉粥样硬化、血管成形术后的血管重构等密切相关。

二、大静脉

大静脉包括与右心房相连的上腔静脉、下腔静脉和4条肺静脉。大静脉的内皮细胞大多为多角形，内皮细胞间有紧密连接和缝隙连接，后者较少而小。基膜薄，内皮下层含有胶原纤维网和散在的弹性纤维，也有纵行的平滑肌纤维束。内弹力膜有较大的窗孔。中膜薄，有几层平滑肌组成。在大静脉根部常有心房肌缠绕形成的心肌袖。外弹力膜不明显或见不到。外膜最厚，其中有纵行的胶原纤维束和弹性纤维束，存在发达的纵行平滑肌束。营养血管和淋巴管比较发达。

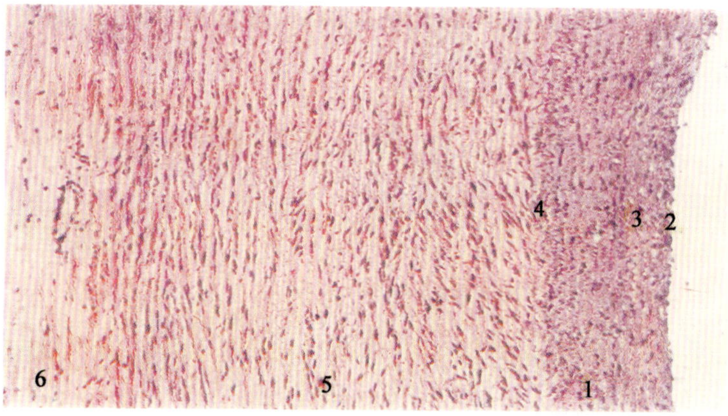

图 19－1　人主动脉横切面 1　　HE 染色，×100

1. 内膜　2. 内皮　3. 内皮下层，其中结缔组织较多　4. 内弹力膜　5. 中膜，主要由弹力纤维的窗膜和夹杂其间的结缔组织纤维及平滑肌组成　6. 外膜，主要为胶原纤维，红色，其中含有小营养血管

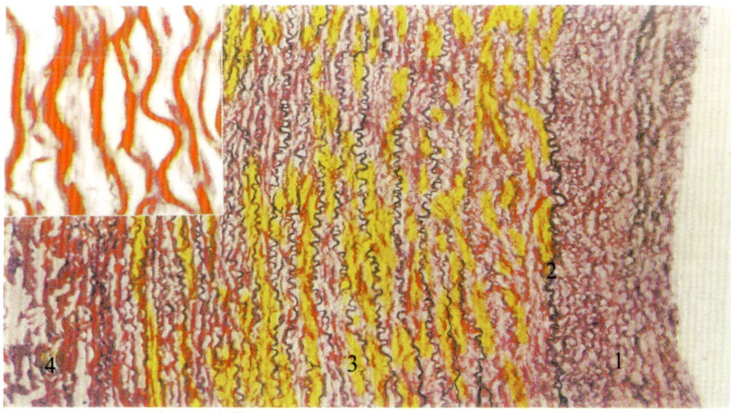

图 19－2　人主动脉横切面 2　　Weigert 和 van Gieson 染色，×100；插图地衣红染色，×400

1. 内膜，内皮下层含较细的胶原纤维和弹力纤维　2. 内弹力膜，较粗厚　3. 中膜，黑色的粗厚线条为弹性膜，红色为胶原纤维束，二者间夹杂着大量的平滑肌（黄色）　4. 外膜，较薄，主要成分为胶原纤维，外弹力膜不甚明显。插图示弹力纤维板

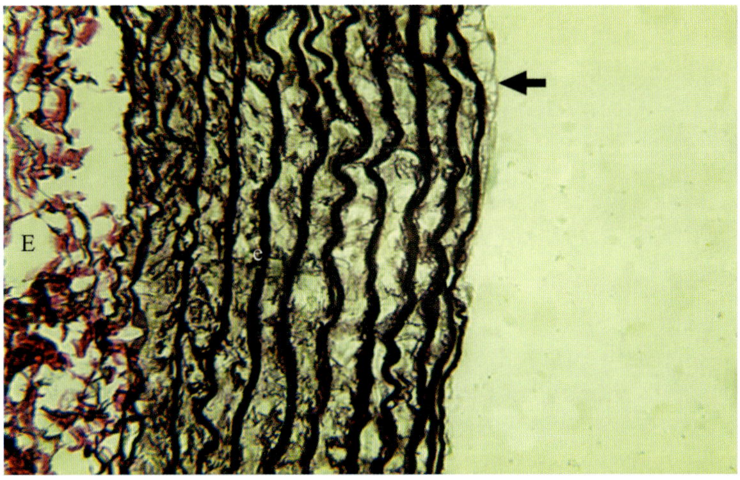

图 19－3　大鼠主动脉壁横切面　　HE 染色，×400

E 示外膜层，红色为胶原纤维，黑色为弹性纤维；e 示中膜，主要由 12～15 层弹性纤维板组成；箭头示内皮细胞层

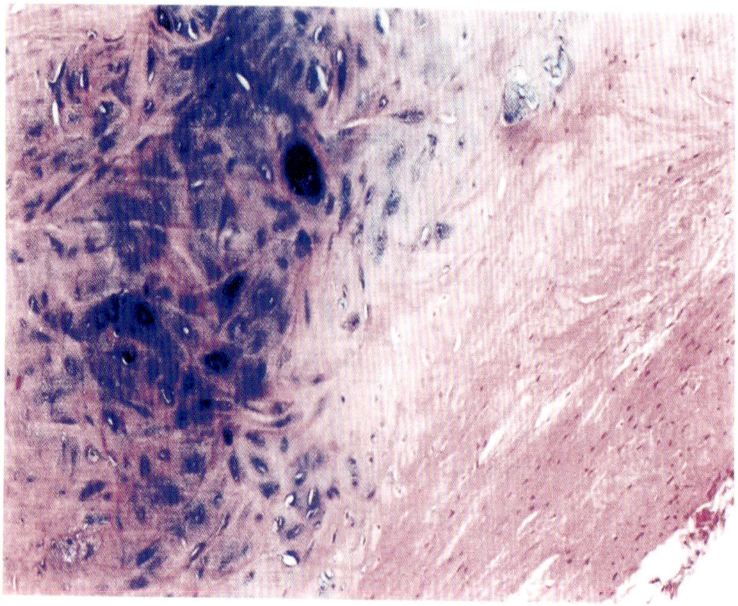

图19－4　犬主动脉内的软骨组织　　HE染色，×80

图左侧为主动脉壁内的软骨化区，染成深蓝色。细胞大小不等，排列杂乱，有些细胞成群，似同源细胞。图右侧为一般动脉壁组织

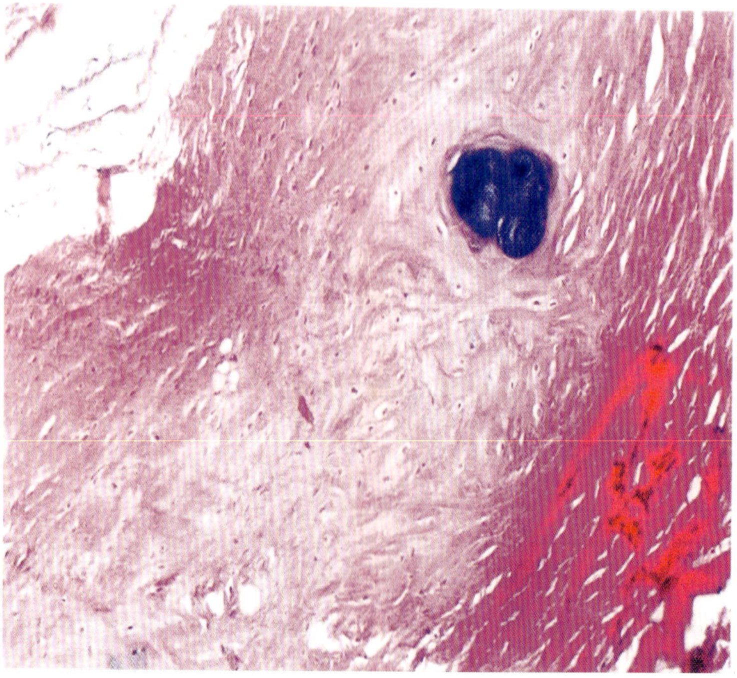

图19－5　犬主动脉内孤立的软骨灶　　HE染色，×80

图上部椭圆形的蓝色结构为主动脉壁内孤立的软骨灶，由两个并列的细胞组成，此细胞比周围的细胞大数倍。软骨灶周围有1～2层梭形细胞环绕。左下角为另一软骨灶。自软骨灶至左下角之间染色略淡，有些细胞的胞质嗜碱性，有些细胞核周围出现亮区。图两侧为一般动脉壁结构

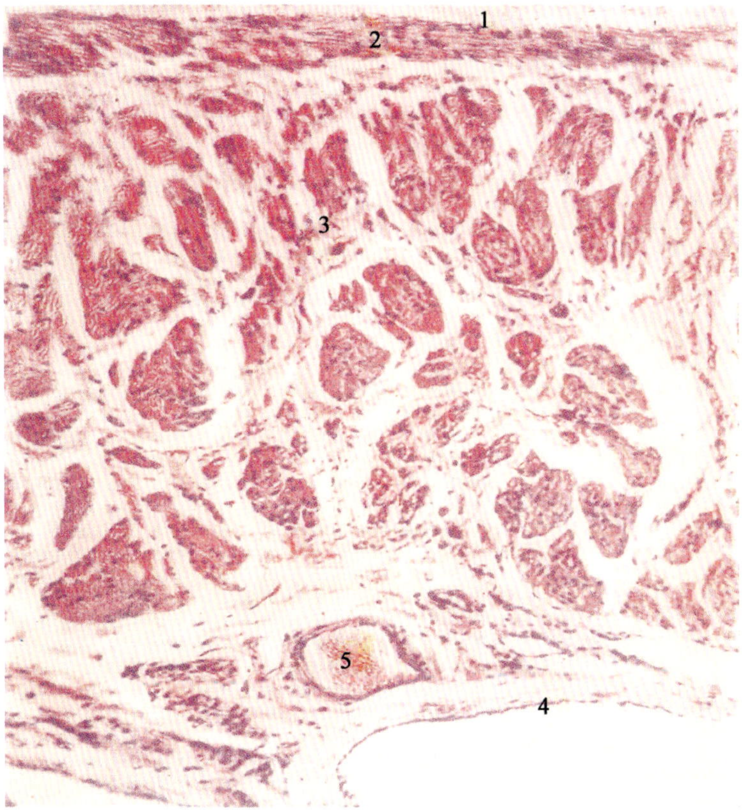

图 19-6 人下腔静脉横切面 HE 染色，×100

1．内皮 2．中膜环形平滑肌 3．外膜 4．腹膜壁层 5．腹膜下血管

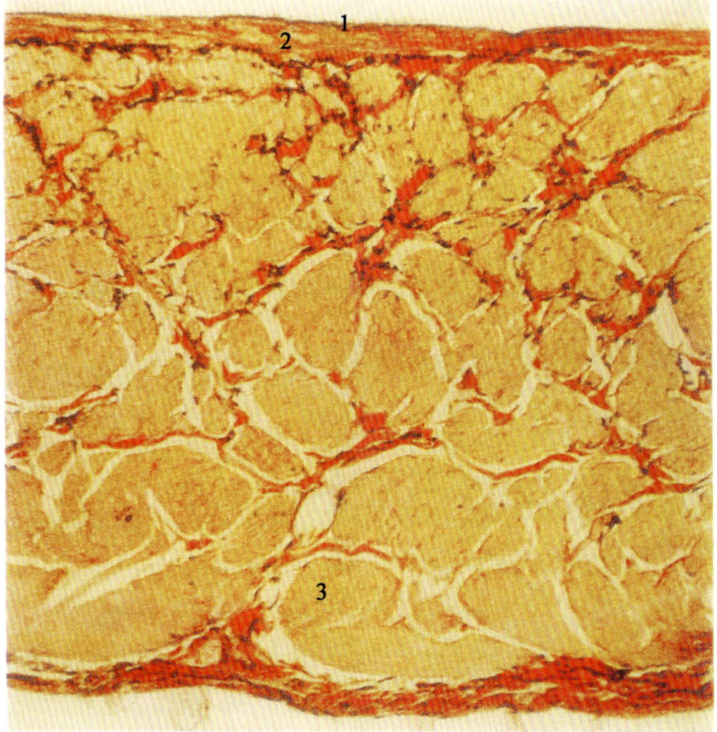

图 19-7 犬下腔静脉横切面 Weigert 染色，van Gieson 复染，×100

1．内膜 2．中膜 3．外膜。内膜和中膜均较薄，外膜厚，有丰富的纵行平滑肌，肌间有少量胶原（红色）和弹性纤维（紫黑色）

第二十章　实验病理心肌

Chapter 20　Pathological Myocardium of Experimental Animal

动物模型是基础医学和临床医学研究的重要手段。目前大多数疾病都可以通过动物模型复制出来。心脏常用的动物模型有心肌缺血、心肌梗死、心力衰竭、心律失常等。①制造心肌缺血动物模型常采用电刺激和药物注射法，使动物冠状动脉发生痉挛性收缩。药物注射法常用的药物为垂体后叶素和异丙肾上腺素。②制造心肌梗死动物模型的常用方法有：结扎冠状动脉法、微珠堵塞法、汞堵塞法、气囊堵塞法、药物法、血栓形成法等。③制造心力衰竭动物模型的常用方法有：增加前后负荷法、心肌梗死法、药物法等。心肌缺血、心肌梗死、心力衰竭动物模型均造成心肌组织不同程度的病理变化。目前专门介绍动物实验病理心肌的书较少，本章介绍部分我们实验室制作的动物模型的心肌细胞、蛋白表达的病理改变，以供研究参考。

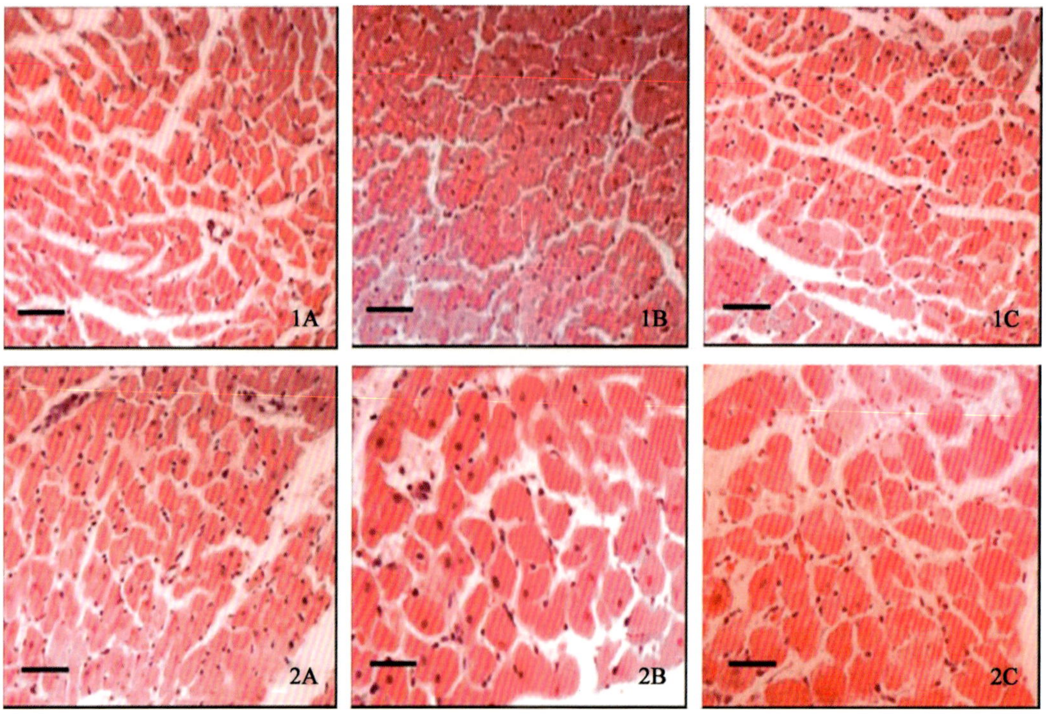

图 20－1　大鼠心肌肥厚模型的心肌变化　HE 染色，标尺 =25 μm

1A、1B、1C 为心肌肥厚模型的对照组。皮下注射生理盐水后，分别观察 1 周（1A）、4 周（1B）和 8 周（1C）大鼠心肌，各组均属于正常组织。2A、2B、2C 为皮下注射 ISO 后，分别观察 1 周（2A）、4 周（2B）和 8 周（2C）大鼠心肌，心肌细胞肥大逐渐加重，间质逐渐增多

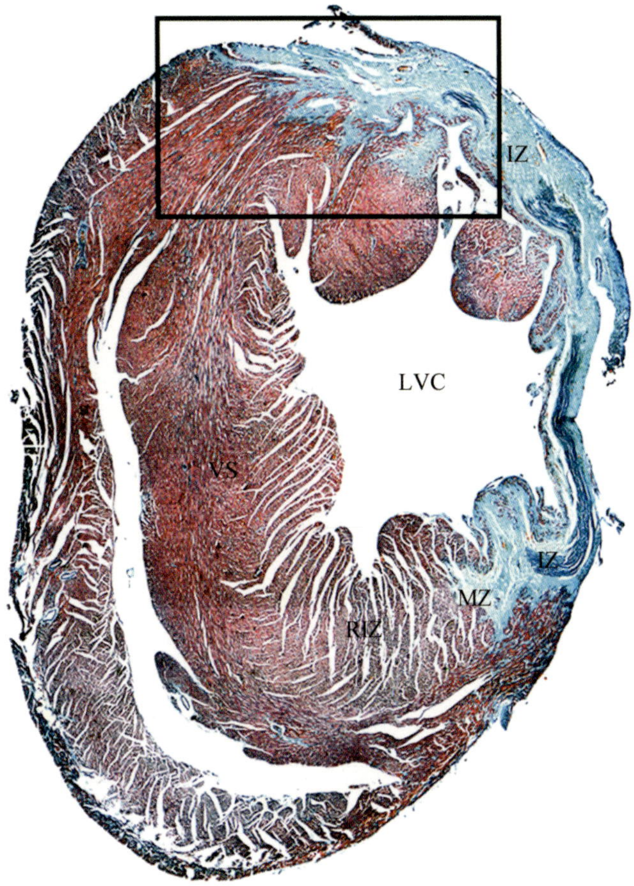

图 20－2　大鼠心肌梗死模型心室横切面　Masson 染色

此图为结扎大鼠冠状动脉前降支制作的心肌梗死模型，为左右心室横切面。蓝绿色区域心壁变薄，由结缔组织替代坏死心肌。IZ：心肌梗死区；LVC：左心室腔；VS：室间隔；MZ：梗死边缘区；RIZ：远离梗死边缘区

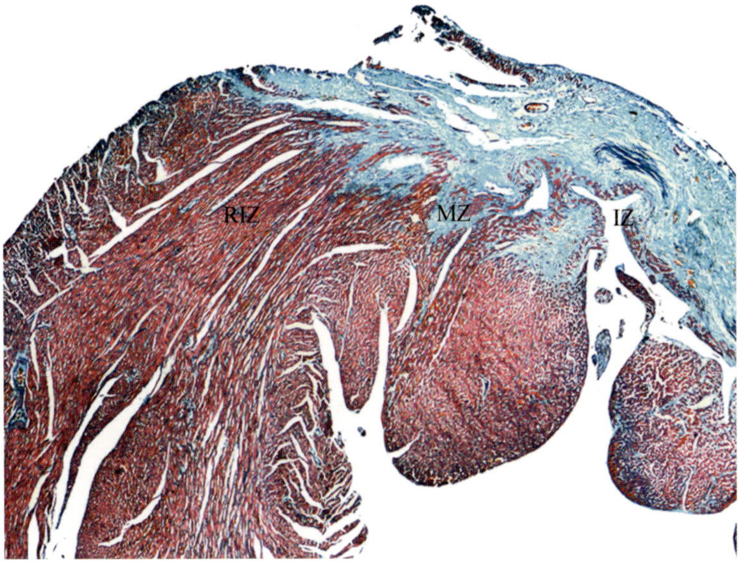

图 20－3　图 20－2 方框区域放大

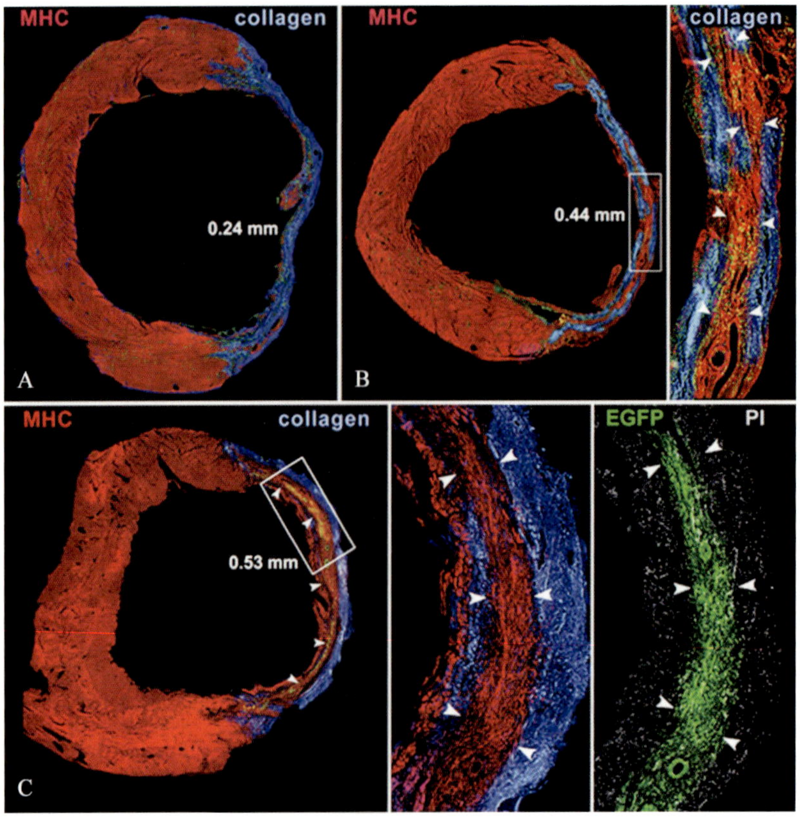

图 20－4　心肌梗死心室壁病理变化与心肌再生　　免疫荧光显色

蓝色区域为心肌梗死后心室壁形成的瘢痕组织，充满大量的胶原纤维，在蓝色中夹杂的红色为残存或再生的心肌。MHC：肌球蛋白重链；clollagen：胶原；EGFP：绿色荧光蛋白；PI：碘化丙啶标记的细胞核

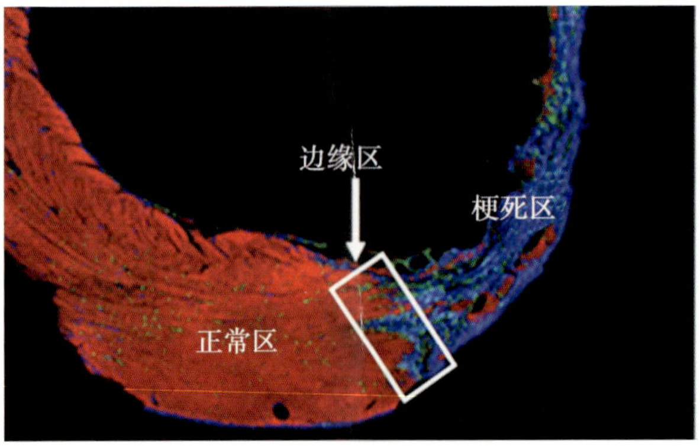

图 20－5　图 20－4A 的局部放大

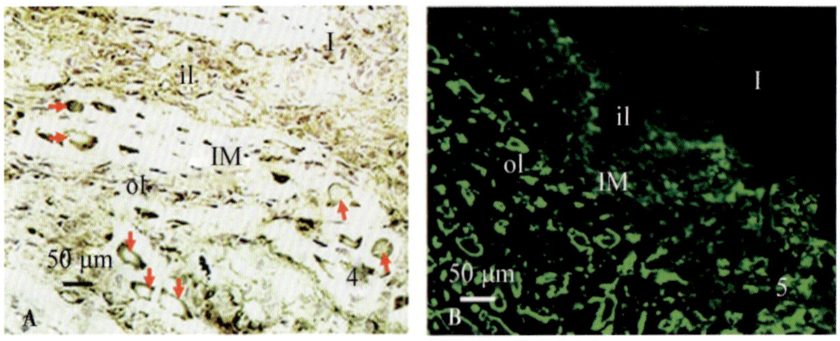

图 20－6　心肌梗死大鼠第 7 天心室心肌梗死区和梗死边缘区淋巴管和毛细淋巴管的变化

A．免疫组织化学。B．免疫荧光显色。箭头指示淋巴管；I：梗死区；IM：梗死边缘区；il：新生淋巴管区带的内层；ol：新生淋巴管区带的外内层

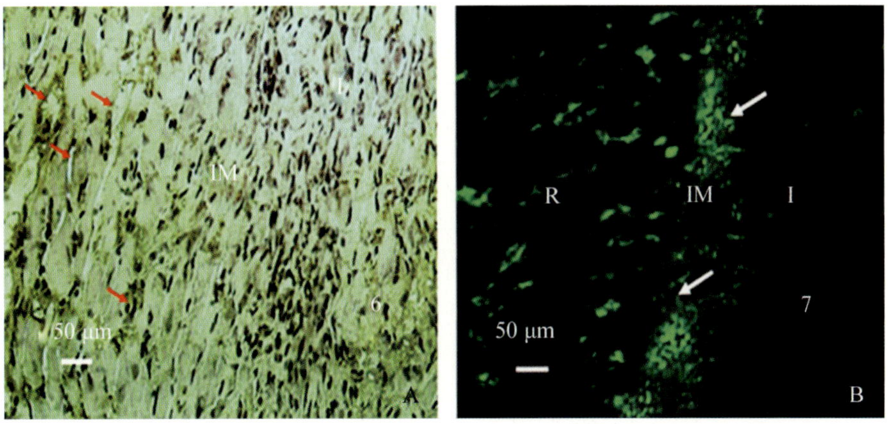

图 20－7　心肌梗死大鼠第 14 天心室心肌梗死区和梗死边缘区淋巴管和毛细淋巴管的变化

A．免疫组织化学。B．免疫荧光显色。箭头指示淋巴管；I：梗死区；IM：梗死边缘区；R：远离梗死边缘区

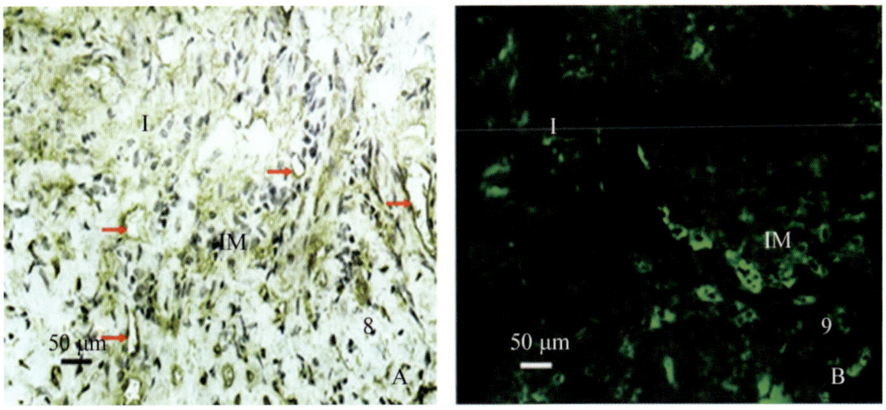

图 20－8　心肌梗死大鼠第 21 天心室心肌梗死区和梗死边缘区淋巴管和毛细淋巴管的变化

A．免疫组织化学。B．免疫荧光显色。箭头指示淋巴管；I：梗死区；IM：梗死边缘区

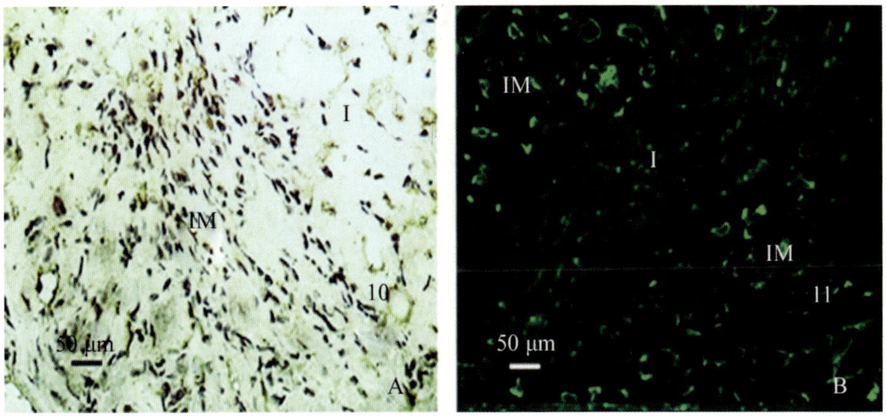

图 20－9　心肌梗死大鼠第 28 天心室心肌梗死区和梗死边缘区淋巴管和毛细淋巴管的变化

A．免疫组织化学。B．免疫荧光显色

以上 8 张图可以看出，从梗死第 7 天到第 28 天，在梗死边缘区新生的毛细淋巴管密度减少，管腔增大，提示在心肌梗死恢复过程中，毛细淋巴管的形态和数量在发生重构。

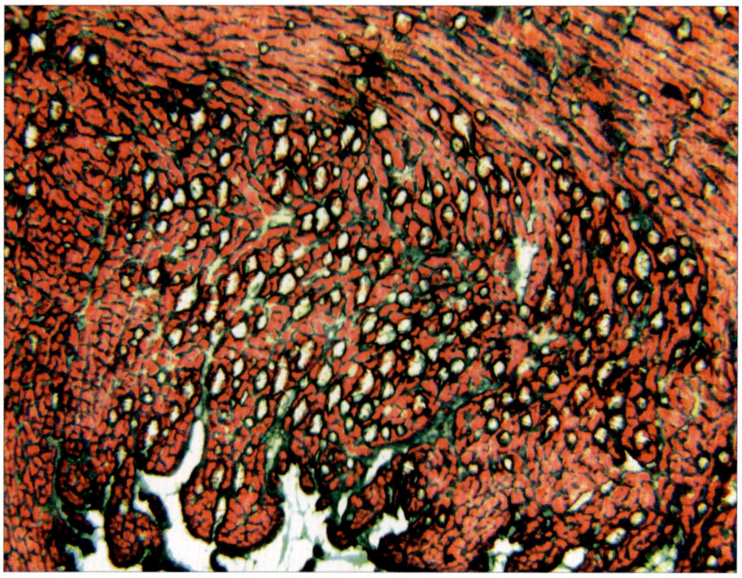

图20－10　心力衰竭大鼠模型心内膜下心肌的病理变化　　Masson 染色，×40

为注射阿霉素14周所致的心力衰竭大鼠模型，红色为心肌细胞，绿色为胶原纤维。在心内膜下出现大面积的空泡样改变，空泡的性质待定，很可能是扩大的淋巴管或毛细血管。心肌细胞紊乱，心肌细胞之间的胶原纤维明显增多

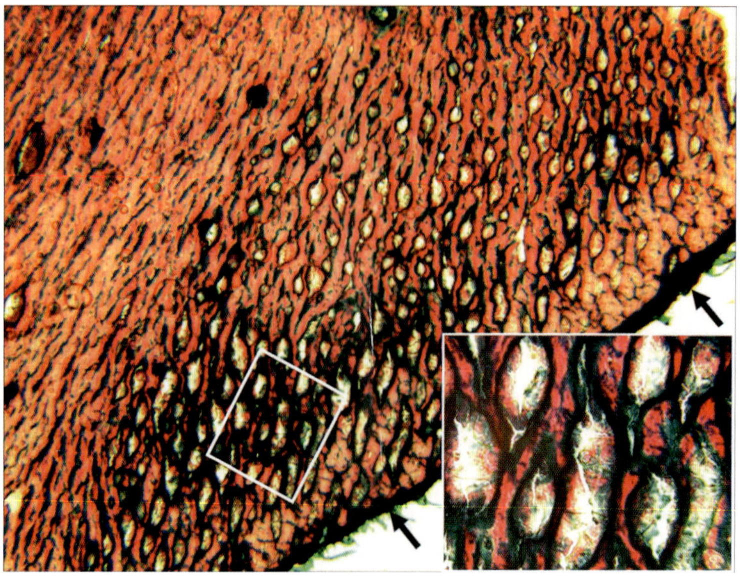

图20－11　心力衰竭大鼠模型心内膜下心肌的病理变化　　Masson 染色，×40，放大为×200

为心外膜下心肌的病理变化，其形态学改变与心内膜下心肌的改变基本相同。小图为空泡样改变的高倍放大，箭头指示心外膜